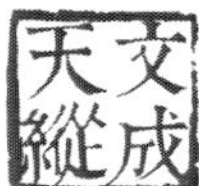
文成
天縱

『十三五』國家重點圖書出版規劃項目

國家圖書館藏中醫稿抄本精粹

GUOJIA TUSHUGUAN CANG ZHONGYI GAO-CHAOBEN JINGCUI

張志斌 鄭金生 主編

2

廣西師範大學出版社
GUANGXI NORMAL UNIVERSITY PRESS
·桂林·

第二册目録

〔一〕該抄本原無目録，據正文補。

陸九芝先生遺稿（一）

陸九芝先生遺稿

本書名是國家圖書館將清陸懋修七册遺稿彙爲一集所擬的書名。其中前六册爲陸氏《〈内經〉難字音義》（含《素問》《靈樞》兩書的難字）的四易之稿本，屬於醫經注釋書。末一册爲附録，集陸氏所撰十一篇文章（其中三篇屬醫文）。

形制

索書號一一七〇三。七册，不分卷。書高二十四點一釐米，寬十五點二釐米。第一至六册：版框高十七點五釐米，寬十二點五釐米。每半葉九行，行十七至二十字不等。白口，四周雙邊，朱魚尾。書口下有『松竹齋』。朱絲欄。字體多爲行草，有眉批、塗改。第七册：前十七葉無邊框行格。楷書精抄。有批注修改；後十葉爲烏絲欄或藍絲欄。多爲正楷工抄，其中或有批注及後記。

該書前六册封面題書名爲：一、《〈内經〉音義（初易稿）》；二、《〈内經〉音義（再易稿）》；三、《〈内經〉音義（三易稿）》；四、《〈内經〉音義（三易稿）》（卷首題《〈靈樞〉難字音義》）；五、《〈内經〉音義（四易稿）》；六、《〈素問〉難字略》（附慧琳《大藏經音義》摘其一二字）；七、卷首題《時藝家集》。以上第一册卷首有陽文朱印『北京圖書館藏』，第七册卷首有兩方朱印：陽文『九芝』、陰文『懋修』。以上各稿本均避清諱。

内容提要

陸懋修（一八一八至一八八六），字九芝，又名勉旃，號江左下工、林屋山人。元和（今江蘇吴縣）人。陸氏爲清末著名儒醫，《清史稿》有傳。陸氏醫著甚多，但仍有較多的未刊醫書及稿本。此《陸九芝先生遺稿》乃館藏所擬之名，内有七册陸氏的醫學相關稿本，其内容罕爲人知。

上述七册稿本中，前六册實際上是陸氏《〈内經〉難字音義》四個不同階段的稿本。《〈内經〉難字音義》正式完成於光緒十年（一八八四），後被收入陸懋修的《世補齋醫書》中。陸懋修『慼俗醫不明古訓詁屈難讀，束閣不觀，甚者又竄易篇弟，損改舊文』，導致古醫經遍體鱗傷，

『因鑽成《〈内經〉難字音義》一卷，爬梳理董於形聲通假之故，塙（確）有會心。〔一〕』該書注釋對閱讀《内經》頗有裨益。在《〈内經〉難字音義》刻本之前，有『略例』一篇，其末曰：『然或所釋已非初見，雖屢易稿仍恐不免，閱者諒焉。』這『屢易稿』的記録，就在此影印底本的前六册中。

第一册：《〈内經〉音義（初易稿）》。卷首題『靈樞難字音義/江左下工輯』。此後又有『素問難字音義』篇。陸懋修認爲『明道藏本稱「《内經·靈樞》《内經·素問》」，今仍之。』故《〈内經〉難字音義》一書各次稿本均按先《靈樞》，後《素問》爲序排列此二書。將此初稿本與刊本對比，可看出初稿雛形爲：不分章節，依次介紹《靈樞》《素問》的難字詞釋義。難字大寫，釋文小字雙行。其内容單薄，尤其是《素問》部分，釋詞寥寥。書末爲『廣韵音』，按其韵爲序，羅列難字，簡要釋義。此爲刻本所無。

第二册：《〈内經〉音義（再易稿）》。此稿在初稿基礎上再謄録，但後加眉批仍多。《〈素問〉難字音義》篇詞條增加很多。篇末不按韵排列詞頭，大致按部首（如：頁目口耳足骨血月忄……）。

第三册：《〈内經〉音義（三易稿）》。首增『凡例』（印本後改作『略例』）。正文仍如初稿不分門類。難字釋義仍有不少眉批。例如『㕮咀』眉批爲：『㕮又音撫……《一切經音義》謂以物拍碎也。』這種解釋最接近中藥炮製實際，但印本未取此義，仍引《廣韵》『咀嚼』及《本草綱目》引李杲言『以口齧細』之意。本稿在《〈素問〉難字音義》篇後，又出《〈素問〉難字音義》，但以《素問》原篇名爲標題，歸納本篇難字的體例，此與印本最終歸類法同，但僅此一篇。其後諸葉依然大致按首字部首排列詞條，且内容極簡。或有『讀《一切經音義》』之篇，説明作者在不斷擴大其釋字所用古籍範圍。

第四册：《〈内經〉音義（三易稿）》。按此册實際應該是四易稿的《〈靈樞〉難字音義》部分。與三易稿不同的是，該册全部改以《靈樞》原篇名爲序，歸類各篇難字，此與後來印本體例完全一致。此稿眉批略微減少，各詞條内容也顯著增多。稿本之末有『字數』篇，實即詞條名彙總。其後爲雜抄素材若干。

第五册：《〈内經〉音義（四易稿）》。卷首題爲『内經難字音義/元和陸〇〇九芝輯，子潤庠鳳石考校』。抄寫字體有變化，似爲陸懋修之子陸潤庠之手筆。此稿的體例、内容已經與印本非常接近，眉批等大大減少，似有定稿之意矣。稿本中夾有浮箋，其中有『鳳石年伯

〔一〕〔清〕王頌蔚：《弁言》，見王璟主編：《陸懋修醫學全書》，北京：中國中醫藥出版社，一九九九年，第二三七頁。

大人台安』字樣，説明此册乃陸潤庠在京時抄録。該册中也有《素問》部分的書稿（從『上古天真論第一』到『方盛衰論第八十』爲止），亦是以原書篇目爲題，歸納各篇難字。此册之末記『孫家振檢字』，可見此册有陸懋修之孫陸家振參與。

第六册：《〈素問〉難字略》（附慧琳《大藏經音義》摘其一二字）。卷首爲『《素問》難字音義』，始於『上古天真論第一』，終於『解精微論第八十一』。此係《素問》難字全稿，比最後印本尚缺兩篇《道藏》本遺篇。可見此已接近定稿，但内容仍無印本豐富。此册之後大概是還有富餘空白葉，因此抄録了一些與《内經》難字無關的内容，如『翻刻宋版《傷寒論》』『《金匱要略》』『《南史》沙門釋慧琳』等文字，其中亦有難字詞解釋。

以上《〈内經〉難字音義》四易稿，可以窺見該書從草創、不斷完善至最終完成的全過程。

第七册内容與前六册迥異，當屬附録之册。該册封面無書名，卷首有『時藝家集小序』，故此册應該以《時藝家集》爲名。此小序首先講述陸懋修先世於前明中葉以後所居之地及代有聞人等史迹，其中提到：『凡十二世，青衿不絶，合之得文武秀才三十一人，大半有聲黌序間，亦有未得游泮官［宫］而力學工文者所著作之目，具載族譜藝文志。經兹兵燹，類皆散佚，獨此時藝數首尚存篋中，乃於壬戌之春，命潤庠彙成是編，雖不過片玉碎金，亦足見青氈吾家舊物，其積累之深如此……』末署『同治三年甲子冬十一月懋修識』，時在一八六四年。其中收録的陸懋修十一篇文章，有三篇（《補〈後漢書張機傳〉》《駁秦皇士〈傷寒大白〉》《時疫芻言》）與醫學相關。

著録及傳承

該書未見清代書志記載，乃陸懋修遺書稿本，最早以《陸九芝先生遺稿七種》（書序號六四九二）著録於《中國中醫圖書聯合目録》[一]，置於『叢書（個人）』類，其下『僅録醫書五種』。此後《全國中醫圖書聯合目録》沿襲《陸九芝先生遺稿七種》（書序號一一七四〇）的著録法，但將其中第七種定名爲《詩文稿》[二]，全書置於綜合性著作類。但原著第七種并無詩作，其餘六種皆爲《〈内經〉難字音義》的不同稿本，當屬『醫經·注釋』類。《中國中醫古籍總目》[三]再次著録時更名爲《陸九芝先生遺稿》（書序號一三二四〇），亦置於綜合性著作類。其下僅録六種書名，最末一種爲『雜文』。

〔一〕中醫研究院、北京圖書館編：《中醫圖書聯合目録》，北京圖書館一九六一年鉛印本，第六二二頁。

〔二〕薛清録主編：《全國中醫圖書聯合目録》，北京：中醫古籍出版社，一九九一年，第七五〇頁。

〔三〕薛清録主編：《中國中醫古籍總目》，上海：上海辭書出版社，二〇〇七年，第九五二頁。

内經音義

再易稿

蹻蹠上居此西上北走出氣此神也病及雄也何也

淵今鼻知汲于水波涌而流赴

劉熙釋名云腓言其言腓言論平言用以潤物口言論言專

腨音轉市沇切又主兗切廣雅腨腨也音轉同淮南說林 曲巴巫名居腨

凡飲藥而毒北燕朝鮮之間謂之癆方言三 腨 肇紹迫反也

月 史記天官書月出房陰間非南子水氣之精於此爲月 音搏

內下 蝦虹 上此年字下 反音茫 泄 空下 補瀉 大寒有四凡於補其律納之鍼而瘧出之刀爲補 凡於瀉其蔑納其鍼而瘧出之則爲瀉 蝦上

鍼亦作針 其澤言毁傷言截刃字林鍼所以縫也廣雅釋詁一鍼刺也

從咸反與箴通 記此文王世子注箴 鍼萬 孫經文義平 作鍼

孚書藝文志 作鍼音運而 季 原注云此以砭石爲鍼

玉樞雜字音義　江戶[illegible]工輯

踸 逃康切 說[illegible]非子[illegible]世[illegible]空[illegible]者 大宛傳張騫鑿空注[illegible]通道也 史記五帝[illegible]

其空 [illegible]苦動切 周禮冬官考工記[illegible]

窕陳 [illegible]

内之 [illegible]說文内入也[illegible]

腧 [illegible]

鑱 [illegible]鑱石[illegible]

鍉 [illegible]

鈹 文選[illegible]方言[illegible]

注律脛去而
出毫㲉注
去處口十毫毛
有鬐

㾓 去纂切 動 説文本作[illegible]痞久病也 抱朴子抱㾓疾[illegible]（言精和氣之説）

氂 三蒼 氂毛也 孔注經 氂[illegible]毫 氂釋文氂一本作犛（墨之切 音[illegible] 説文氂[illegible]毛也）

喙 通俗文 獸口曰喙

㾹（杜林）蒼頡訓詁 [illegible]至反 説文[illegible]也 府移切 音卑 與[illegible]字不同

㕞 去王切

臧 府

府

溜（力救切） 縈（於營切 説文） 小水 營絕 杜林蒼頡訓詁 溜水下垂也 五藏名[illegible]

[illegible] 絕合 [illegible]

詥 [illegible]切[illegible] [illegible]之[illegible] 一切經音義[illegible]上[illegible]

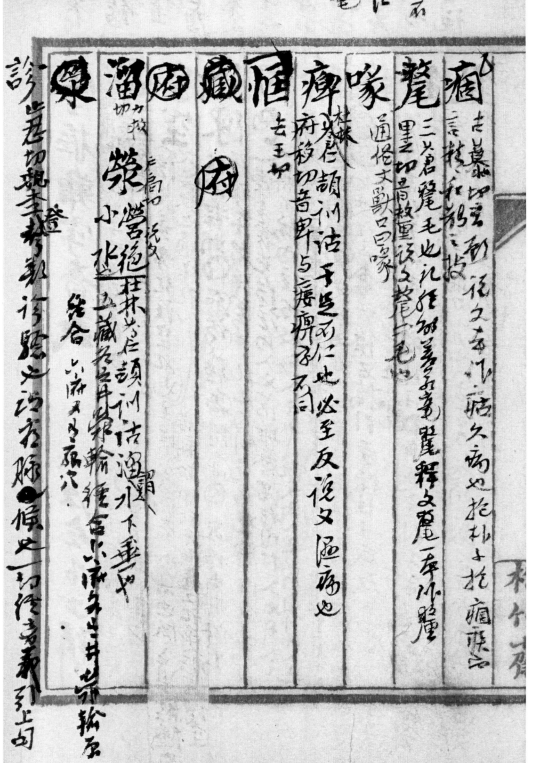

文選□七命注
引□耳不聞也
急就篇……
瘖……瘂……
漢書藝文志……
瘖瘂……方

劉熙釋名……氣……

癰 於容切 瘍 與章切 曲孔□身有瘍則浴……左傳……

瘍 [illegible]
肓 呼光切，音荒。說文以上鬲下也。春秋成十年左傳居肓之……

膟 上蒲沒切 胦 上杜……鬲也 下烏江 唐韻膟胦……也

閉 博計切 音□ 說文闔門也 又藏也……玉篇……易坤卦天地閉……

斅 ……
新……子方言……

躶 躶躶二形……
躶躶……
胡瓦切 [illegible]

膕 古獲切 音……唐……
臨……泣……去……切……

膌 ……天……切，音……說文……俗曰……
馬……切

癃 ……漢書……淮南……
……史記平原君……

又……

字文呿不斂欠

道尊頞下 涖頞 道下 呿
儒隹切音蕤 芳厗下
良弟化瘻 痹注 三
師古曰瘻点瘢
痛也

瘻下將此
兩藏
即良切音漿
持也 詩小雅
無將大車
莊二十年左傳
鄭伯將王自
圉入㠯

呿 婢昔呂呿張口也 去迦切 音法 莊子秋水篇 公孫龍口呿而不合
呂氏春秋君是法呂不唫 丘馬去盧切

分肉 扶問切 音汾 書 禮記 禮運 分 宀 分 曲禮 分 毋 求 多
不 分 分之一 二分 分之一 同

瘻 漢書 主 信 為之瘻 人 不忘 起 注 瘻 風痹病也 說文 瘻 痹 痹也
呂氏春秋 多陰則蹷 多陽則痿

著于 直略切 音擣 隆 貨志 墨子之著 禮記 著 段 之 也
注 著地 無足 張 宜 傳 世 倡 士 著 而 注 士 著 不 隨 音
牧 移 徙 也 俗 作 着

數 音朔

偬 思 切 音 悤

恍 恍 是 切 音 恍 而 恐 子 之 恐 道 之 子 物 恍 恍 恍 惚
楚 辭 恍 恍 恍 之

中 又 潘 見下

清 經 左傳 成公六年 於 是 乎 有 沈 溺 重 膇 之 疾 杜 注 沈 溺 濕 疾 重 膇 足 腫 著 而 不 疏 清 冷

一六

濇上澀同 上聲

竄 禮記曲禮 [illegible] 杜甫 [illegible]

竄 [illegible]

滲 踈簪切 音森 又所禁切 [illegible] 司馬相如封禪書 [illegible] 滲漉

湊 腠 [illegible] 文選 [illegible] 音奏 [illegible] 滲 湊理

史記封禪書 [illegible] 得也

手候切 音湊 四 儀禮鄉飲酒禮 [illegible] 腠理也 [illegible] 注腠理 [illegible]

頰 古協切 [illegible] 輔頰 [illegible] 兩頰

䏶 [illegible] 切 音行 [illegible] 又 [illegible] 切 音卹 [illegible] 廣雅 䏶 [illegible]

淖 [illegible] 奴教切 [illegible]

廣雅 淖 [illegible] 音女孝

仆 [illegible] 仆 又 仆 [illegible]

仆 下 芳遇切

熥 之隴切 音種 五音集韻 火燒 [illegible]

熥 上 走 [illegible]

詩 [illegible]

大麻色脉与足合相從
如桴鼓影響
之相應也
桴

澤 [illegible] 執之去
痺十二病方四
十五也

上穆

洒淅

影響桴鼓應 響与響同 易繫辭 若世學命之如響 詩 [illegible]

亦 鬒 所越 符分切 音扶 書 [illegible] 雅 [illegible] 也

濇 所立切 音色 不滑也 淮南子 [illegible]

瘈瘲 瘈 征和切 應 尺制切 音掣 [illegible] 瘲 方

吩 居拜切 音戒 [illegible] 也

噦 服虔 通俗文 [illegible] 曰噦 一切經音義 又作啘 同 於越反 莊所曰 [illegible] 音近當相通也 莊所說如此

癉 得案切 音旦 [illegible] 又都 [illegible] 切 [illegible] 火癉 [illegible] 病也

瘖 於今切 [illegible] 不能言 病 [illegible]

瘖瘂 [illegible]

瘲子用切音縱

得音義互去

金創瘛瘲方

三十七葉

耳鳴顛疾 肺

脉与忌甚为顛

疾

瘨 徒田切 陰痾

癀杜回切 音頹

篇陰病也 [illegible]

莊子至樂篇乾

餘骨之沫为斯彌

注口中汁也

維 奇經八脉之陰維也 陰維為病苦心痛

顛疾 一作瘨 顛疾 風病也 瘨 顛疾 [illegible] 在上 [illegible] 都堅切 [illegible] 狂也 [illegible] 年切 [illegible]

瘻 力豆切 音漏 說文 頸腫也 [illegible] 枸古手 瘻瘍 [illegible] 可以三木 [illegible]

息賁 賁 博昆切 音奔 書 [illegible] 黃氏 孟子 [illegible]

瘈 素官切 音酸 廣雅 瘈 痛也 [illegible] 書 [illegible]

瘕 禾加切 音遐 古馬切 音賈 史記 [illegible]

衄 女六切 音忸 說文 鼻出血也

癀 陰病 若頹 [illegible] 又曰 [illegible] 癀 三形 釋名 陰腫曰隤 氣下隤也

沫 音沃 沫 [illegible] 莫葛切 [illegible] 所謂沫即後人所謂 [illegible]

瘀 說文 瘀 逆氣也 [illegible] 從下厥逆上行入心脇也 [illegible]

[illegible]

噣下 瘨 滑
本經癲狂篇有骨ㄧ疾
腄下 不月 盧鳳切
從孔二曰月 禮運月以為量
眯莫兮切 說文
疵瘠也 抱朴子
生瘡瘠於玉肌
抱朴子 甘遂 [illegible]
[illegible]之遂 [illegible]

上移

疝 釋名：疝，痛曰疝。疝，詵也，氣詵詵然上而痛也。

蛸蝸 所晏切，音山 [illegible] 蛸蝸 [illegible] 杜林蒼頡訓詁：蛸腹中蟲也

嗌 伊昔切，音益 穀梁傳十九年 嗌不容粒 注：嗌，喉也

腄 ㄟ 說文：腄，瘢胝也。从肉垂聲。竹垂切

痔 [illegible] 古文官書 [illegible] 釋名：痔，食也，虫食之也 直里切 說文：痔，後病也

痟 文選西京賦注 吳都賦注 薛綜注 [illegible] 蒼頡篇 [illegible]

跗 [illegible] 甫無切，音膚 足趾也 史記扁鵲倉公傳 [illegible] 俞跗 [illegible] 又通趺 [illegible]

上移

豎 史記扁鵲 [illegible] 豎字

臏 [illegible] 引起也 玉篇肉部 [illegible] 釋文 臏 [illegible] 頻忍切 [illegible] 說文 [illegible] 从肉 [illegible]

古螢切此言瞖
丸亦曰險丸与皐
之訓澤出於同与睪
之音亦相近與
蘇甛曰西汲去三
反曰又反兵界苐
五
堅於其切揚子太
元経為鹽為巫祝
吕覧下賢注云堅擧
其亡之堅固也注堅ゝ
明也
竅憶花並聽宮穴

睪下窖之下窖肴
睪 古螢切 羽于天聯 理出壚 睪文也 比言胷丸音
灸 居又切 音救 又灸 汝記 傳 形 又灸
穴 胡決切 言 又土 穴
搏 補各切 搏 拔也 一切經音義引 封 染于巷
奇 陽道 易 說文 奇 異也
顙 揚子方言 顙 類
鉗 後漢光武帝紀注 鈇 音 奇炎反
竅 籠 一作 竅
窕 朧 又音 離
淮南子天文訓是以月虛而魚腦減月死而蠃蛖膲 注 膲 肉不滿

二一

青歲切脆
京骨京大也
周礼春官太卜者
掛彦注趙性
多悍
悍下音染
𩨨文偏辟
薄著
麗
六
辟
薄

䌊 骨䌊謂筋骨搖動王注氣交之變
膻 徒旱切音袒說文肉膻也从肉亶聲詩膻裼
脆 脃 此芮切俗脆字 考工記
慓 悍 悍下音染 又音慓 上撫招切音飄
髓 相觜切 雖上声 俗作 髓
郭 鄺
偏 一切經音義引 偏匹葉反
麗 今俗胡切俗麗字
任 如林切音壬
相 相任謂相當也
相果 役肉堅果也

文選西京賦怪獸陸梁注陸梁東西倡佯也

大肉

腘 渠隕切音窘脂中肪也 大肉語譍

怫愾 上扶沸切音佛 ... 下苦愛反 ... 史記 ...

焠 倉對切音倅 ... 史記 ... 水與火合為焠 ... 荀子 ...

吹咀漬 咀文選張平子思玄賦 ... 脂膏通俗文水浸曰漬 ... 釋名 ...

馬矢熅 於云切音氳 ... 蘇武傳 ... 熅火 ... 矢糞也

曝 蒲木切音僕 孟子一日曝之 ... 字書 ... 周禮 ...

睟 睟周一日也

滓 阻史切音 ... 李陵與蘇武書 ...

熨 史記扁鵲傳 ... 熨 ...

吹 方雉切音府 ... 與刀以口齧咀 ... 通俗文 ... 灌漑曰沃 ... 嗽 ... 角反 ... 逆曰噦 ... 事倒曰撲 ... 趣通為跳 ... 永

熨 花焠下

上 移

支爲在病所上

馬云當作度或作

反　八

模奔切音悗

[illegible]病所　許也處也

㥦刺　上苦回切音魁 注又大也 [illegible]

摶　又周禮文云圜曰摶　相摶　馬引禮儒行鷙蟲攫摶　馬注音博

怵惕　上丑律切音黜 注云恐也 下他歷切音剔 [illegible] 孟子 [illegible] 怵惕惻隱之心

悗亂　[illegible] 切 [illegible] 莊子 [illegible] 悗乎忘其言 [illegible]

狂忘不精　忘 [illegible] 切音妄　血病有善忘如狂者

俛　音俯 揚雄訓纂篇 [illegible] 人面頫 說文頫低頭也 [illegible] 頫古文俯字

經溲　疎有切 [illegible] 溲 [illegible] 溲便

喘喝　[illegible] 之 [illegible] 也 [illegible] 釋名 喘 湍也 湍 疾也 氣出入湍疾也

九

又副正濘孔光 [illegible]

移上　移上

[illegible]

癢者 [illegible]

同日

盟為 盟叶芒叶莫郎切音茫 [illegible] 是用長

相稱 昌證切音秤 [illegible] 稱 [illegible]

將以甘藥 即良切 [illegible] 持也 [illegible] 二十年左傳鄭伯將王自圉門入 [illegible] 侍 小雅無將大車

溢 張揖廣雅溢滿也 [illegible] 夷質切音逸 [illegible]

聰明 明叶芒 謨郎切 [illegible]

泆 夷質切音逸 [illegible] 書 [illegible]

齊為 齊同 [illegible]

繆剌 朗鳥切 [illegible]

淑 羊益切音繹 [illegible]

十

史記龜策傳取前足臑骨穿佩之

廣雅䐘也

耳聾　聾第二　說文：聾，無聞也。命注：聾，耳不聞也。釋名：聾，籠也。如在蒙籠之內，聽不察也。

舌卷卯工縮　卷，去遠負切，音權，曲也。詩大雅：有卷者阿。中庸：一卷石之多。

臑　那到切，音䐘，說文：臂羊矢也。史記龜策傳：臑骨。山林不求，是吾所[illegible]家羊矢，因名之。又奴刀切，音猱。

瞀　莫候切，音茂，揚子太玄：[illegible]瞀，視也。目字從目。瞀[illegible]。夫瞀視之，犍為赤注[illegible]。楚辭九章：中悶瞀之忳忳。

䐘　虛偽二音　煩亂也。

鼽　鼻不通也。說文：病寒鼻窒也。月令：民多鼽嚏。呂氏春秋作[illegible]，高誘注：鼽，窒。

頷　顄[illegible]頷，[illegible]也。莊子：驪龍頷下。烏感切，音暗。

臏　三蒼：臏，膝蓋也。文選[illegible]。郭璞三蒼解詁。

骭　古案切，音幹。[illegible]注：骭，脛也。說文[illegible]。衣裁至骭。

疸 丁幹切 黄病

胛 古狎切 音甲 後漢張宗傳 中矛貫胛 注 背上兩膊間也

䪼 職悅切 音拙 [illegible] 說文 頭頡䪼也 从頁出聲

髀 髀䯗二形同 蒲米反 釋名 髀 卑也 在下稱也 礼三年問 [illegible] 注為力厚也

臀 [illegible] 尻也 徒昆反 釋名 臀 殿也 高厚有殿鄂也 徒[illegible]切 [illegible] 說文 髀也 [illegible] 脽

頤 [illegible] 二形 釋名 [illegible] 生高峻也

尻 三蒼 尻 臗也 埤蒼 髖 尻也 [illegible] 釋名 尻 廖也 所在廖牢深也 通俗文 尻骨謂之八髎 [illegible]

喉嚨 [illegible] 釋文 喉 咽也 以名部 [illegible] 說文 [illegible]

[illegible] 瞤 如勻切 音犉 說文 目動也 西京雜記 [illegible] 目瞤得酒食

屈原天問 其尻安在 注 脊骨盡處

釋名 咽 咽也 咽物也

[illegible] 古文尚書 咽 古文作 嚥 一見反

惹童切云嬇
說文冊腸也
亦身㬎西
㥏

憻 〻徒感切玄洪說文足也許云運遊詩惔〻淺玄條

焞 〻徒渾切音屯又他昆切玄嚴又直回反切音推詩也云〻嘽〻焞〻湯字之貌任引作推玉篇亦焞〻盛兒

眥 在詣切音劑說文目厓也司馬相如子虛賦中不決眥裂子湯向找眥指眉子注之注眥目際也

厭中 乙甲切音押通作厭坐字出為詩抑厭亞送區師古曰厭音乙甲反 說不律 上毋厭部下毋厭解

癭 說文〻頸瘤也西山記云食之已〻於郢切說文頸瘤也 張華詩博物志山居多癭飲水之不流者也

脇 脇力 膵名脇挾也在兩旁臂挾也肋勒也檢勒五臟也 下 肋 音 虛則切說文脇骨也 脇 胁

頏 胡郎切又胡剛切音航說文作亢頏〻頏之傳云亢上曰頏亢之 百頏 又居郎切音剛人頸也本作亢或作航与頡頏同

癀

萎 於偽切淮注萎腸弱也 於危切音蒸義同 萎 草木萎〻也檀弓哲人其萎 乃注萎病也 又音委草木枯死謂萎萎

宋玉風賦中脣爲胗
說文胗脣瘍也籀文作疹
胗〻亦瘡腫也
疹診也有結氣
可得診見也釋名
疹止忍切皮外小
起也

卜

に

卒然倉沒切孝子卒出向曰　村人声
　尸書司馬遷傳卒〻無須臾之間
診疹上　診影脈候也　診亦脈候也一切經音义引上的
欸　欠欵誣莒張口類中也
肬　羽求切音尤　荀子宥坐篇本云肬贅或作疣
痂疥　痂古牙切乾瘍也　疥居拜切音戒疥瘡二義一是癬疥一是二日一發之瘧
齲　釋名齲朽也蟲齧之齒缺朽也說文稱齒痛也或作〻　史記倉公傳齲齒　史記倉公傳齲〻病〻淮南子說山訓齲蛀前積血断木愈〻
肛　古双切音江　史記倉公傳肛〻注肛即廣陽之凶
顀　音椎脊上高骨　直追切音鎚說文出額也
壯數　側亮切　艾炙一灼謂之壯　壯也　二字本言

漢書高帝紀
漢王跳 注 跳 獨出
漢王跳注
注走也 獨出而
獨去也

腕 釋名 言可宛曲也
手 釋名 … 肘注也 可
隨注也

痟 音消 渴病 周禮天官疾醫 春時有痟首疾 鄭注痟酸削也

頄 音求 巨鳩切 易夬卦壯于頄

眇 弭照切 音杪 眇在季脅下俠脊兩旁空耎處 正字通 脅外曰眇

蹻 三足名蹻 … 高也

脚跳 釋名跳條也 如草木枝條務上行也 通俗文超通為跳 說文跳躝 一曰躍也 … 左傳注躍 …

膏肓 勝平聲 古勞切 說文肥也 …

嗷 束皙發蒙記 廣陵 … 年老曰嗷 肉百斤 北海 … 太平御覽並引

臍 臍 釋名臍劑也 腸端之所限劑也 自臍以下曰水腹 水汋所聚也 又曰少腹 少小也 比於臍以上為小也

枕骨 釋名枕檢也 所以檢項也

後學王符作啨
乳主乙生癎病
又莫甸見切音麵 甸甸
書𪔍兒等並上云
瞎眩 以
十五日見下普于
仔 卜

癇 户閒切 音閒 瘞 巨郢切 說文癇風病也𥘵今語小兒瘨曰癇

瞑 莫經切音溟書山傳作瞑目視之瞑 亡曉瞑 玆日 四切麵音又民堅切麵平聲占瞑眩通莊子𢘍亦作杇榍梧而瞑

嶲嶭

顱 落胡切音盧

髑骬 骨骨也 蜀于肩一本藏於原注云結 上胡骨切下羽俱切音于 五經三肩骨

四 分 分之一 八分放此

宿 息救切音秀 列星也 史記律書二十八宿 又音息袖反

畜門 敕六切 止也 丑六音搐 王子言居有光許六切音旭

骶 氐 都禮切 丁禮切音邸 廣雅 𦙶骶 都計切音帝 骶 牛羊之所𦙶 王符 廣雅

眩疾風疾也
後漢書姜肱傳
言感眩疾不欲出風

任 如林切音壬 礼任 制杜任丹 重任分 論語仁以為己任

龍 力鐘切音壟 孟子 龍斷 而登之 孟子 左右望而罔市利

瀊 泌别汁

㳻 釋数切音稅 集韵腫病

肓 呼光切音荒 說文 心上鬲下也 左傳 成十年 居肓之上 杜注 鬲也

爊 許云切 說文 火氣 易 列其夤 厲熏心

覞 其聲 察其目 目 原脫目字

眩 文選 魏都賦 眩曜 注 目視不明也 眩 目視動亂 三蒼 視不明也 黃絢切

瞔 思積切 說文 目病也

物革中曰奐

悸 其季切心動 亦作悸

忭

作

壽敖天地五江之
淮南原道齧
孔音而先之齧
注齧齧也

鞕 硬同 通俗文物堅鞕謂之䃘硧 玉篇鞕堅也 廣韻同 廣雅亦釋作堅韋字

腓 三蒼云腓腸也 符非切音肥 易咸卦六二咸其腓 腓踹 腓足之腓腸也 文病 詩小雅百卉具腓 腓病也 傳腓病也

悸 其季切 説文悸氣不定也 漢書田延年傳使我至今病悸 注心中喘息曰悸 説文悸心動也 義亦相近

顑 苦感切音坎 屈原離騷長顑頷亦何傷 饑貌亦黃字 第頷頷

㵳 㵳嗁 嗁 嗁啼 嗁於啼嘆咣二或長顑饑 食之常字

軫 亦作軫 軫鼻 止忍切音軫 紆軫隱痛也 楚辭九章 心結氣以紆軫 輸軫痛念也 又軫 出圖內亦軫壞

顆 上西(?)切音灑 顆顚 齊魏之下人朱切又音舍 穎 亦作 頼 顰 頭玉篇去耳曰額

胳 古洛切音各 又釋文音格 儀禮鄉飲酒禮注胳 下如淳注胳 亦胳 胳骨之稱 禮亦作 儀禮 臂儀 禮特牲 介俎 肩 臂 臑 胳

齘 齘 齘 三蒼云齘 鳴齒也 釋名齘 切齒也 齟齬之齒 齟 齘 楚辭九章 通俗文口不開曰噤

波 [illegible] 切 [illegible] 云 [illegible] 矢波 [illegible]

怚 將豫切 音姐 說文 怚 驕也 又聰徂切 音麁 一云 [illegible] 也 史記 [illegible] 秦王怚而不信人

蛟蛸 下 [illegible] 切 音 [illegible]

懪 [illegible] 切 [illegible] 又 [illegible] 切 音腦 說文 [illegible] 也

耵聹 [illegible] 耳上垢也

灤 [illegible] 九辯 [illegible] 一切經音義引 [illegible]

閽者

㲉 [illegible] 胡谷切 音 [illegible] 音 [illegible]

翟毛 仝 [illegible]

衃 芳杯切 說文 凝血也

悱　　盲莫庚切音[illegible]　說文目無牟子　釋名盲茫也　茫茫無所見也

悱　　收　　很文[illegible]　[illegible]義以[illegible]

卟　　服

惱　許竹反音畜　訪鄉人石我[illegible]惱　說文[illegible]也從心畜声
朱侍惱養也　[illegible]禮記曰君子不使以[illegible]

「更發更止

經典之理　蘇困切音[illegible]　風之[illegible]

韡安　丁可切音[illegible]

閒所便　[illegible]人[illegible]　去声二十三[illegible]便[illegible]

淪

髻　古活反音括　骨端也

獻會

桴　直呂切音陳上声　說文樓[illegible]　[illegible]柚其空

忻　　　　忄比　　忄非　　炏

匣匱　胡甲切音狎　說文　匱也　考若作匣　杜甫詩　平生白羽扇

輕工　去正切音慶　疾也　桓十二年　左傳　輕而寡謀　輕而無禮　又僖三十三年　秦師

匽生

其脉　脈俗　脉字

緻　直利切音稚　說文　密也　後漢班固傳　碝磩采緻

臨工

廉工

鹽工

焫　日焫　文選陳孔璋為袁紹檄豫州文注引聲類　焫燒也　通俗文　然火

嗽莊奏切

[illegible]曰晏脯 下晡之別 於

集韻居效切 於 音教[illegible] 於

同周禮考工記[illegible] 於

之記[illegible]切[illegible] 杜

職注[illegible] 於

窌荀子[illegible] [illegible]

[illegible]切 於

布[illegible]窌 於

注[illegible]窖也[illegible] 於

藏曰窖 又匹 奴

窇切音窌荀[illegible]

眣 徒結切。玄應[illegible]說文曰[illegible]。又[illegible]曰眣。[illegible]未[illegible]也[illegible]

晡 奔模切。音逋。玉篇申時也。淮南天文曰至於悲谷是謂晡時[illegible]

窌 力交切 力救切 音溜[illegible]二年[illegible] 人自穴名[illegible]窌[illegible]

膇 之累切 音騶[illegible]周禮考工記[illegible]相膠注膇[illegible]

懦 人朱反切 音儒[illegible]說文[illegible]

[illegible]

骹 口交切 音敲 說文脛也 考工記[illegible]

褊 卑緬切 音褊 說文衣小也[illegible]

駒 擧朱切[illegible]

三七

紓 紕 紕 絓 拔 什

柯彭切亦作秳

岐伯曰先巫者因知百病之勝先知其病之所從生者可祝而已也

逢 ～～ 薑鼓 史記作韸 逢 毛詩釋文 ～鼓聲也亦作韸 埤蒼同 詩靈臺鼉鼓逢逢 傳 ～～和也

熇 ～～ 火熾切 音權 從火高聲 詩大雅 多將熇熇 不可救藥 傳 熇熇然熾盛也 毛詩釋文 熾盛之甚

秔 同粳 稻不黏者 又見埤蒼 長指 注同 字林 秔稻不黏者 周禮 合 注作粳

鏧 ～～ 枯公切 音空 鼓聲也

祝 詩箋 釋名 祝屬也 以善惡之詞相屬著也 周禮春官 大祝 通作呪 職救切 詛也 書無逸 否則厥口詛祝 詩大雅 侯作侯祝

擂

苑 於阮切 婉 茂名 草木盛也 見廣雅

疽 廣蒼 癰 疽 一切經音義 又引作 疽癰也 說文 久癰也

嘶 埤蒼 聲散也 亦悲聲也 又通 先稽切 破也

得句奴好起草
隨注非閑亠亠
小道宜行
庸々也又犒角之
義馬注
敢々也又數重之
義馬注
監又也又[illegible]有
汁制也馬注
釋名曰[illegible]

得蒙傷好胡獨之人性能言 揚雄以人性能言

經隧 上吉定切音經[illegible]也 下徐醉切[illegible]

㦛 樂記不耐[illegible]樂不耐[illegible]

綣 甚遠切[illegible] 照二十五年左傳[illegible]

遣 詩[illegible] 馬注遠也又[illegible]

鈇 字從大 三蒼鈇[illegible]史記平準書[illegible]

朋 羊吾切[illegible]說文[illegible]

徵 陟里切[illegible] 月令[illegible]

能 秋冬不能春夏 張揖[illegible] 說文[illegible]

鬍 釋名[illegible]

鬍 說文類[illegible]

涉玉切音劚

叉狸切亦音賢

亦作頊　坆

揩子方言濁䰟

又注濁慧劚　二刂

也兒

二刂

吻 釋名吻免也入之以聲也以免之也又取杖也歎唾所出[illegible]以杖
發文武粉反攷音考工記梓人銳喙決吻注吻口腄也

瘃 說文中寒腫覈也漢書趙充國傳將軍士寒手足皸瘃文穎注瘃寒創也
衛宏古文反書瘃古文瘃同知錄反謂手中寒作瘡

髭 作[illegible]
照二十六年左傳生而有髭[illegible]　釋名口上曰髭頭下曰須[illegible]須秀也

恚 恚於避切音嫿說文恨也从心圭声
於桂切方言衛

會厭 与壓通

泌 兵媚切音祕又音㴩
司馬相如上林賦偪側泌㴩

秫 稷之黏者

扞 侯旰切音翰[illegible]
又古旦[illegible]扞[illegible]

湛 文選謝[illegible]注水[illegible]也　宅減切音湛
澄也[illegible]

踬謎非宏[illegible]
陳書姚察傳說
正文字汪謎切是如
騃瘠[illegible]璞
解詁
痰 桂用切音談 梁元帝 上以
欬 杜林[illegible]頷
訓詁 甚[illegible]也
宋延 痒病[illegible] 上片
注云 心憂[illegible]之病 上片
正月篇
癙憂以痒 大[illegible] 上片
桑柔篇 [illegible]
痒 毛[illegible]

劉[illegible]

諟 上 上紙切 [illegible]上聲 說文 理也 廣雅 [illegible]也 書 顧諟[illegible]
諦 下 都計切 [illegible] 審也 說文 [illegible] 視之 切 [illegible]也

譚 徒含切 音覃 [illegible]

黮 [illegible] 里[illegible] 直感反 文[illegible] 訓詁 解詁 [illegible]

痰 說文 瘀二曰 [illegible]也 [illegible] 梁元帝[illegible] 昭二十年 左傳 [illegible]

荄 通俗文 非根曰荄 古哀切 說文 草根也 [illegible] 釋[illegible]

痒 [illegible] 釋名 [illegible] 揚也 [illegible] 痒 [illegible] 揚 [illegible]

散 印[illegible] 散[illegible] 通[illegible] 散 [illegible]

盼 [illegible] 普巴切 [illegible] 音分 日[illegible]

瘤 三[illegible] 小腫也 說文 腫也 釋名 瘤 流也 血留流聚所生 瘤腫也 [illegible]
曰瘤

三卷在用竹篇也　徒紅切　紅切音同

箭其身　箭也　荀子王霸曰以綦色耳　形其聲注綦極也

綦針　宿生若所向燕人綦之云綦極者極之時

醪　魯刀切　音勞　三巻在有滓酒也　一說汁滓酒也

噫　於其切　音醫　於介切　音呃　說文飽食息也　[illegible]　莊子齊物論大塊噫氣　注經文云乙戒反

郤　綺戟切　与隙通　郤通　又与隙通　禮記　注郤地　比方向　又骨肉之郤也　莊子批大郤　[illegible]　郤　尊大郤　地可容

羅賤　羅賣　廣雅羅買也　糶賣也　糴買也　禮記　[illegible]　不穀

窠　苦禾切　音科　說文空也　穴中曰窠　樹上曰巢

擷　胡結切　音纈　捋取也　詩擷之襭之

荁　丘四觀切　玉篇荁　苗力華巾鹿蔥也

苦也　又[illegible]曰　郤与郤別　郤說　一云大夫郤穀之后　郤　[illegible]　御史大夫　郤慮之后　[illegible]　切

於郭切

上古活切音括 下古落侯切音樓 山●之栝蔞 爾雅釋草 果臝之實栝樓 漢書敘傳下 顏師古注 皆與疵同 書疏義作同 諸家與同 皆與疵同

瘻 力豆切

癭 說文：頸瘤也。西山經云：合良之已癭。呂氏春秋：輕水所多禿與癭人。高誘注：癭，咽疾。釋名：癭，嬰也，在頸嬰喉也。

蘡薁 于六切 蘡亦作櫻 櫻 凡將篇作小蘡

補

疵 說文：疵，病也。从疒此聲。後漢書左周黃傳 ……革國 疵注：疵，病也。穀梁序：鬼神為之疵厲。注：疵，病也 疾疫也

肌 釋名釋形體：肌，懻也，膚幕堅懻也。廣雅釋詁：肌，肉也。

脂 字亦作 釋飾：膏凝曰脂 契 廣若脂肪也 旨夷切 音祗 詩衛風：膚如凝脂。傳：脂之凝 漢書五行志：在人腹中肥而包裹心者脂也 脂

鮨鯛 亞腸中不肯去 南鄉皆有一肯 濕二寸許 有翳

姜長中兮 墨騏則漢人呼苦 素問

腄 垂偽切 錐切 服虔通俗文 口不開

嚏 釋名、嚏，疐也，言作嚏而出也。都計切，音帝。詩邶風終風 疐月令、民多鼽嚏。箋：今俗人嚏，云人道我，此古之遺語也。

鼽 月令、民多鼽嚏

痹 必至切，音畀。程子曰：醫書言手足痿痹為不仁，此言最[illegible] 臣以德言，書危生一身痹不知痛痒，[illegible]名与此名同

山海經有鳥焉，女亦久痹

盲 淮南子泰族訓：盲者目形存而無能見也

郭 五音集韻：苦郭切，与廓同。釋名：郭，廓也，廓落在城外也

淡 又与痰通。王羲之初月帖：淡悶干嘔。黄伯思云：淡，古痰字

癰 左傳襄[illegible]年，[illegible]以癰疾，起於[illegible]

陰陽應象論
素問五藏生成
天地陰陽

玉

素問雜字音義

徇 説文徇疾也 史記五帝紀幼而徇齊 集解云徇疾齊速也言聖德幼而疾速也 索隱云孔子家語及大戴禮並作叡齊 叡齊 史記

迺 奴改反 亦作迺 乃也 郭璞曰迺古乃字也

[illegible] 亡術切 滅也

悏 憓道徒鞟石

敝 毗際切 音弊 帛也 老子道經大成若缺 其用不敝 字梠五十卷備此書 天地之 素問此書

脈 匹尤 莫白二切 婦孕一月 胎 任其 婦孕二月

肌 居夷切 肌膚也 肓 呼光切 膏 古勞切 膂 力舉切

肋 盧得切 胂 移仁切 夾脊肉 胳 古洛切 腓 扶非切

松閏切 作幸正作 叡齊

䐔叶亮切　膣徒壹切　脚[illegible]切骨間也

胻户庚切脛文脛端也　脽子盈切[illegible]也

恍[illegible]　[illegible]三切　或作[illegible]也　佚[illegible]切[illegible]書[illegible]佚[illegible]

仙[illegible]切[illegible]也　佚余一切[illegible]也

俛[illegible]切[illegible]　偶力果切[illegible]也

儻子[illegible]切[illegible]　值[illegible]切[illegible]也

囚[illegible]切[illegible]人[illegible]也　[illegible]　[illegible]切

[illegible]并切[illegible]　捻良冉切　[illegible]

盲[illegible]　睛[illegible]切[illegible]視而不[illegible]

旬瞯 胡絹切 目搖之[illegible] 瞿 巨俱切 又九遇切 鷹隼之視也

嘿 莫北切　嗃 呼落切 嚴厲之声也

[illegible] 克安切 [illegible] 搏 補洛切 手擊也

擩 而主 而專 而誰 三切　憢 火麼切 憭 匹姚 匹小 [illegible]

怵 惕 他的切　悍 胡旦切 勇也

憑 皮冰 惷 於鍾切　訡 之忍 [illegible] 二切 視之貌也

譚 徒耽切 大言 [illegible] 誕也　㪍 口哉切

徇 似閏切 止也　隤 徒回切　郤 去戟切

繳 [illegible] 二切 [illegible] 隧 [illegible] 切 隧 似醉切

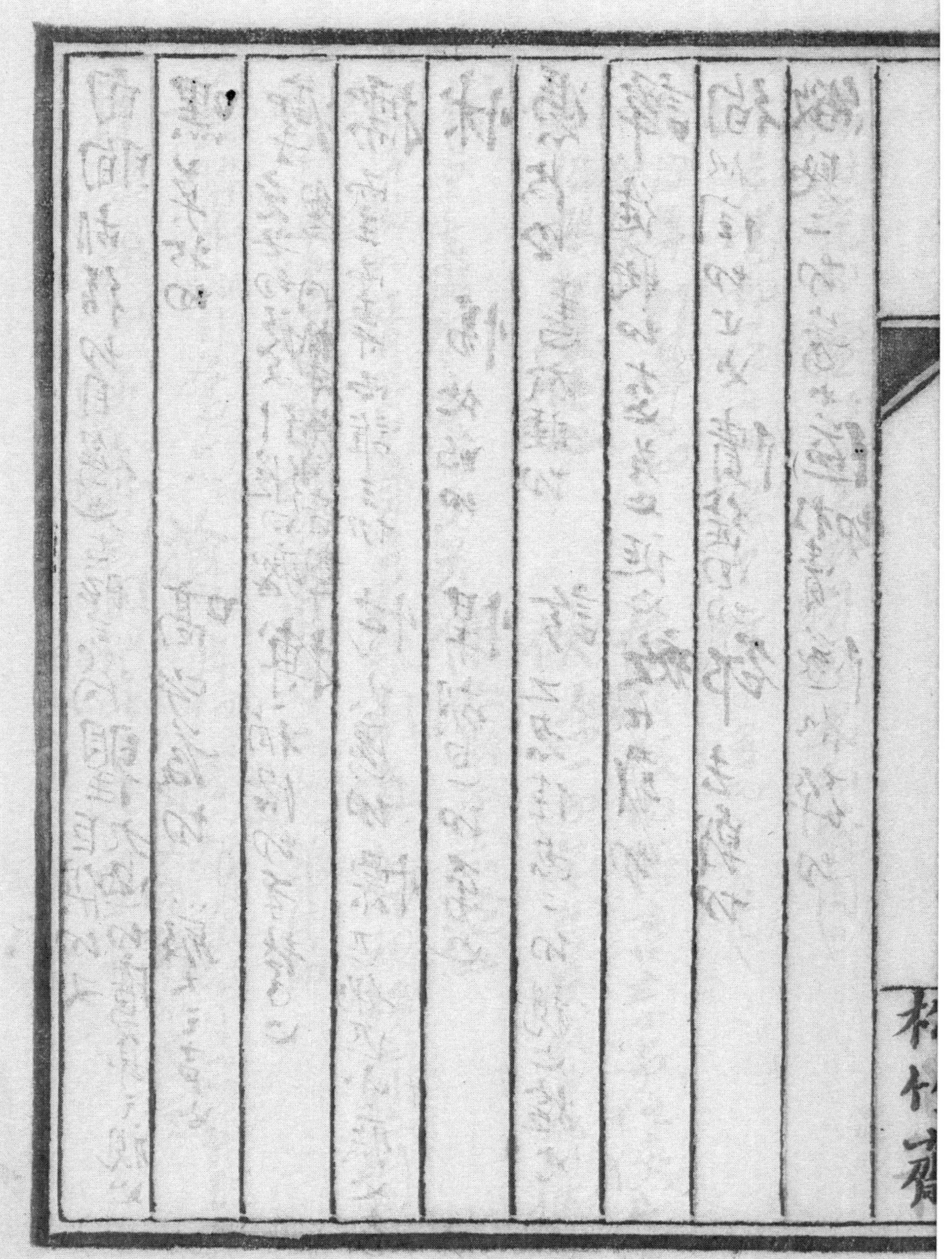

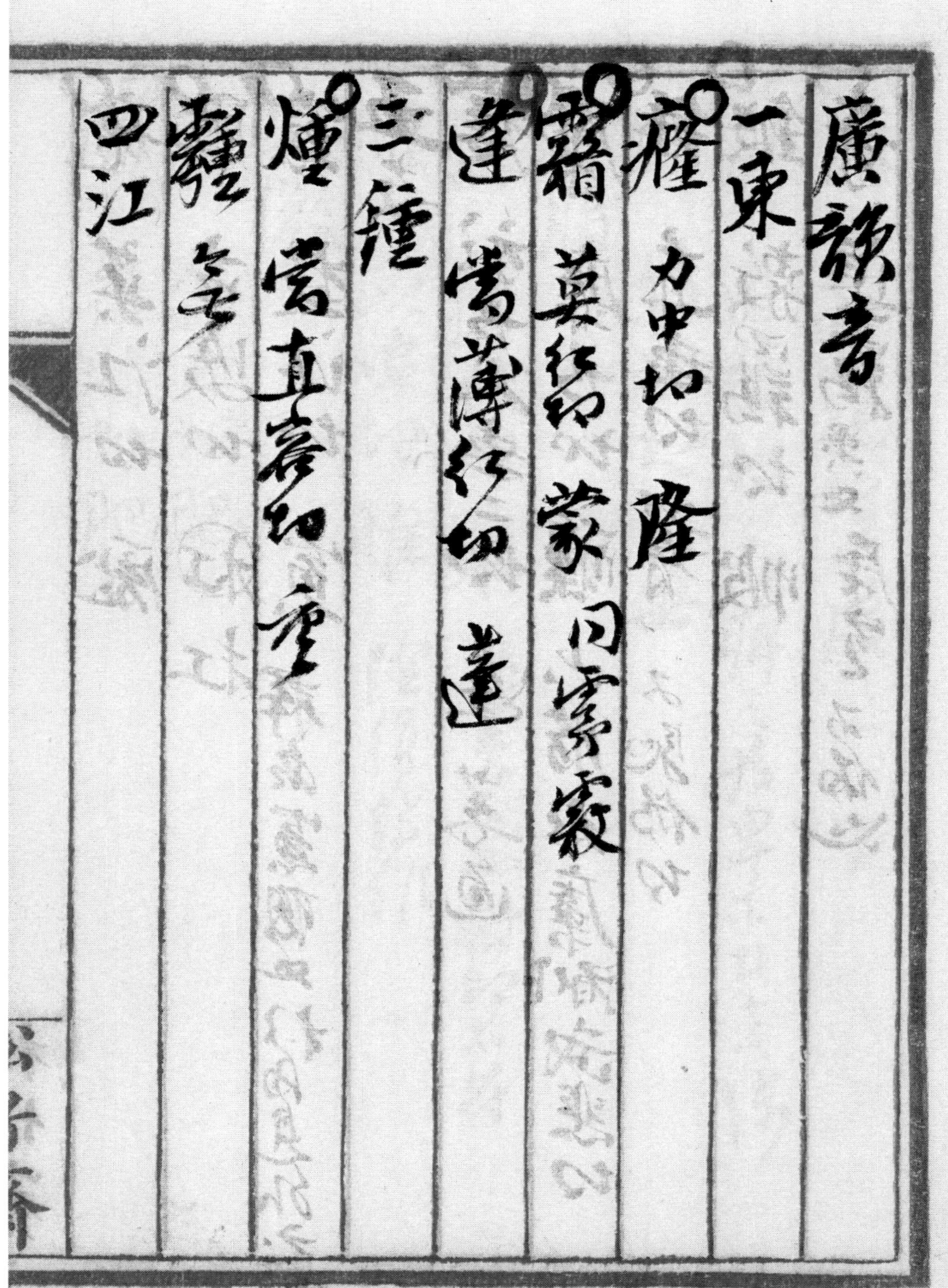

廣韻音

一東

瀧 力中切 隆

霿 莫紅切 蒙 同 雺 霥

蓬 当薄紅切 蓬

三鍾

燑 当直容切 重

鬆 冬

四江

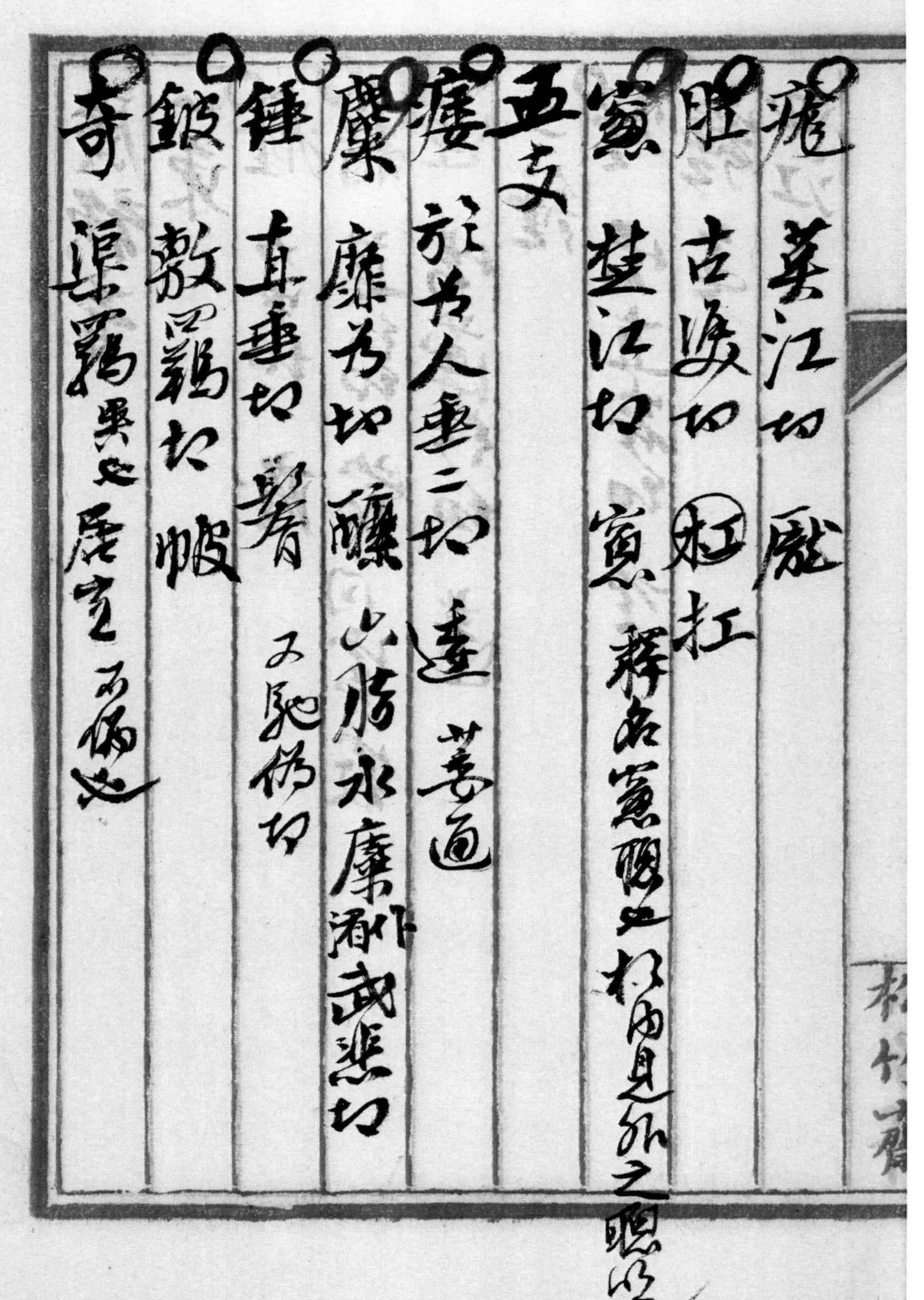

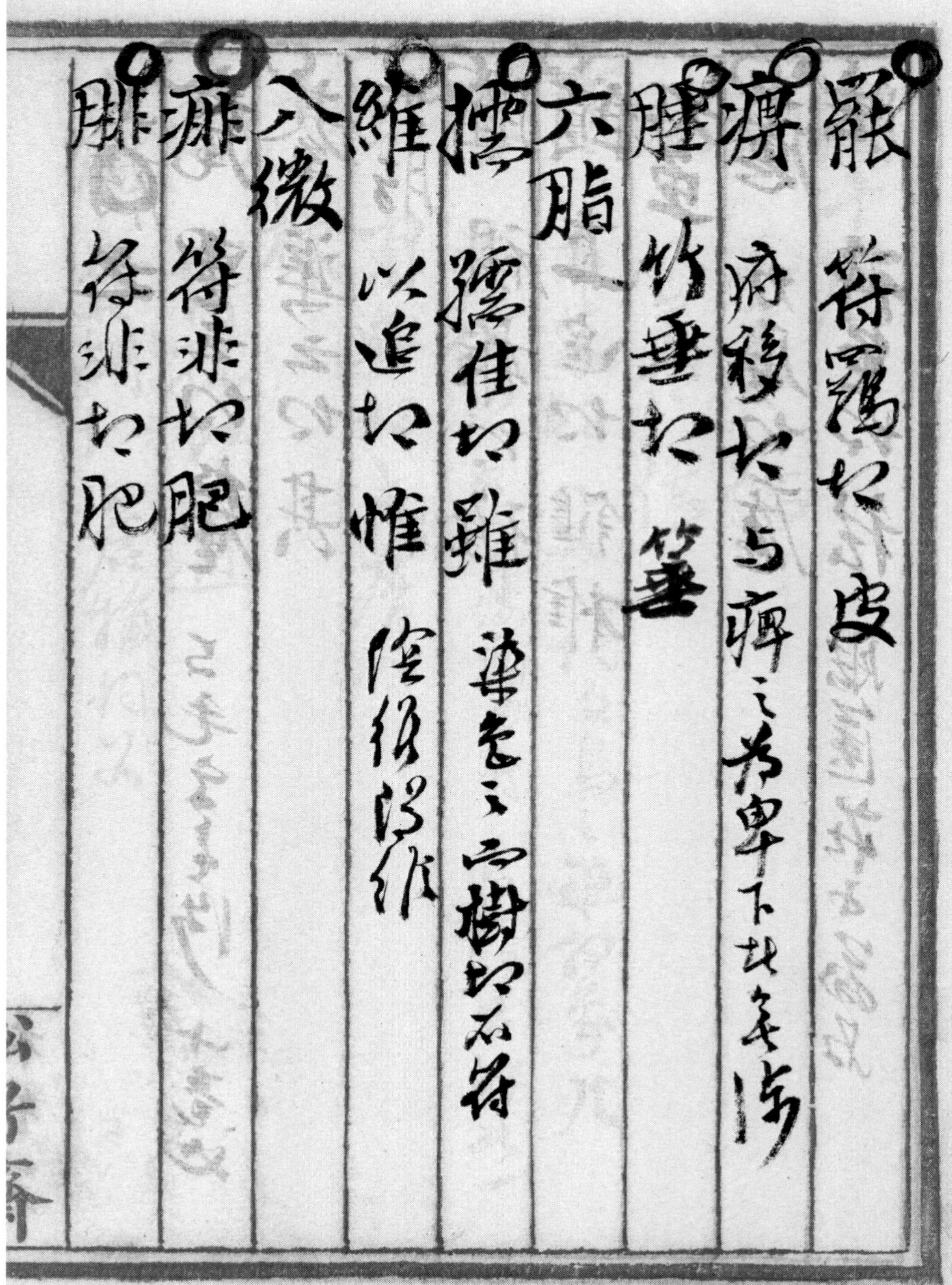
羆 符羈切 皮

痺 府移切 与痺之為卑下也者陟

腄 竹垂切 箠

六脂

擠 [illegible]隹切 雖 華蓋之而樹切石符

維 以追切 惟 陸維綱維

八微

痱 符非切 肥

腓 符非切 肥

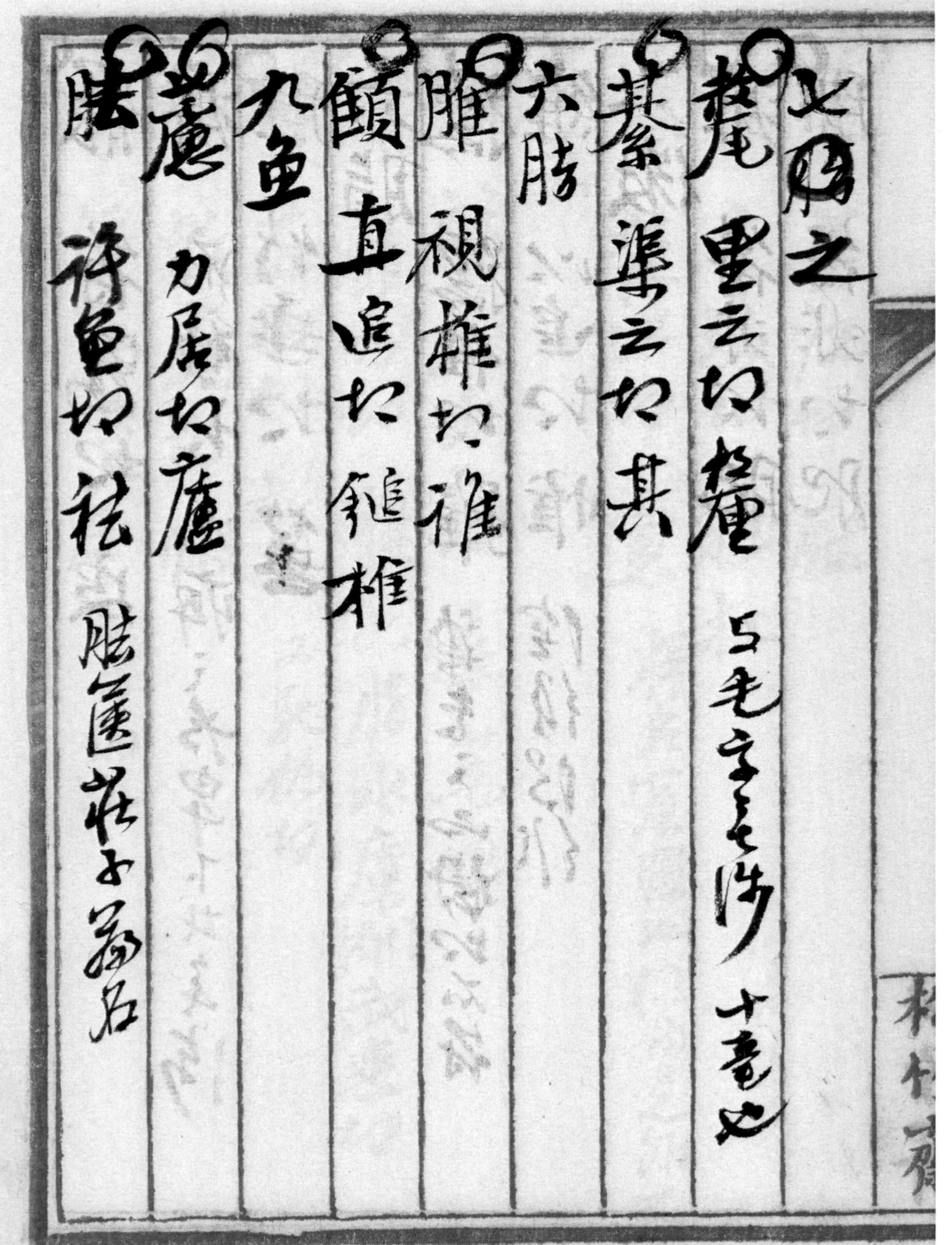

七脂之

〇釐 里之切 氂 与毛字之陟 十毫也

〇綦 渠之切 其

六脂

〇脽 視椎切 誰

〇顀 直追切 鎚 椎

九魚

〇藘 力居切 廬

〇胠 許魚切 袪 胠篋莊子篇名

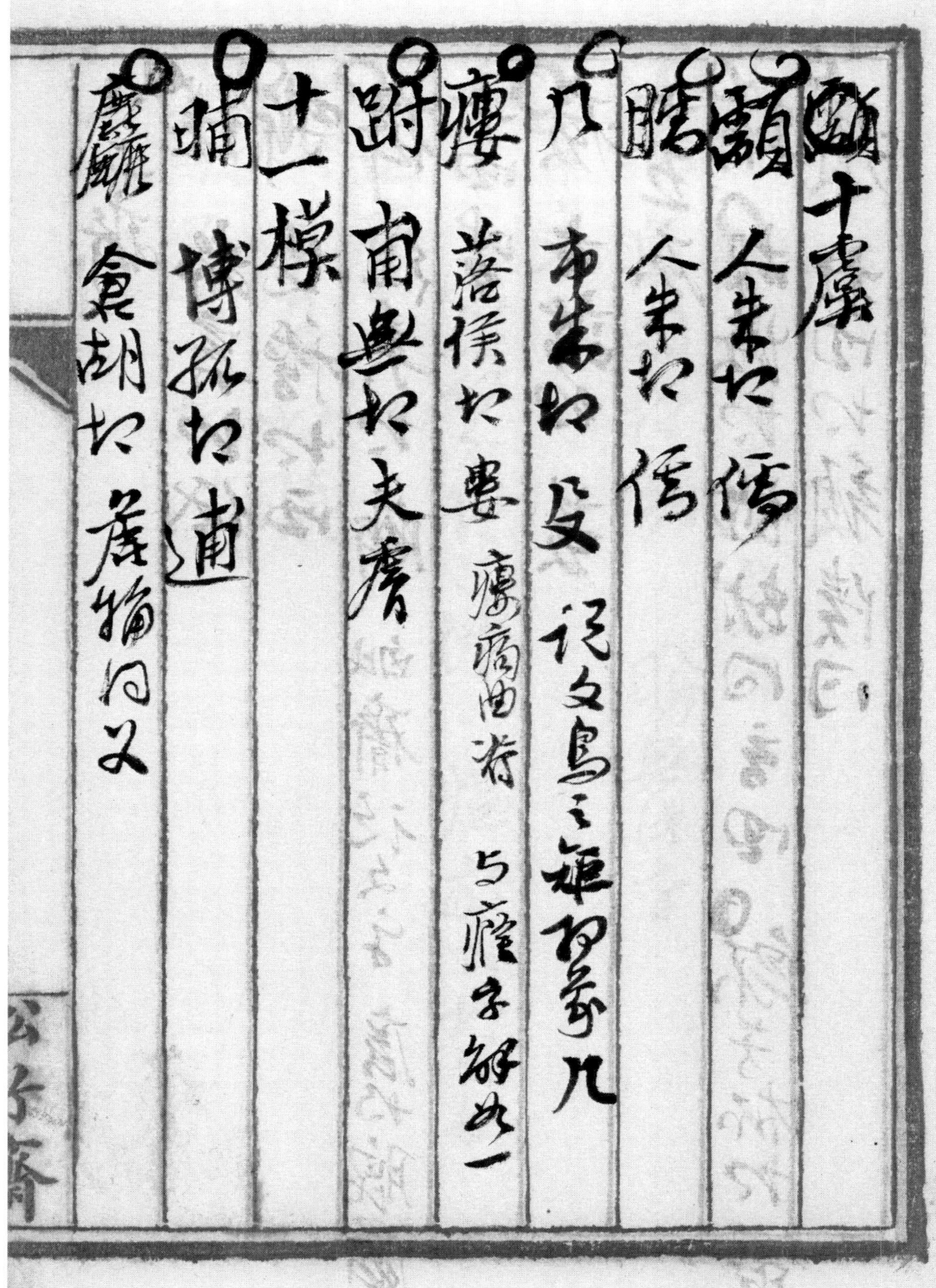

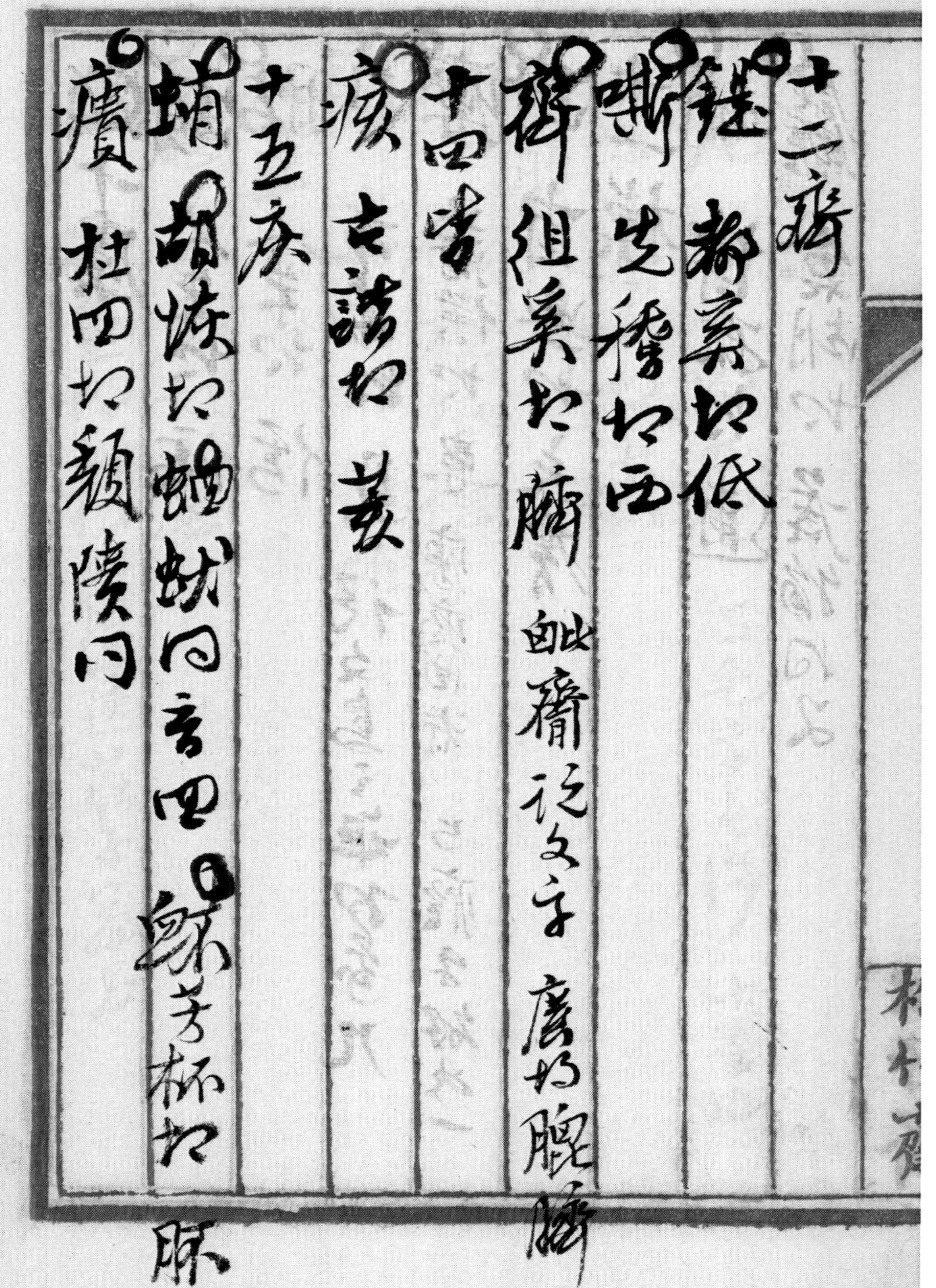

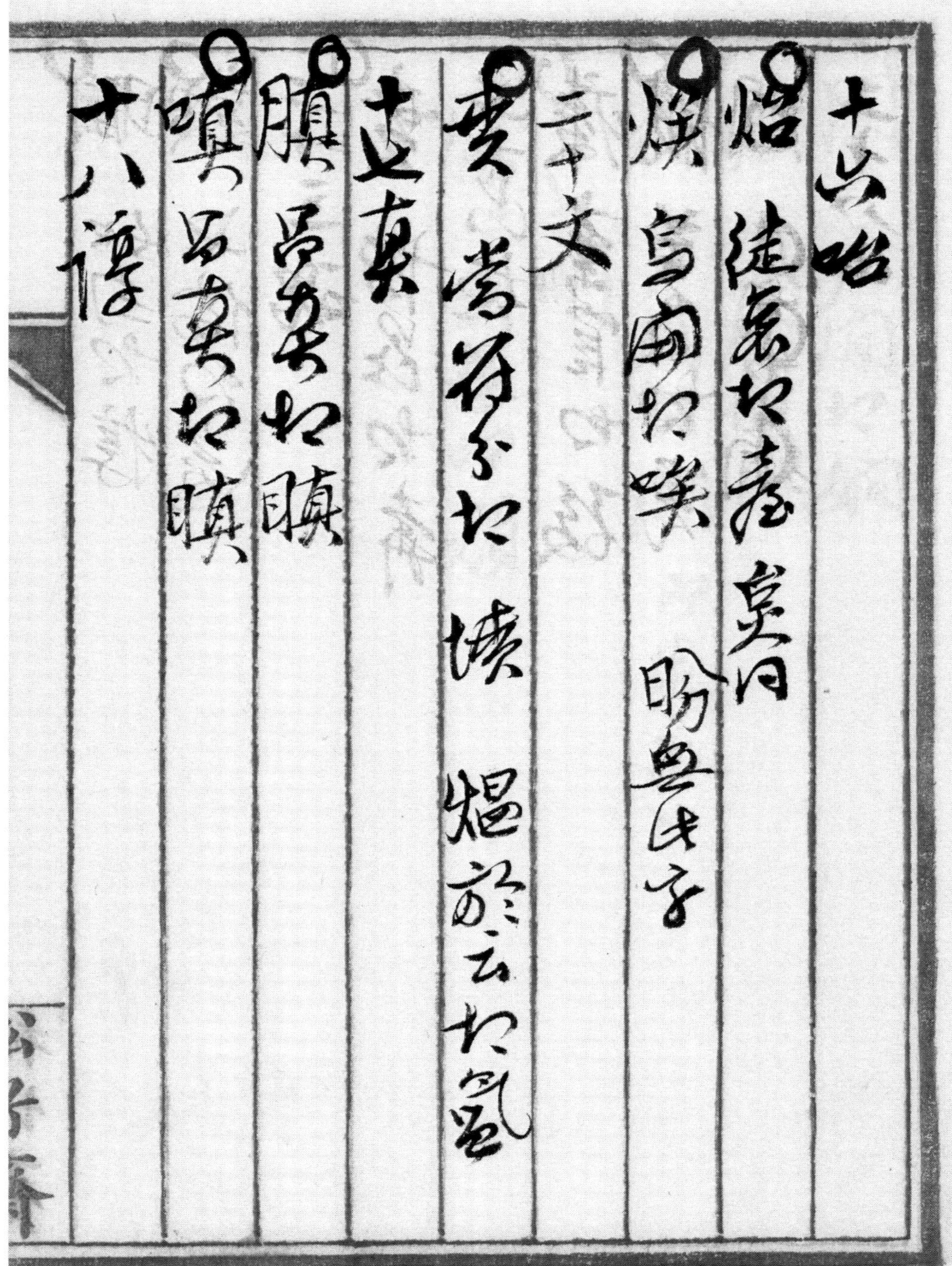

十六咍

炲 徒哀切 臺 炱同

㶢 烏開切 唉 盼無此字

二十文

賁 符分切 墳 熅 於云切 氳

十七真

䐜 昌真切 瞋

嗔 昌真切 瞋

十八諄

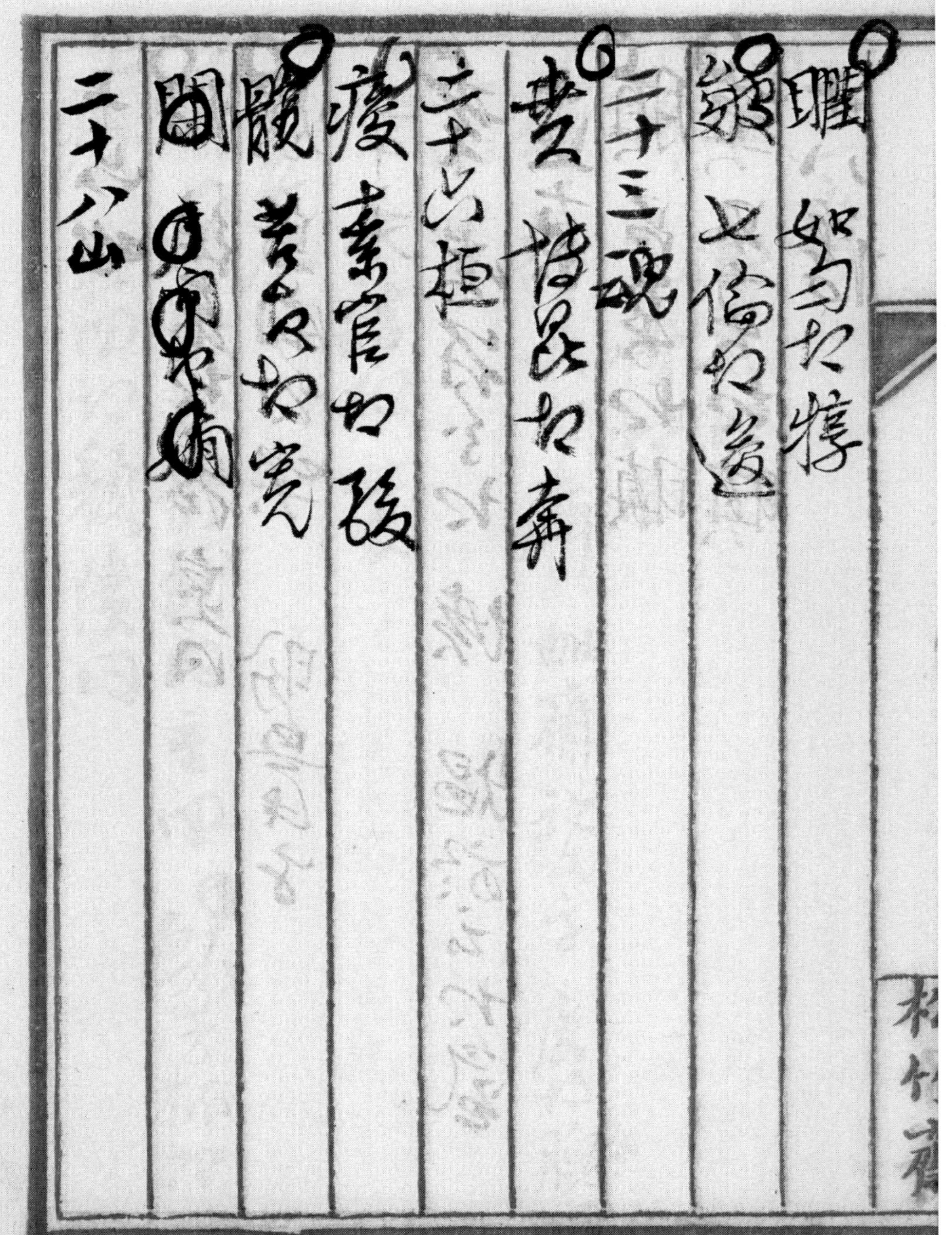

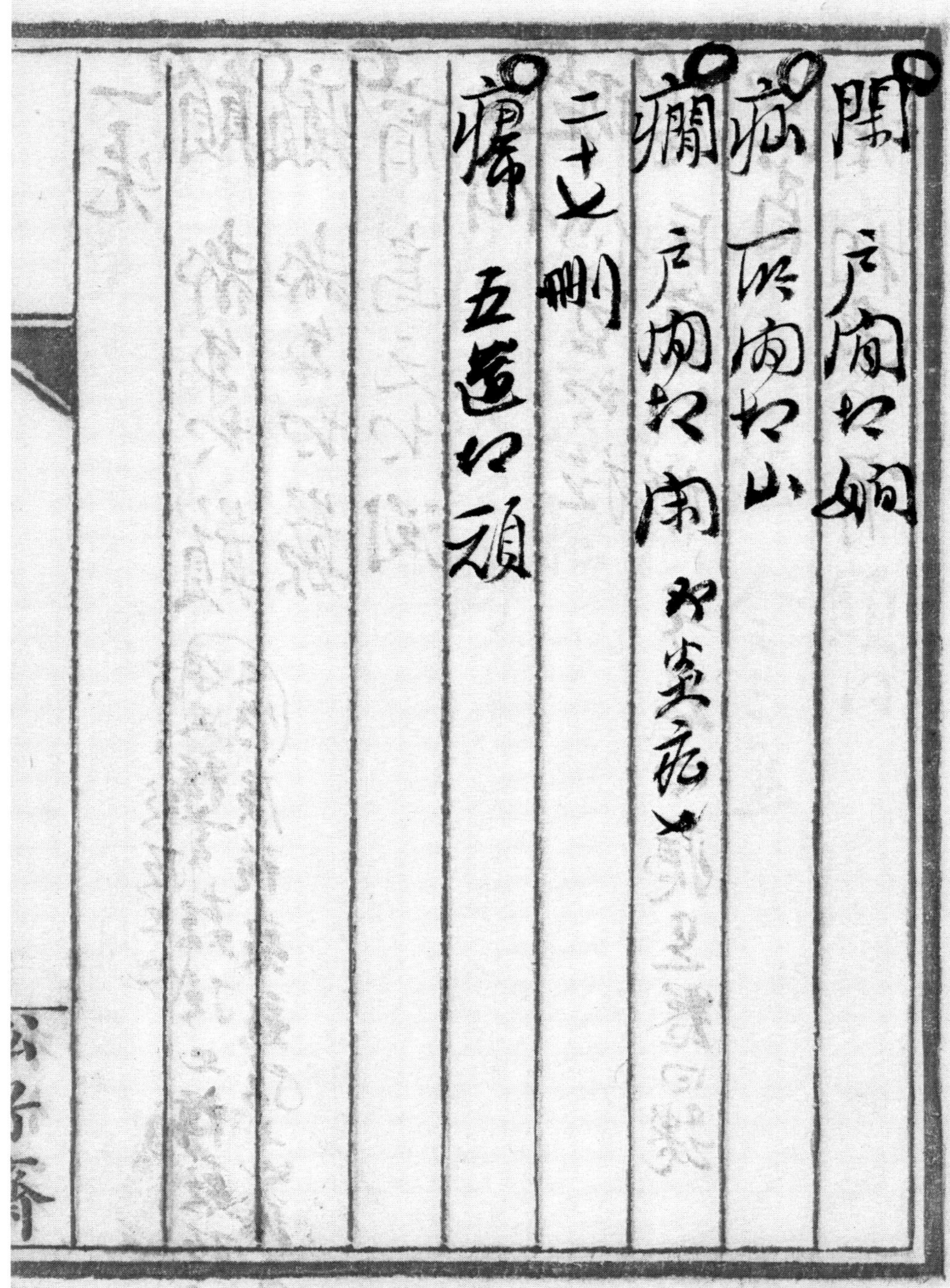

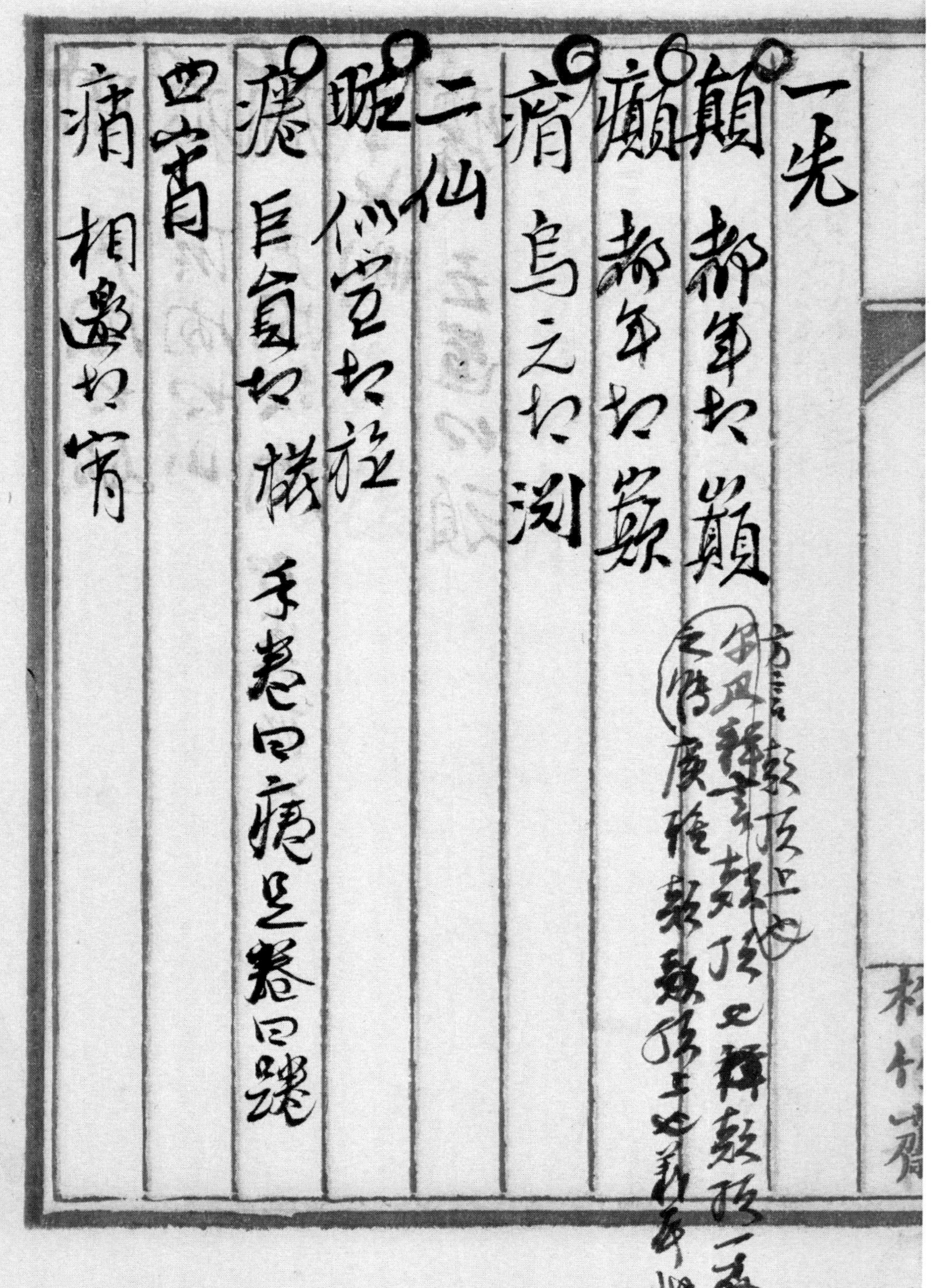
一先
顛 都年切 巔
癲 都年切 巔
瘨 烏玄切 淵
二仙
[illegible] 似宣切 旋
[illegible] 巨員切 權 手卷曰[illegible] 足卷曰踡
四宵
痟 相邀切 宵

五八

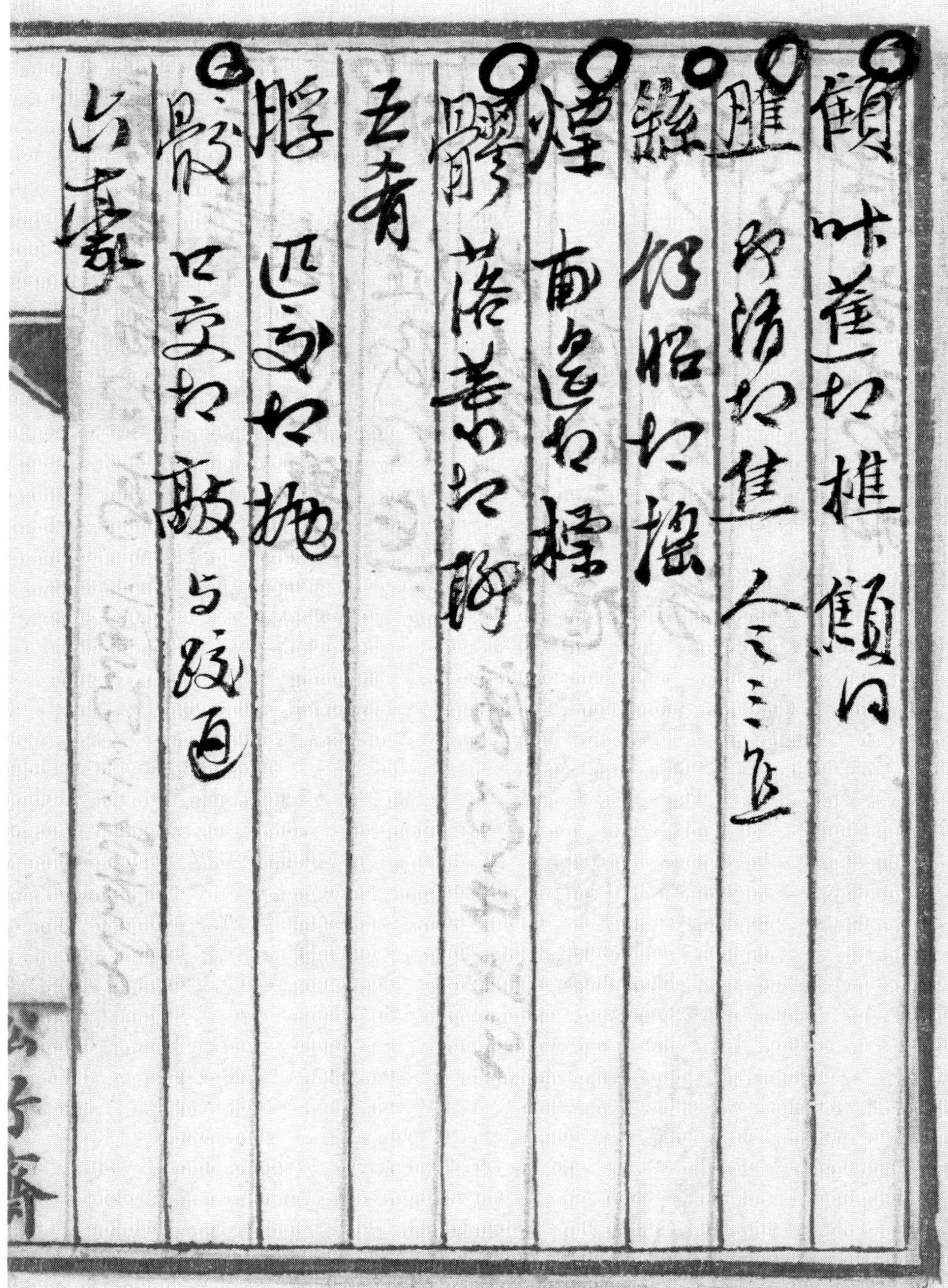

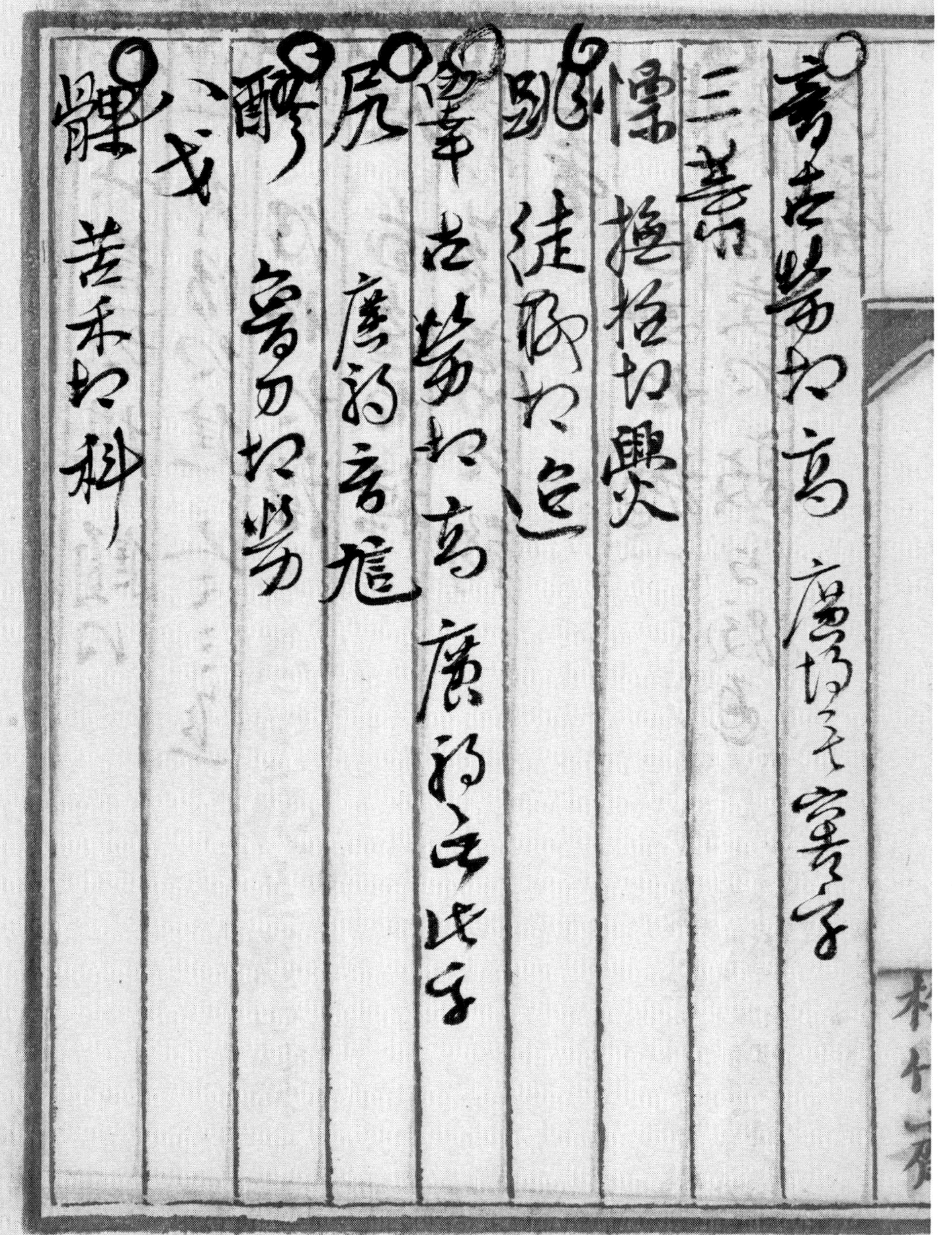

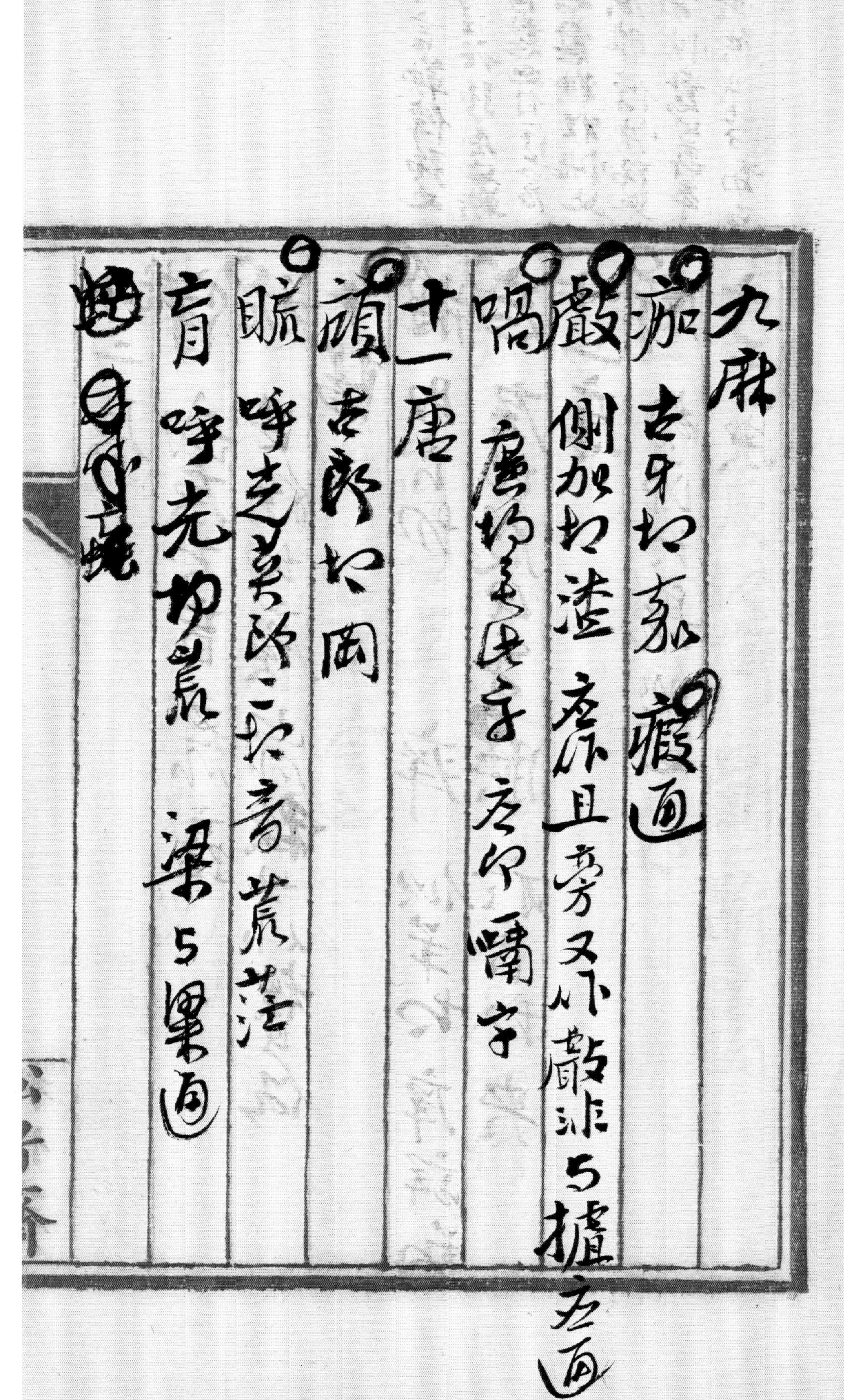

方言鞅倖強也
自注謂強處也鞅
倖懟也自注亦為
怨懟鞅狀快也
廣雅倖快強也
南快懟之義本
出鞅快倖南吉
旦目

十二庚

盲 武庚切 盲 亦作 蝱

秔 古行切 廣 亦作 粳 亦作 稉 亦俗

十陽

將 即良切 痒 似羊切 庠 詳 翔

忘 膚場脫氏子 殃 於良切 央

十一唐

肮 胡郎切 航 胻也

十二庚

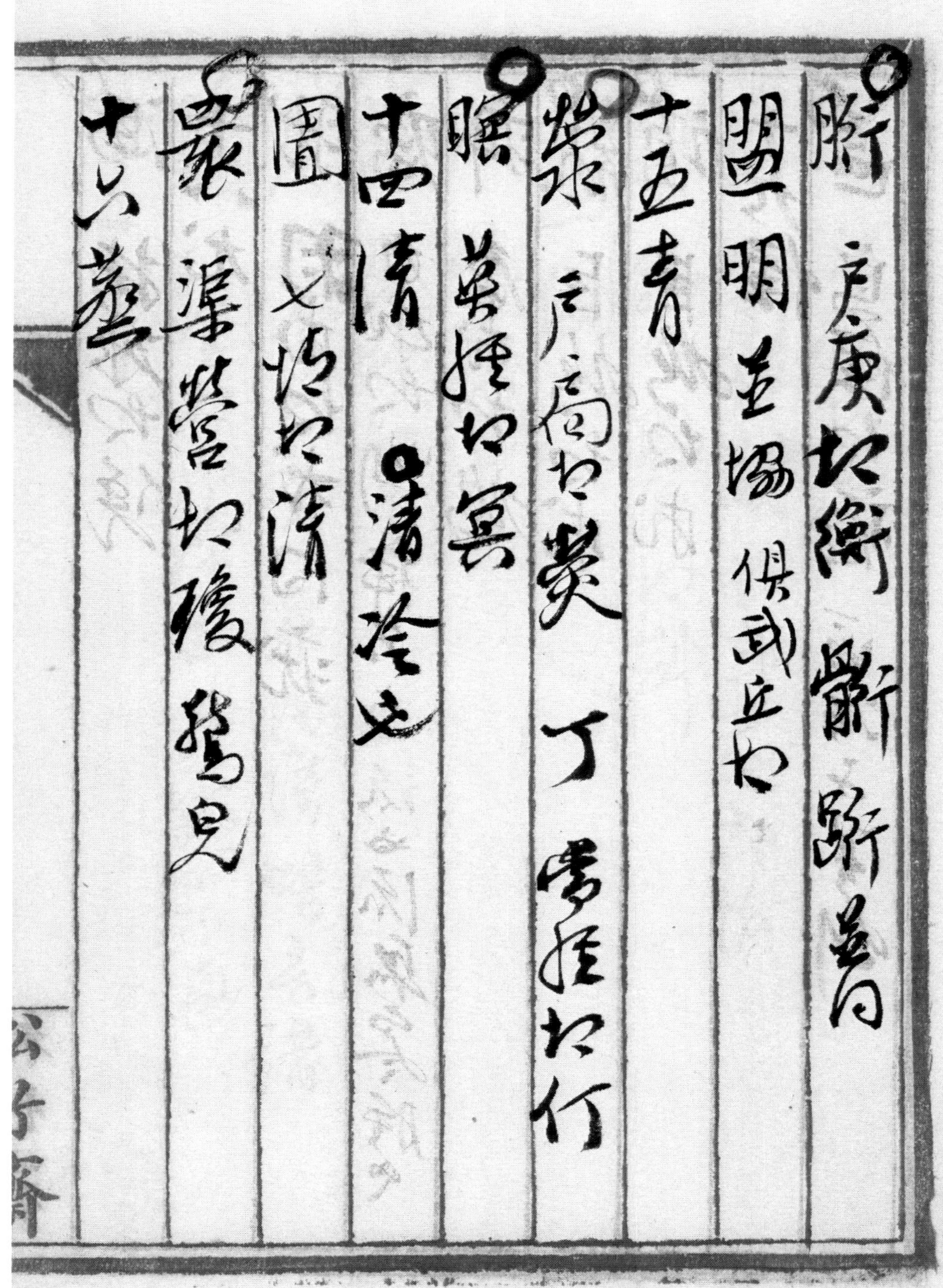

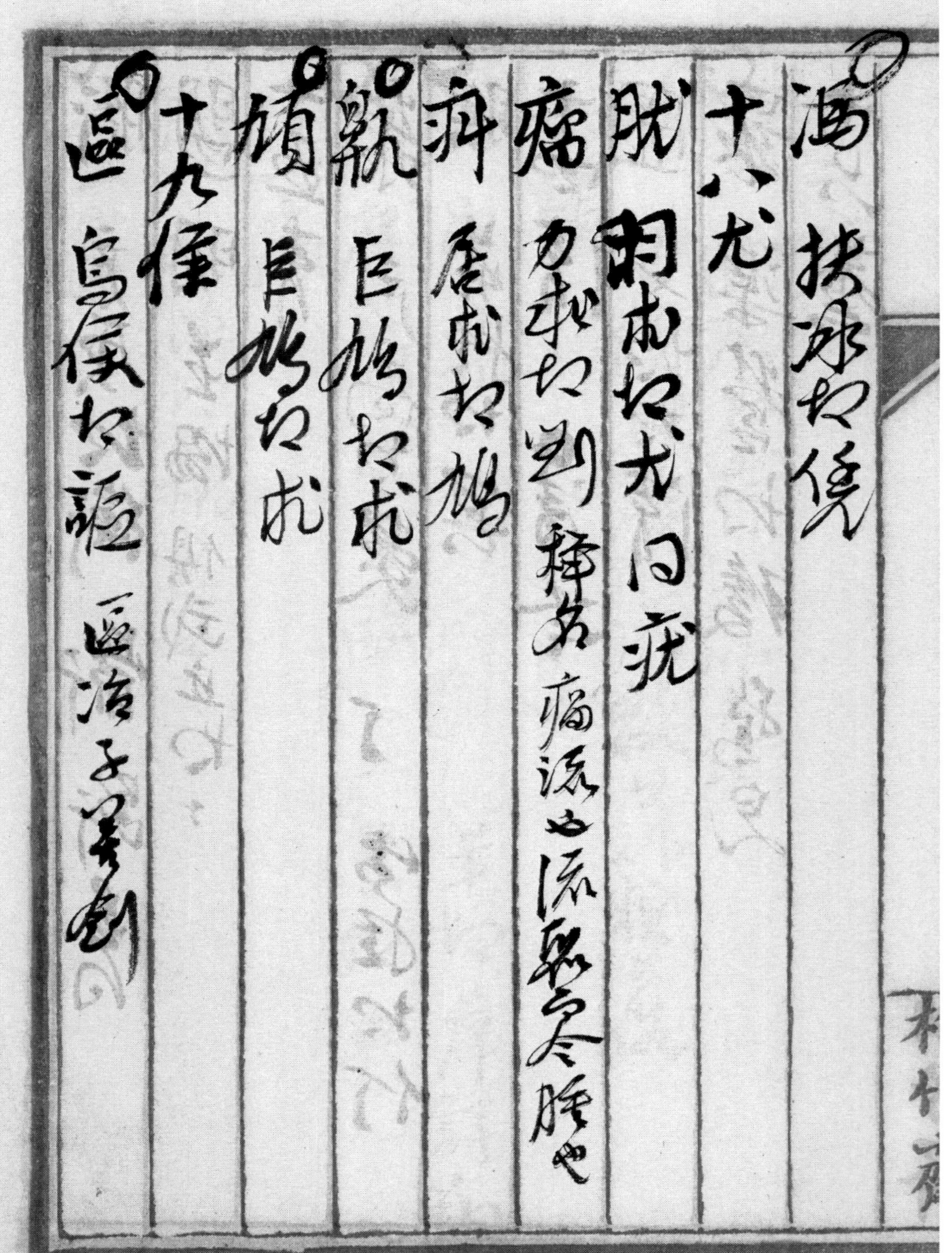

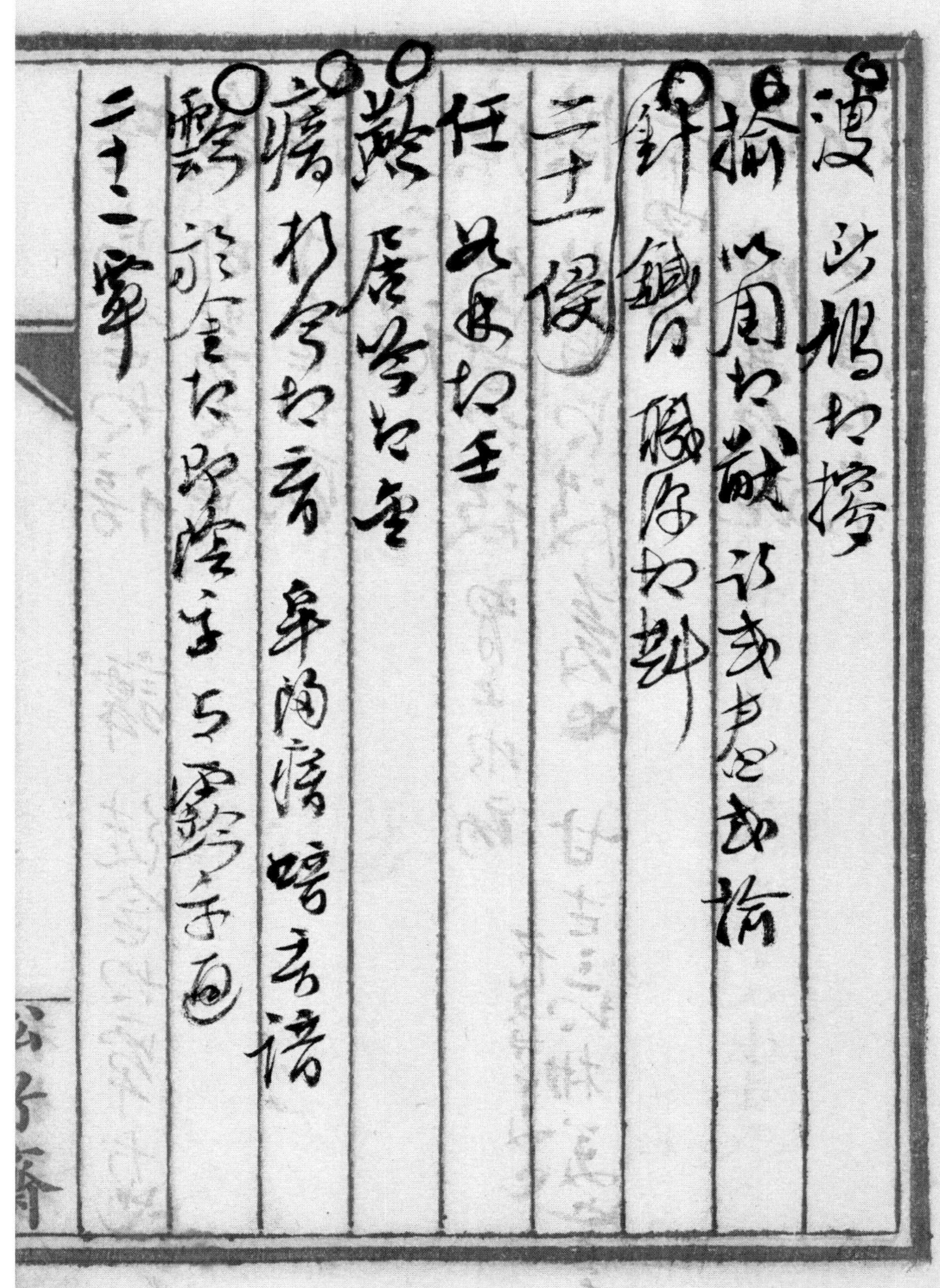

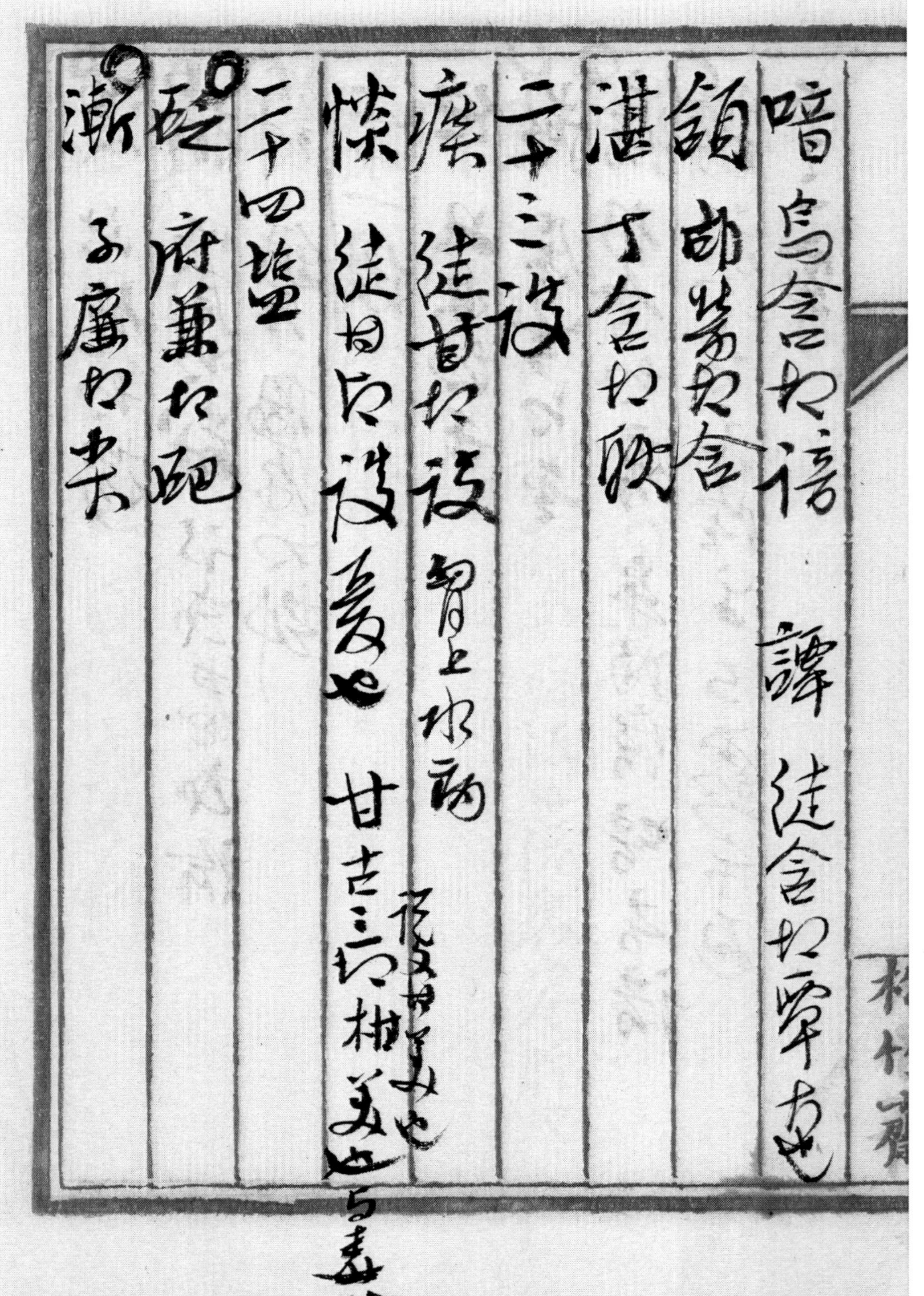

喑 烏含切 譆 譚 徒含切 覃者也

頷 胡感切 含

湛 丁含切 耽

二十三談

痰 徒甘切 談 胸上水病

惔 徒甘切 談 憂也 甘 古三切 柑 美也 与甘对

二十四鹽

砭 府廉切 砭

漸 子廉切 尖

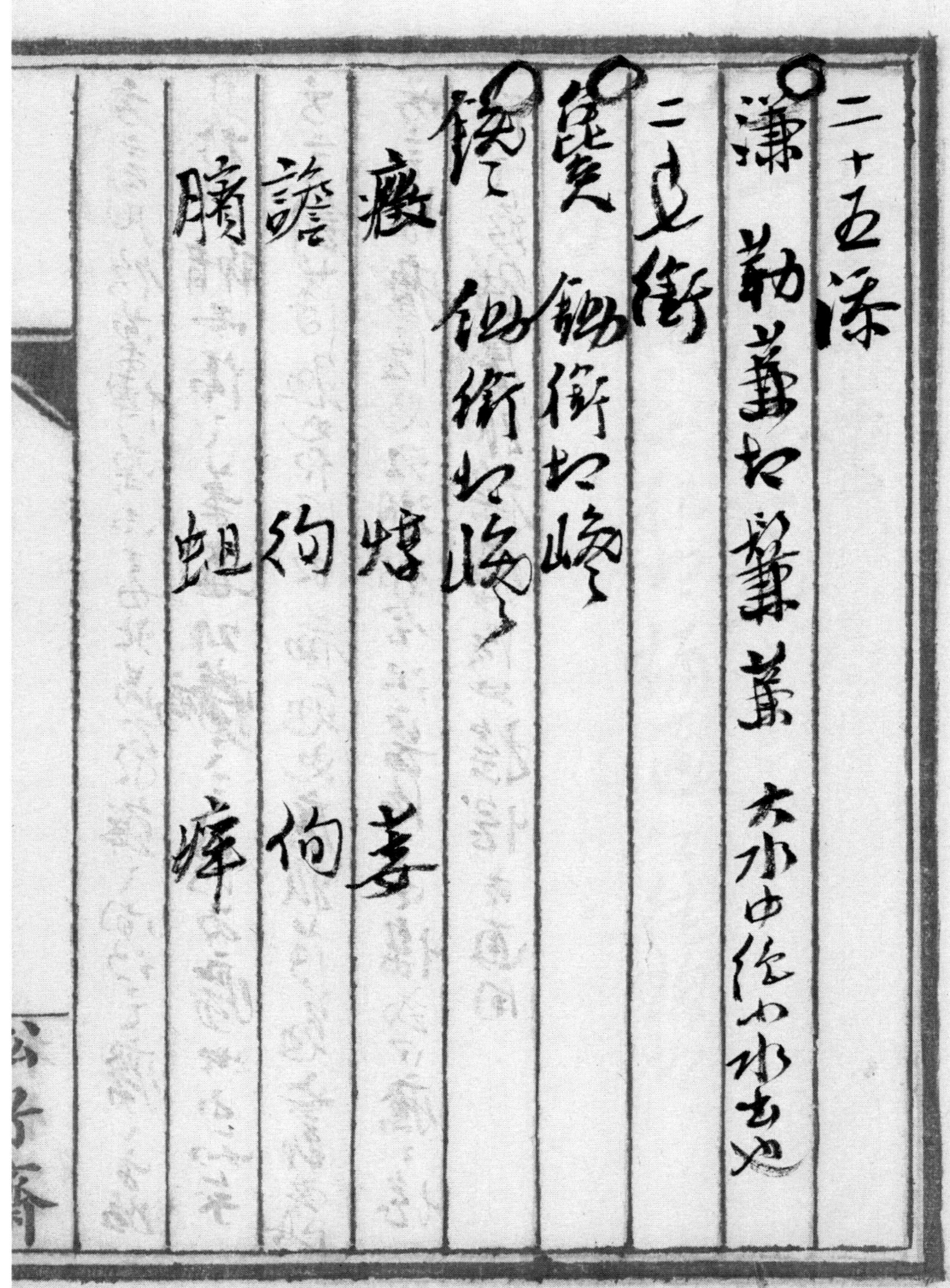

方言凡飲藥傅藥而毒北燕朝鮮之間謂之癆〻字猶

見於此聊音聊而痛之藥毒別[illegible]之〻此所謂癆其中心氣

方言〻劌茦也郭注於茦也廣雅茦也義本此

方言〻懆癆痛也江湘郊會謂痛之曰懆或曰癆〻懆

據〻此文則廣雅操〻癆痛也操懆古通用

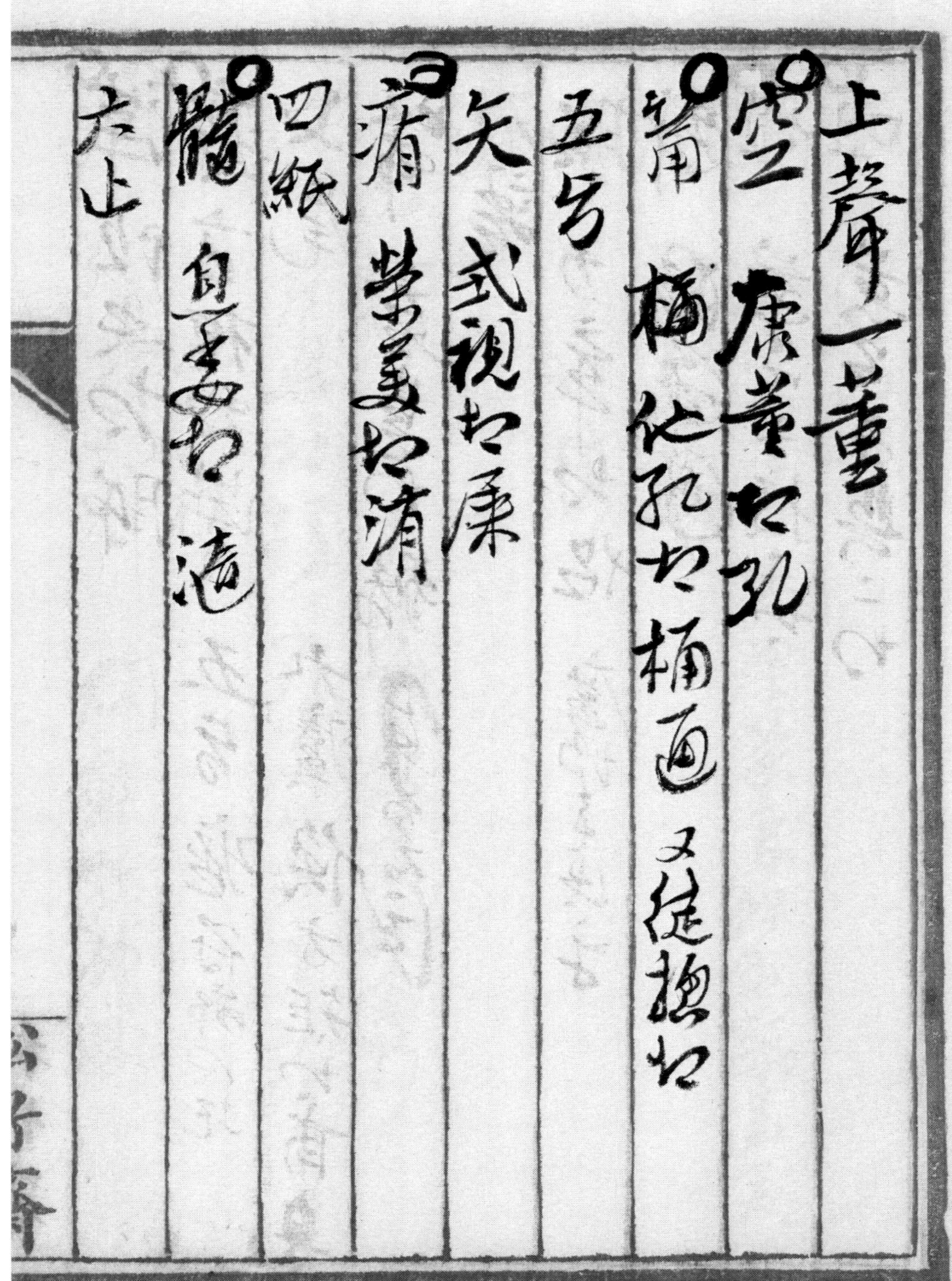

上聲一董

空 康董切孔

蛹 桶化孔切桶通 又徒摠切

五兮

矢 式視切康

湑 茱姜切湑

四紙

髓 自遇委切 隨

六止

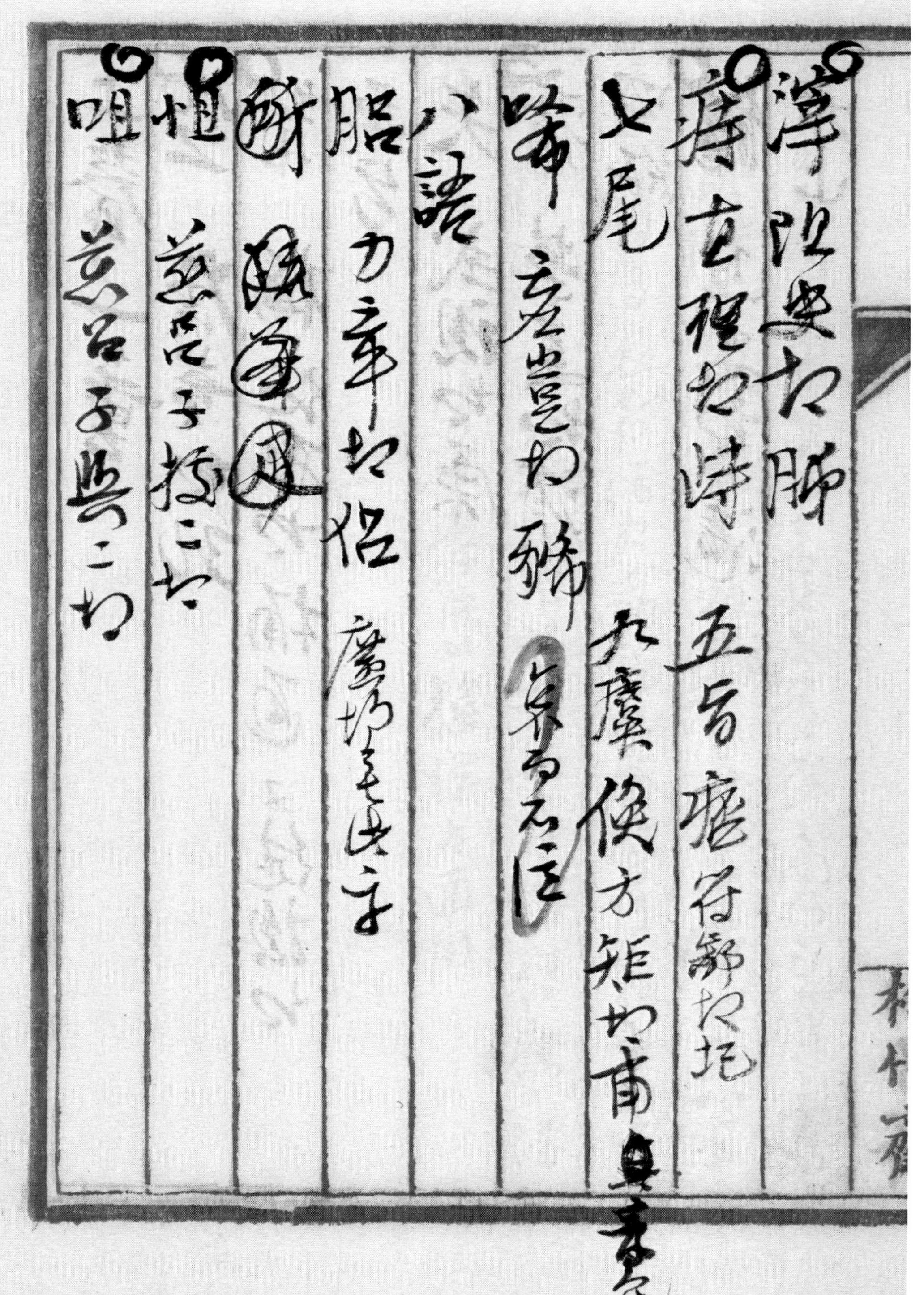

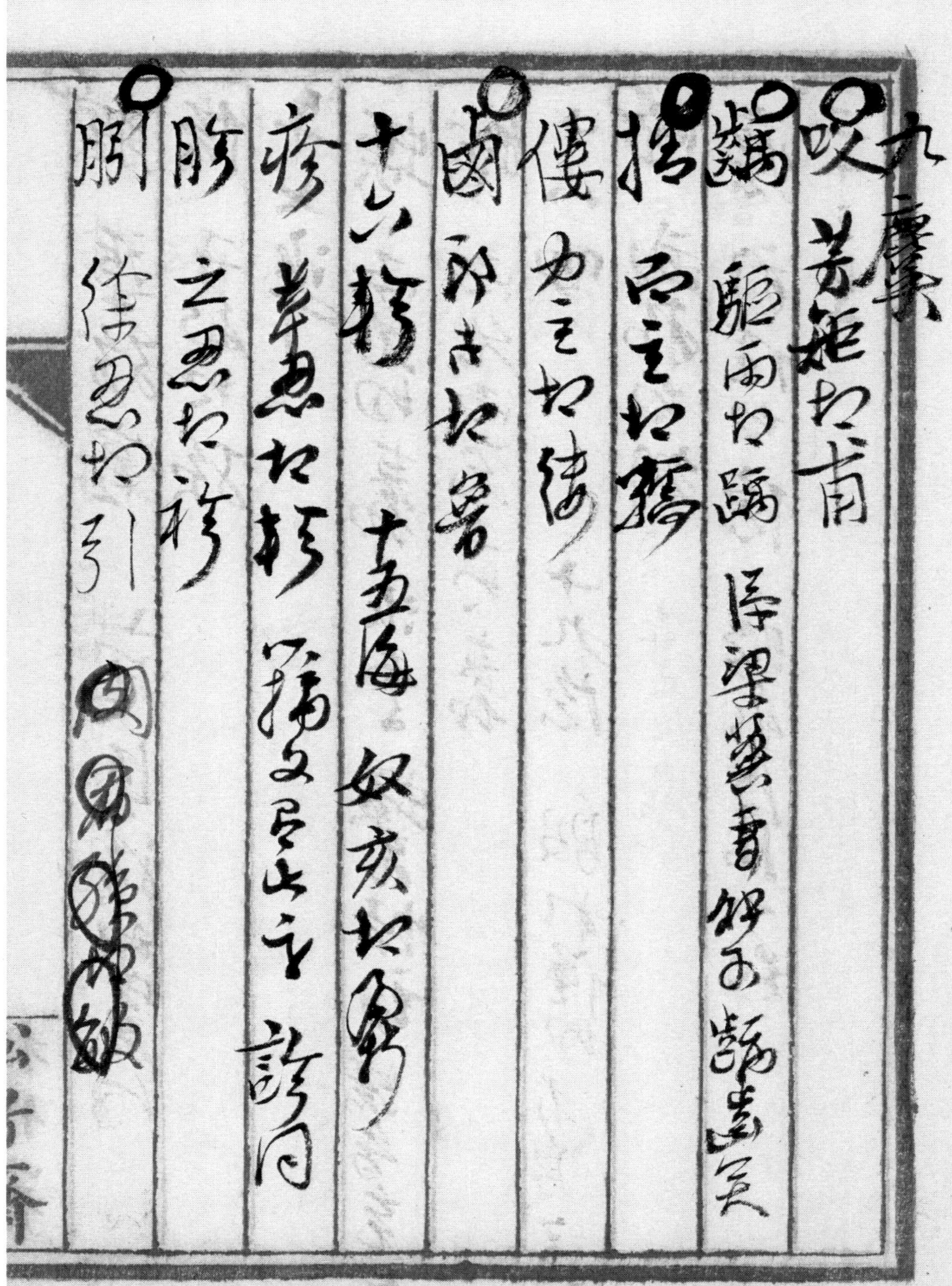

九麌

吹 羌矩切 甫

齲 驅雨切 踽 後梁冀妻孫壽齲齒笑

擩 而主切 孺

僂 力主切 縷

鹵 郎古切 魯

十六軫 十五海 奴亥切 乃

疹 章忍切 軫 ［illegible］又見上聲 諄同

胗 之忍切 軫

朋 余忍切 引 閔 ［illegible］ 敏

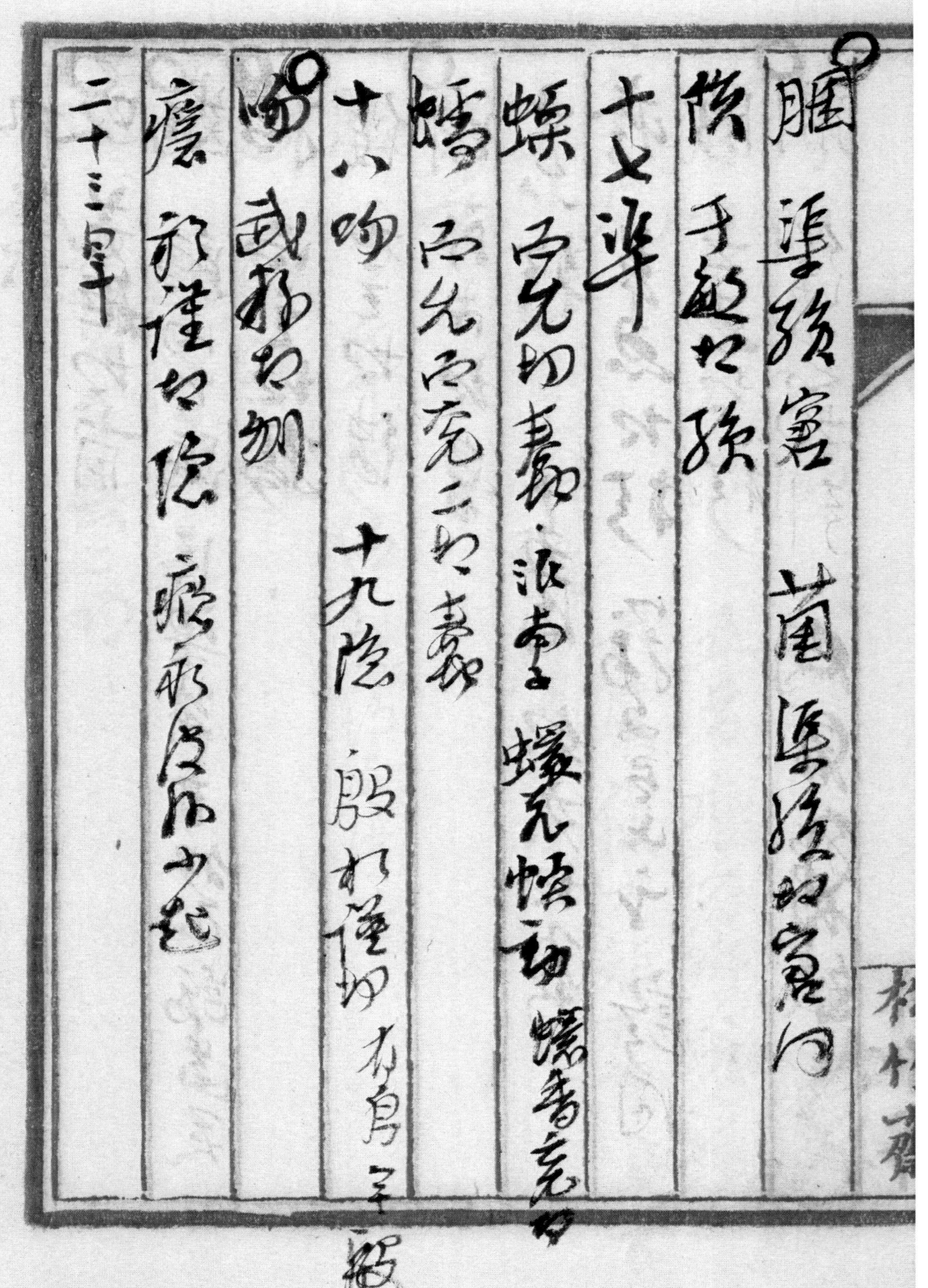
䐃 渠殞 窘　菌 渠殞切 窘同

隕 于敏切 殞

十七準

蝡 而允切 蠢動。又音 蠕 而兖 蝡動

蠕 而允而兖二切 蠢動

十八吻　十九隱 殷 於謹切 本身字殷

吻 武粉切 吻

癮 於謹切 隱 癮疹 皮外小起

二十三旱

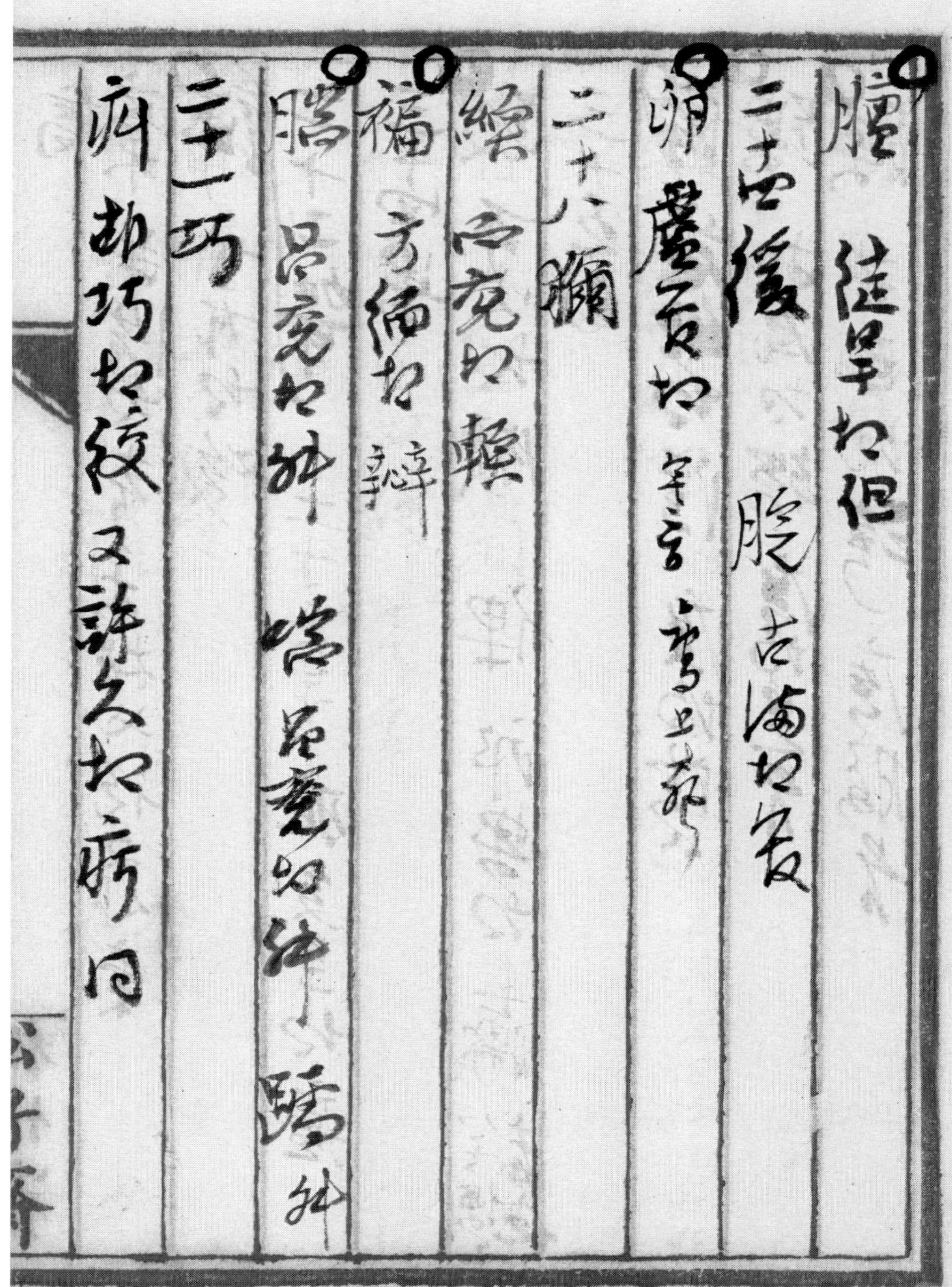
憻 徒旱切 但

二十四緩 脘 古滿切 管

卵 盧管切 字亦音上聲

二十八獮

緬 亡兗切 輾

褊 方緬切 辯

臠 呂兗切 縛 嶠 呂兗切 縛 踡 縛

二十一巧

疒 都巧切 絞 又許久切 疛同

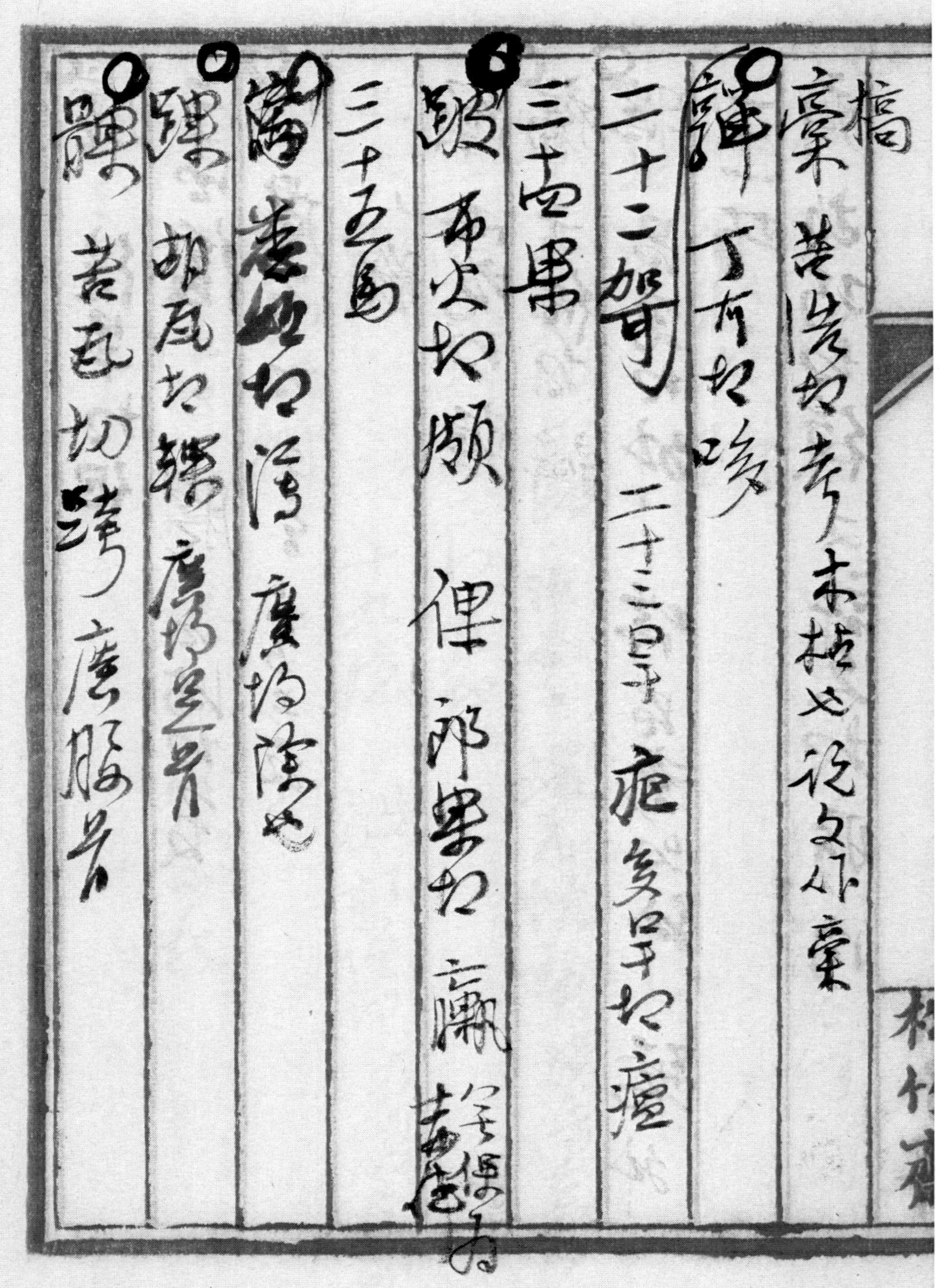

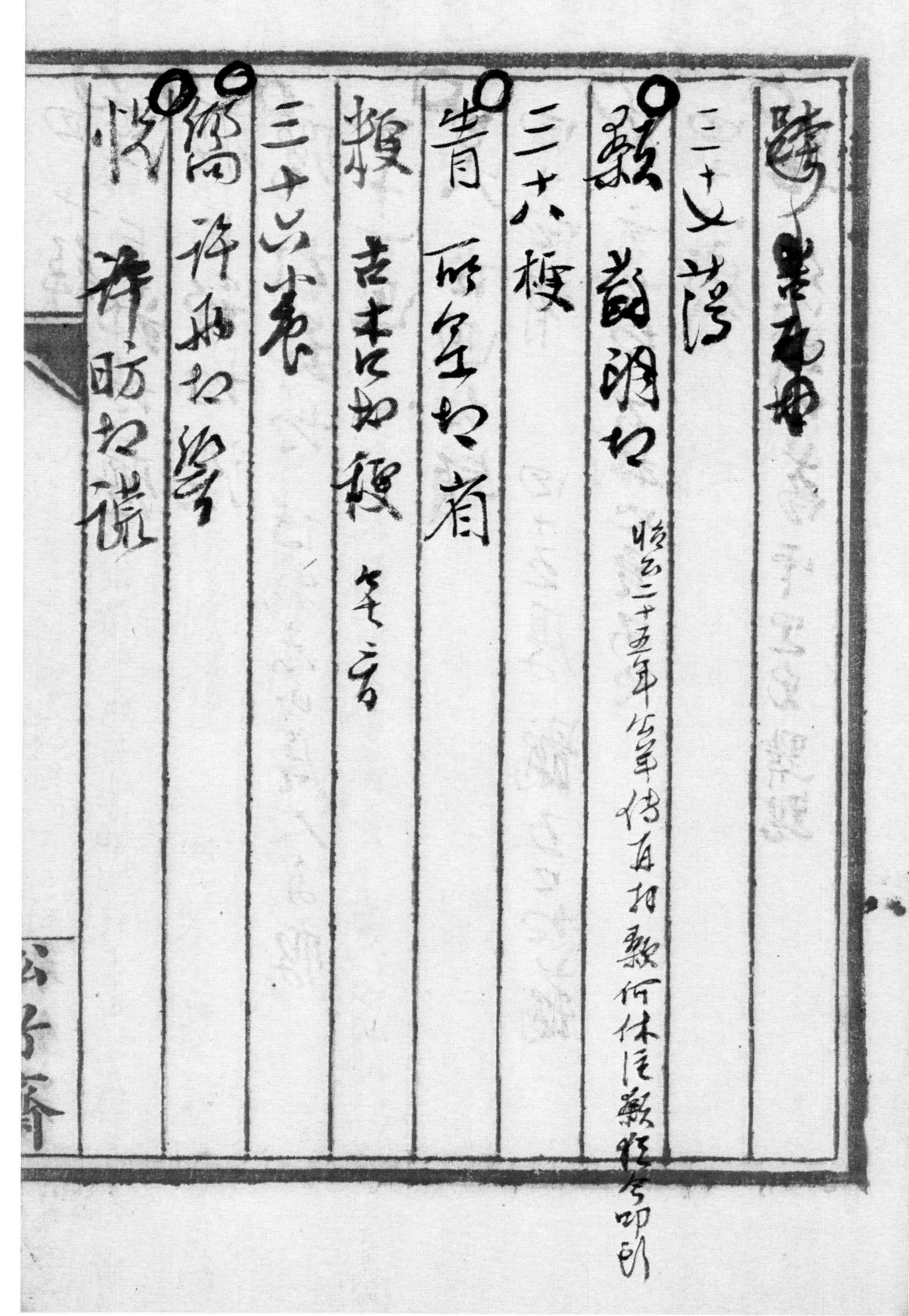

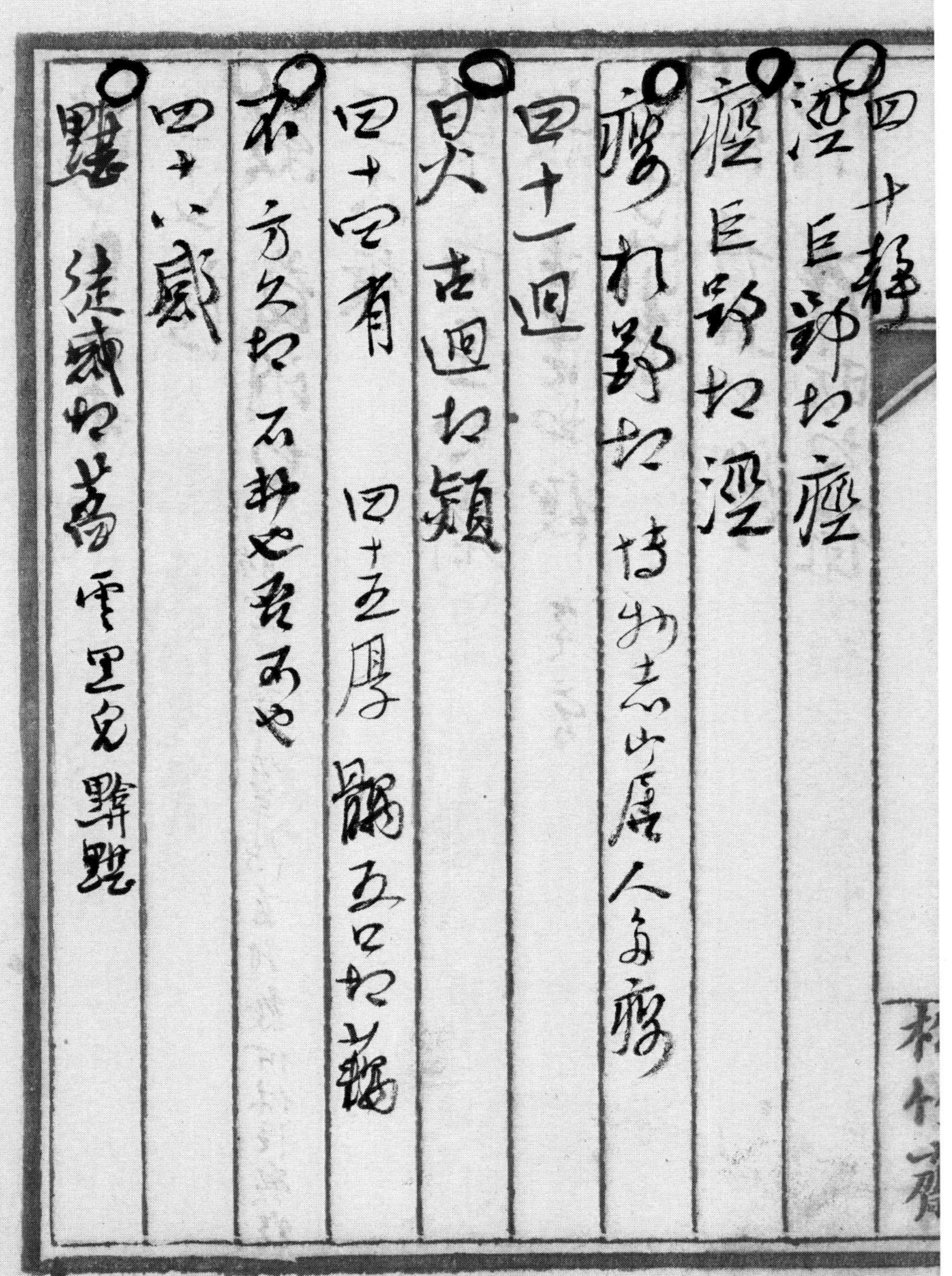
四十静
涇 巨郢切 痙
痙 巨郢切 涇
癭 於郢切 博物志山居人多癭
四十一迥
炅 古迥切 熲
四十四有　四十五厚　䶒 五口切 藕
不 方久切 不許也否亦也
四十八感
黮 徒感切 黮 雲黑皃 黯黮

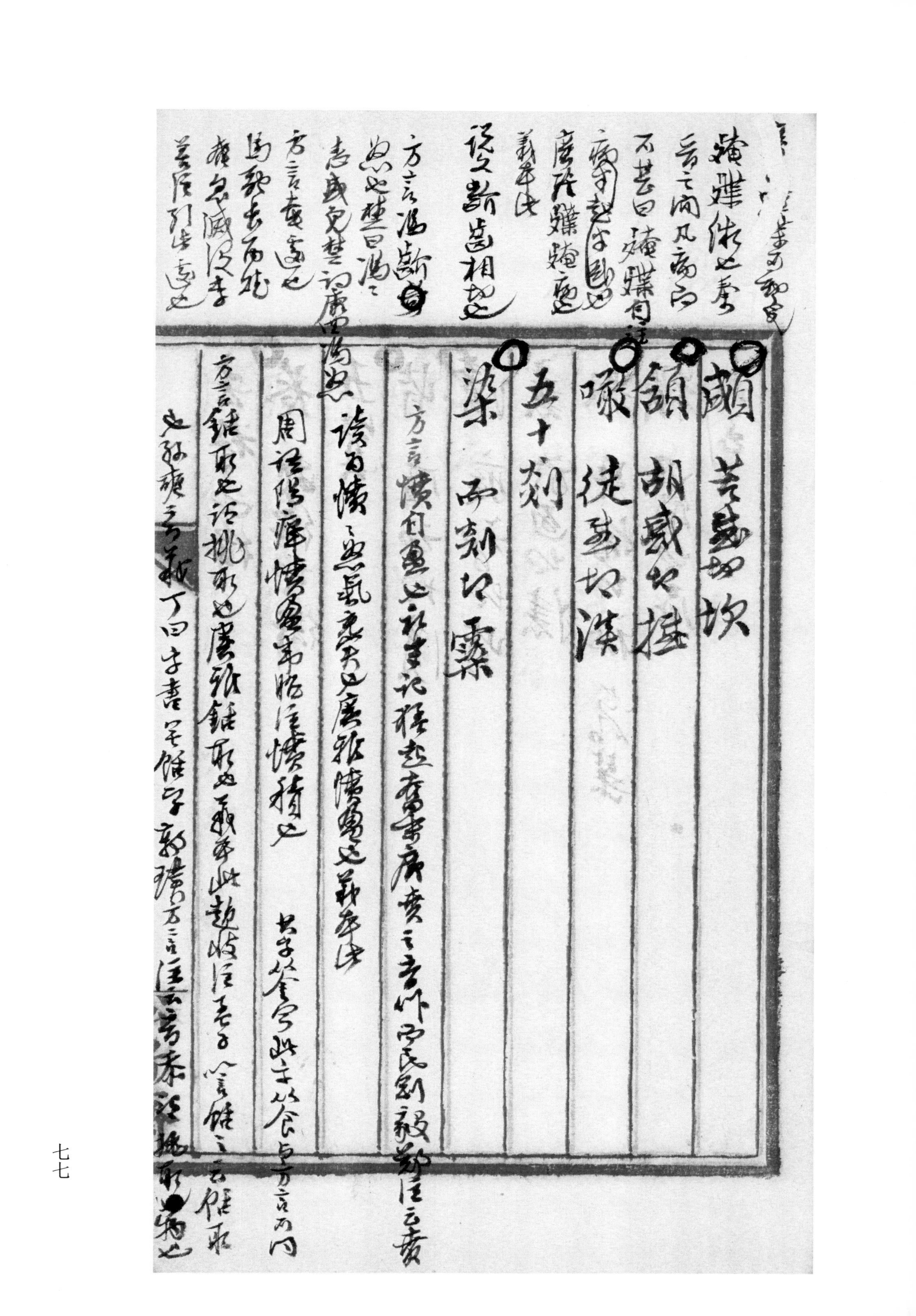

[illegible]

[illegible]俳也秦

云（云）兩凡[illegible]

不甚曰[illegible]有注

[illegible]

廣雅[illegible]

義本此

說文[illegible]相[illegible]也

方言[illegible]

[illegible]也[illegible]曰[illegible]

[illegible]廣雅[illegible]也

方言[illegible]也

[illegible]

[illegible]

[illegible]也

顑 苦感切 坎

頷 胡感切 [illegible]

噉 徒敢切 淡

五十剡

染 而剡切 [illegible]

方言[illegible]自息也[illegible]廣[illegible]云[illegible]注云[illegible]

[illegible]廣雅[illegible]也[illegible]本此

周禮[illegible]積也

其字[illegible]方言[illegible]

方言[illegible]也[illegible]廣雅[illegible]也[illegible]此[illegible]

[illegible]方言[illegible]也

七七

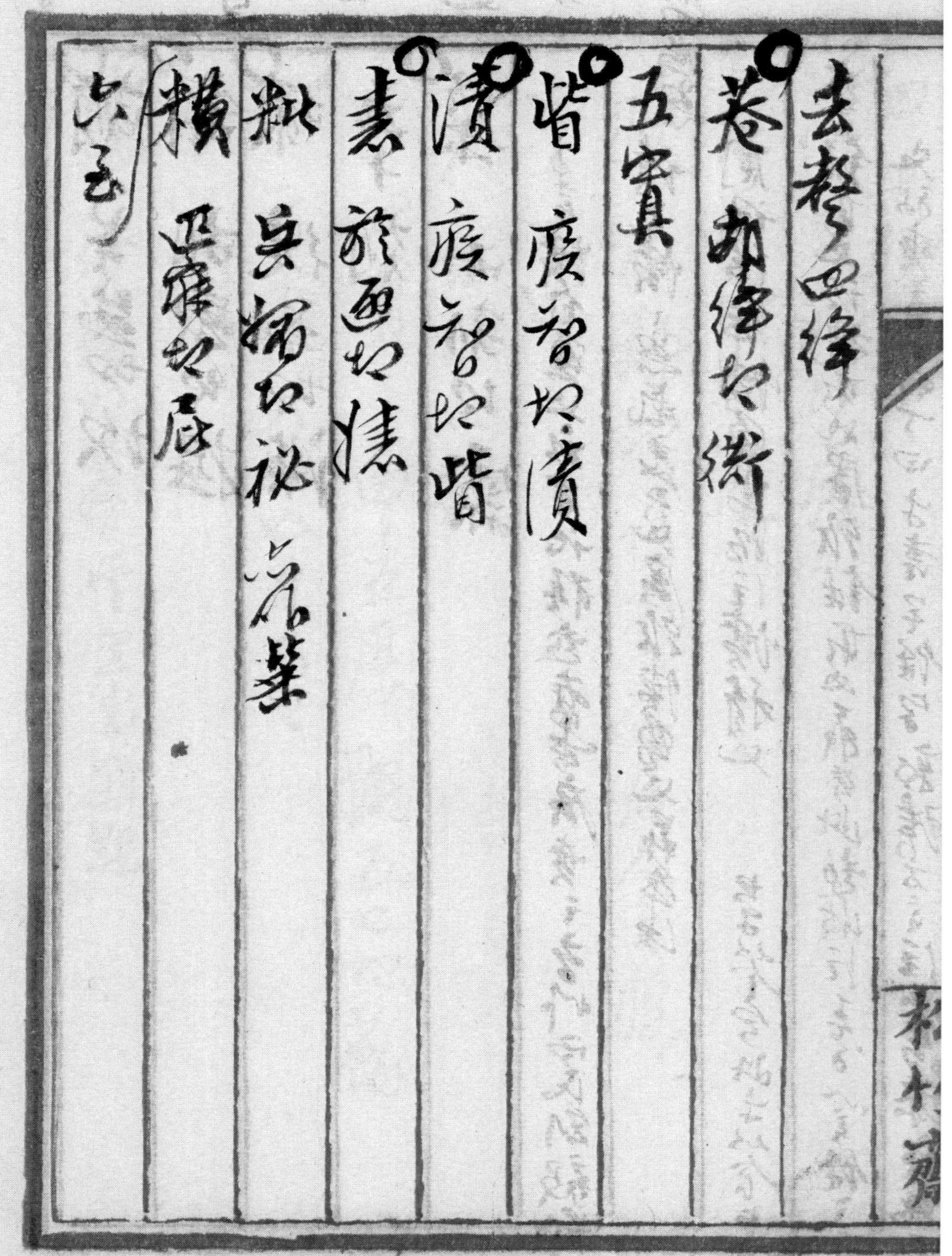

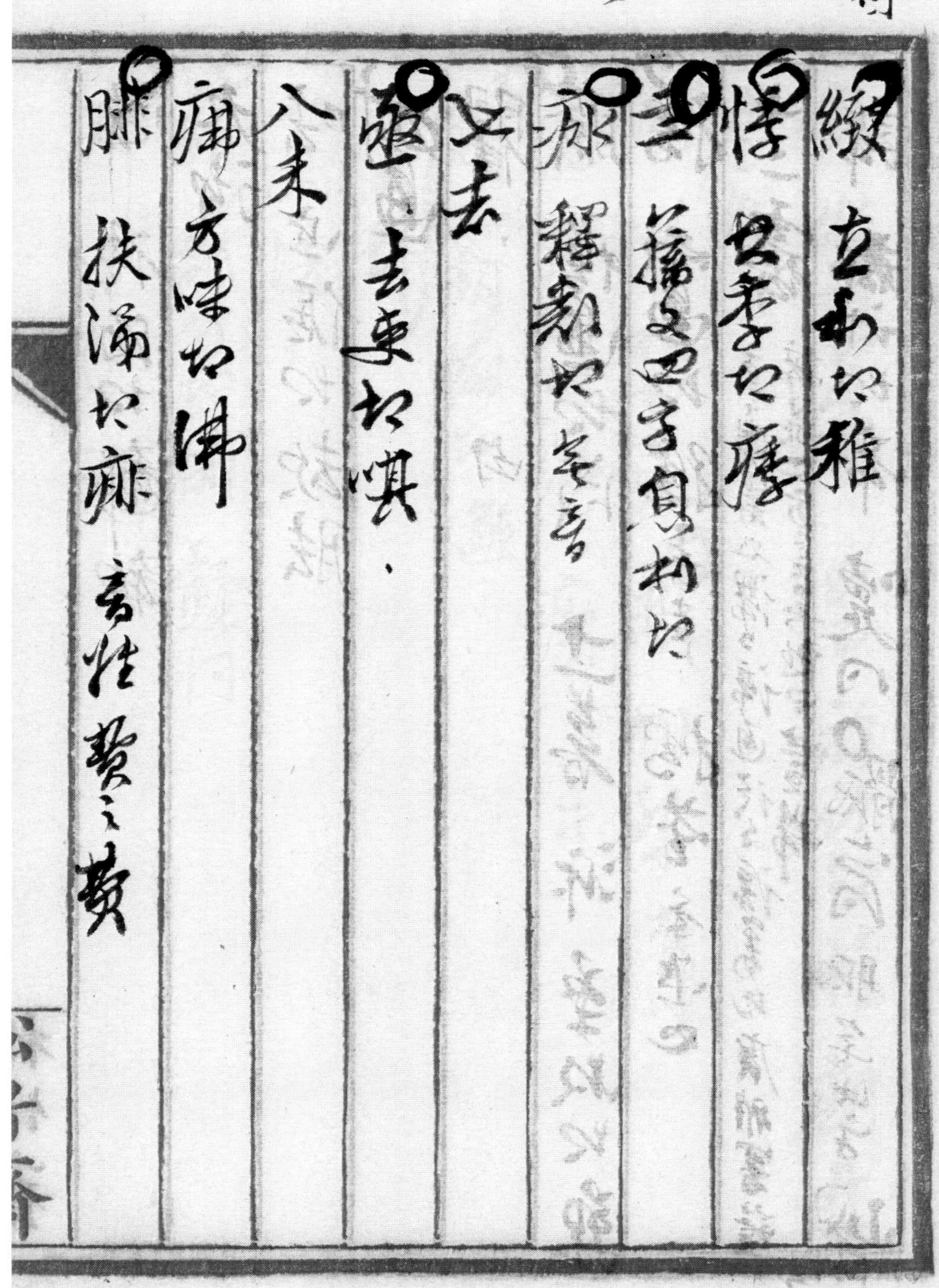

唏 許沂切 郗 欷

九御

呿 丘倨切 欯 胠

遽

瞿、 凶

〇睮 楊遏切 戊 十一暮 泝 桑故切 愬

〇攄 丑遏切 攄 去声 攄 蒼 手進也

十二霽 方言諦審也 諦 諦通說文諦審也 廣雅審諦 諦謹也 方言云安也 諦通 諦

諦 都計切 帝 嚏 丁門 〇骶 胝 字 骶 又才聠切 在諸切

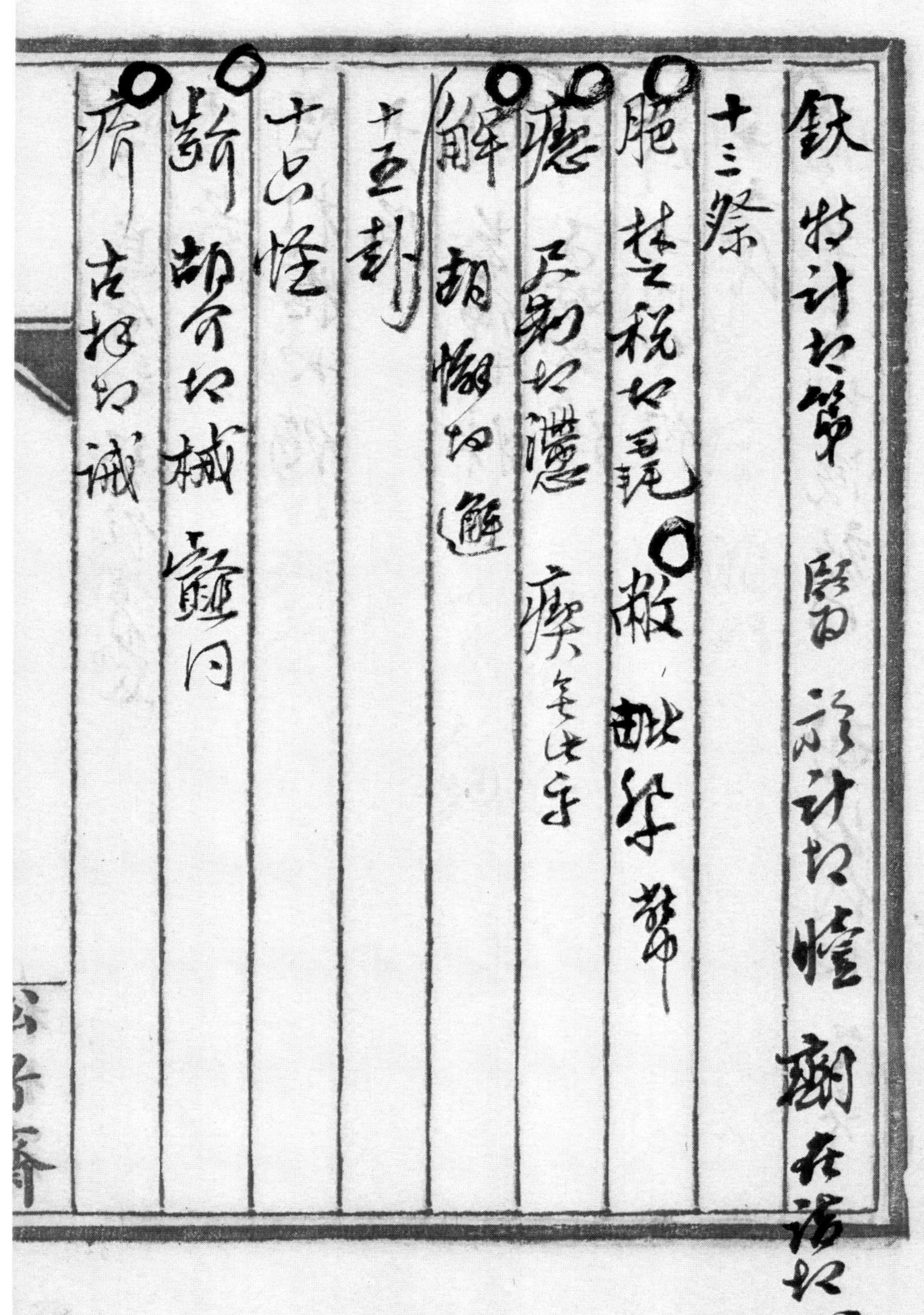

鈌 特計切 第 翳 許計切 㥍 劑 在詣切 [illegible]

十三祭

脃 楚稅切 毳 敝 毗祭 弊

瘛 尺制切 懘 瘈 [illegible]

解 胡懈切 [illegible]

十五卦

十六怪

𪖐 胡介切 械 [illegible] 同

疥 古拜切 誡

噫 烏介切 呃飽食息也

十七夬

喝 私犗切 嗄

十八隊

昧 莫佩切 妹

睟 子對切 倅

焠 七内切 倅

十九代

愾 苦蓋切 慨歎詞 耐 奴代切 [illegible]柰

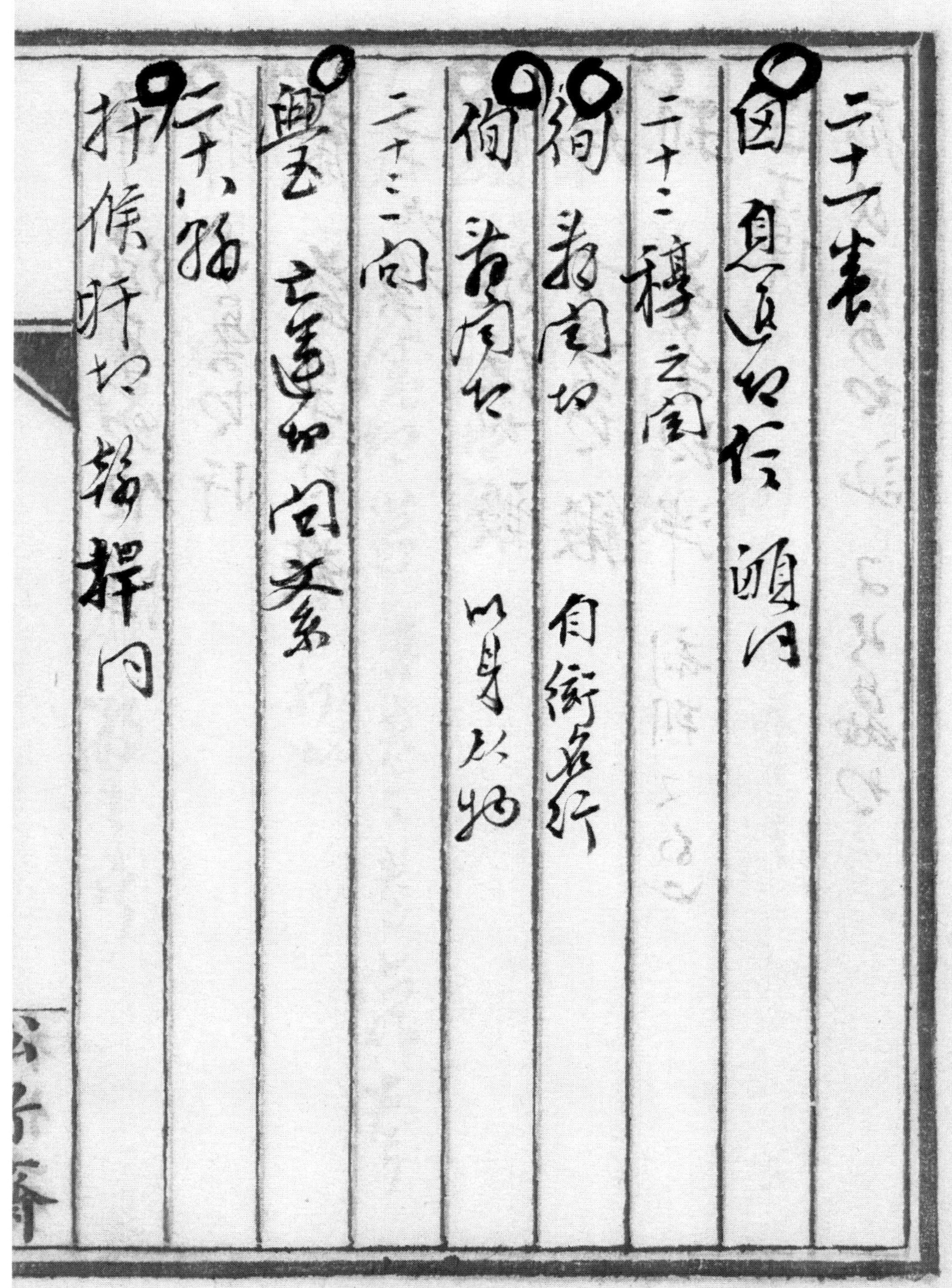

二十一袁

○囦 息返切 頭同

二十二穆之閏

○徇 茅囷切 自衛名行

○侚 茅角切 以身從物

二十三向

○豐 亡達切 同叢

○二十六猫

扞 候軒切 猫桿同

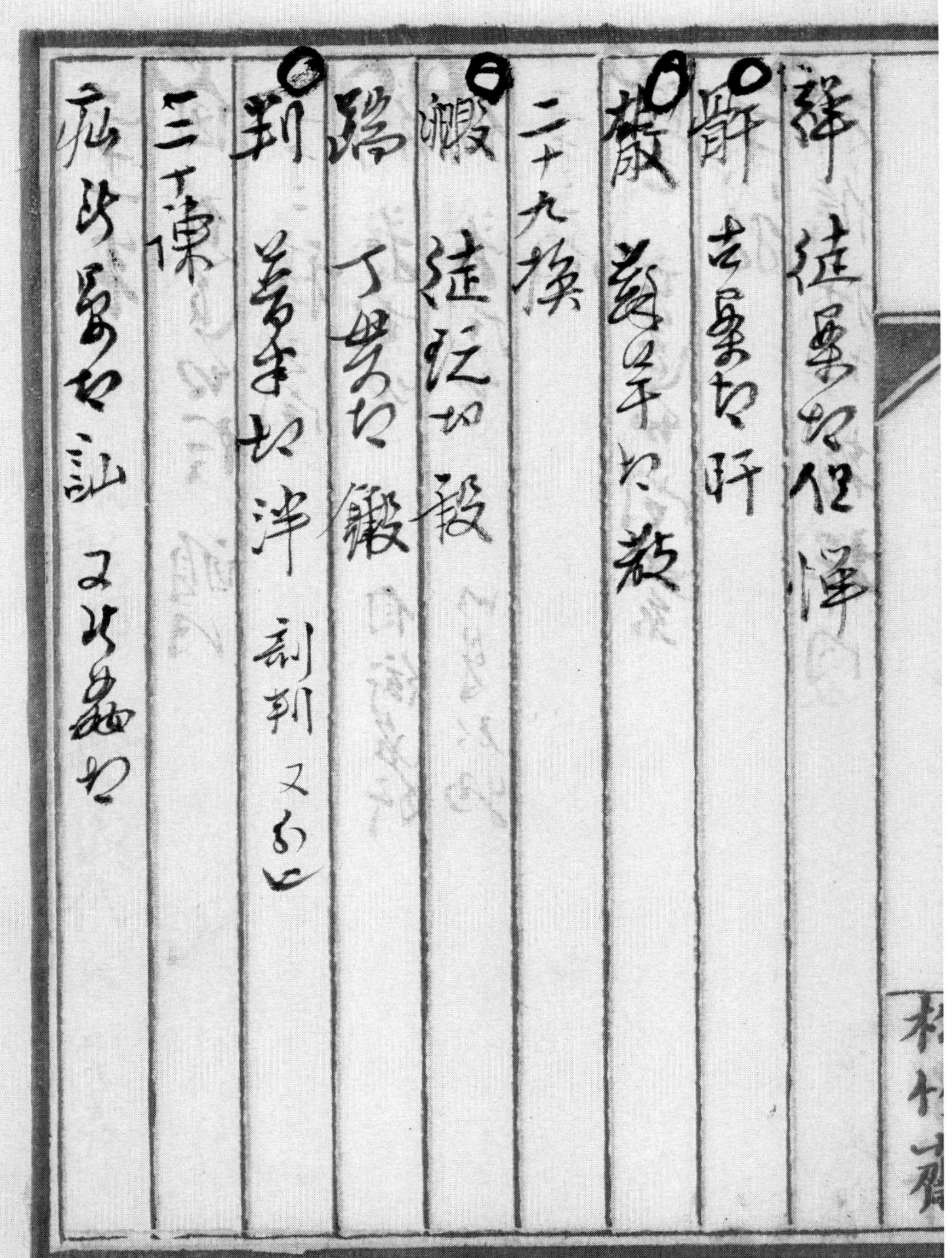

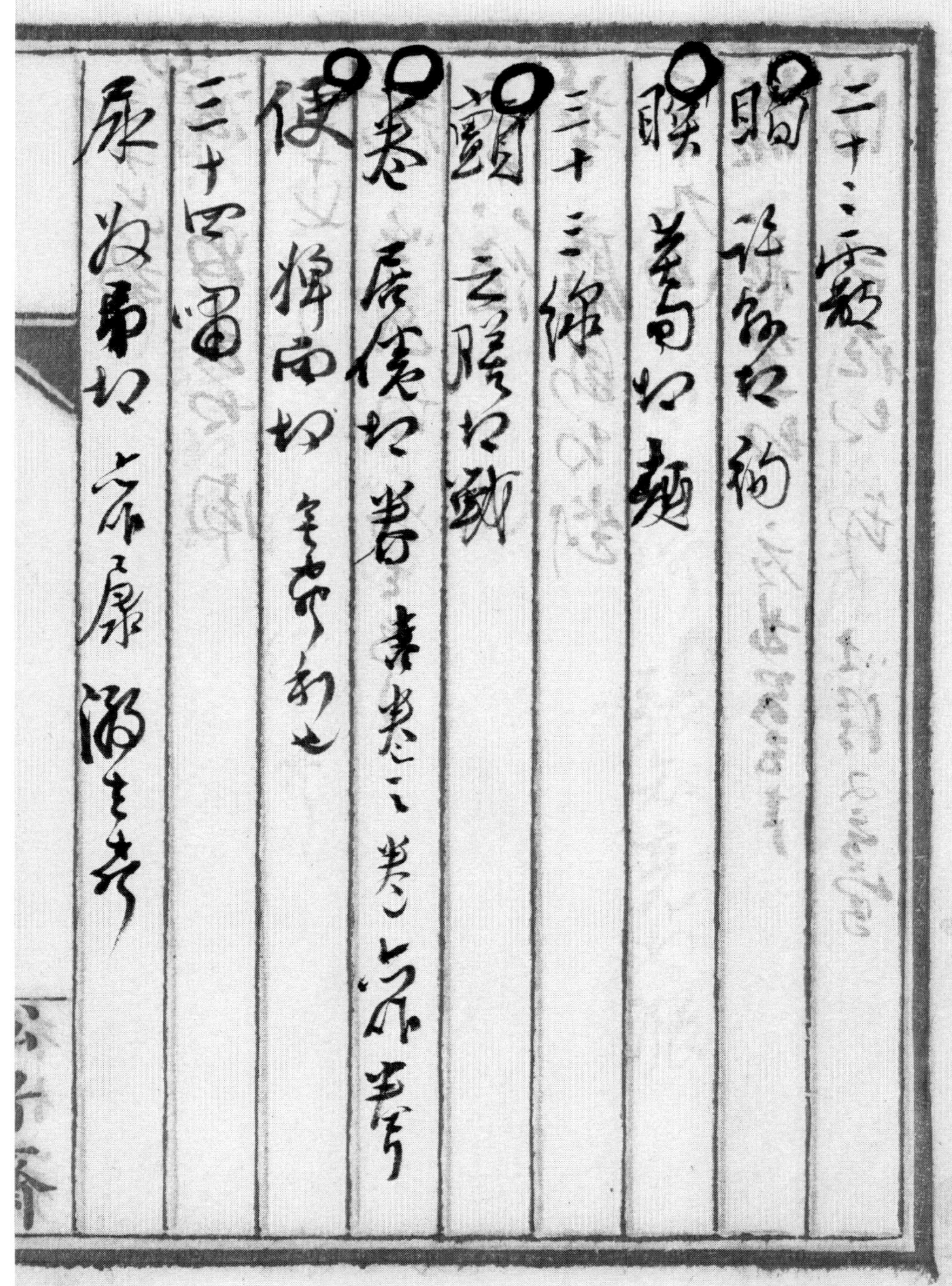

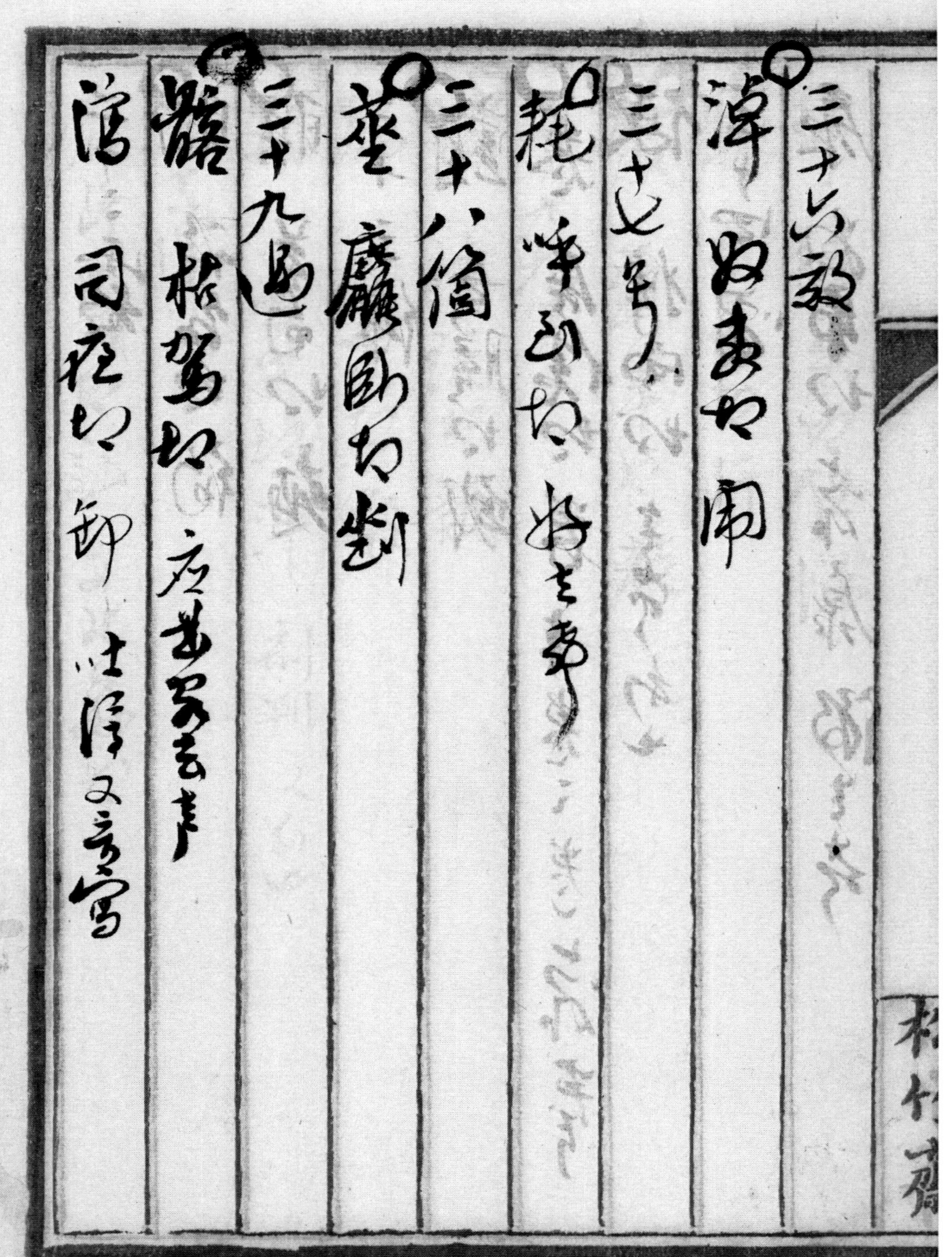

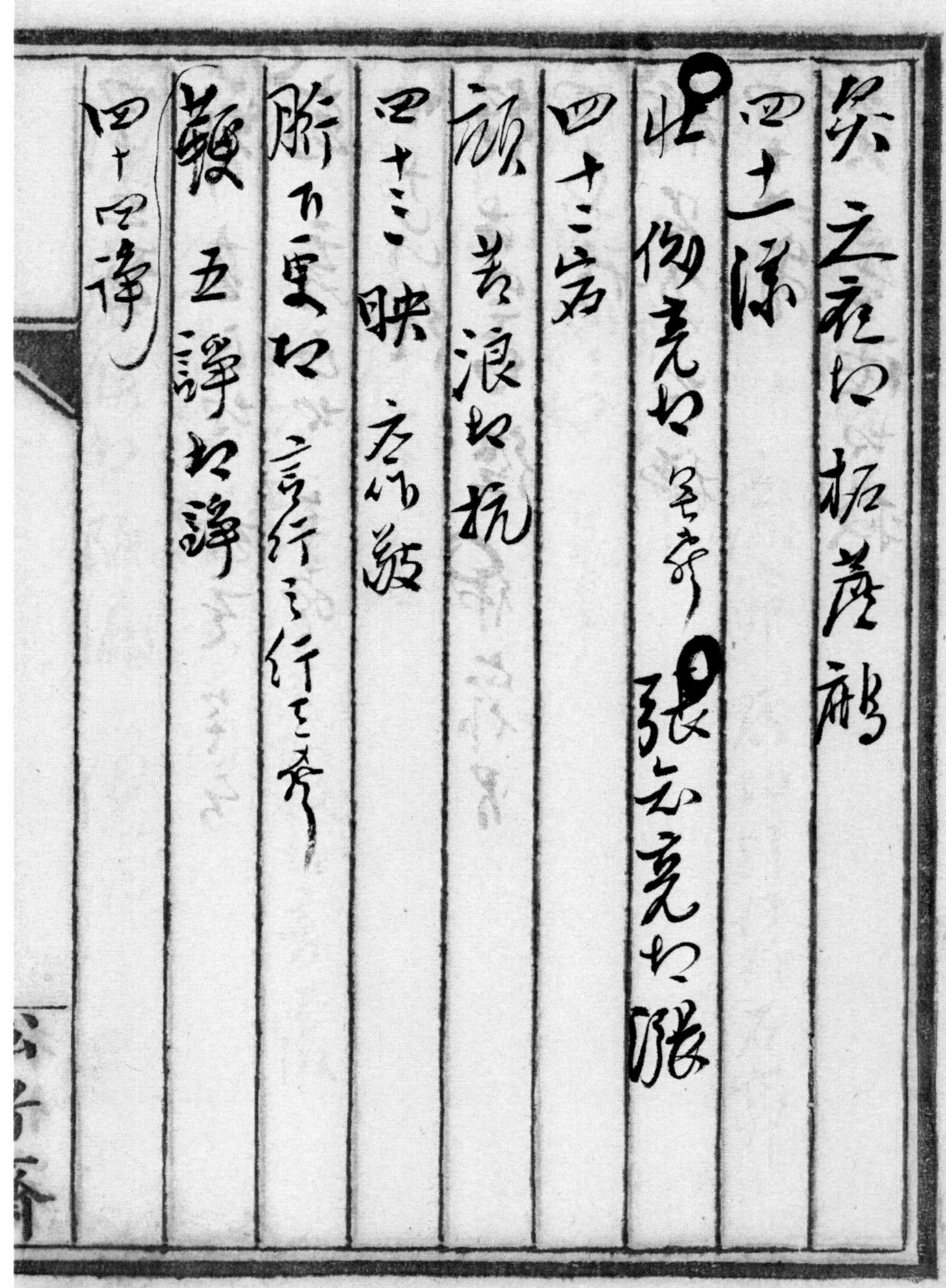

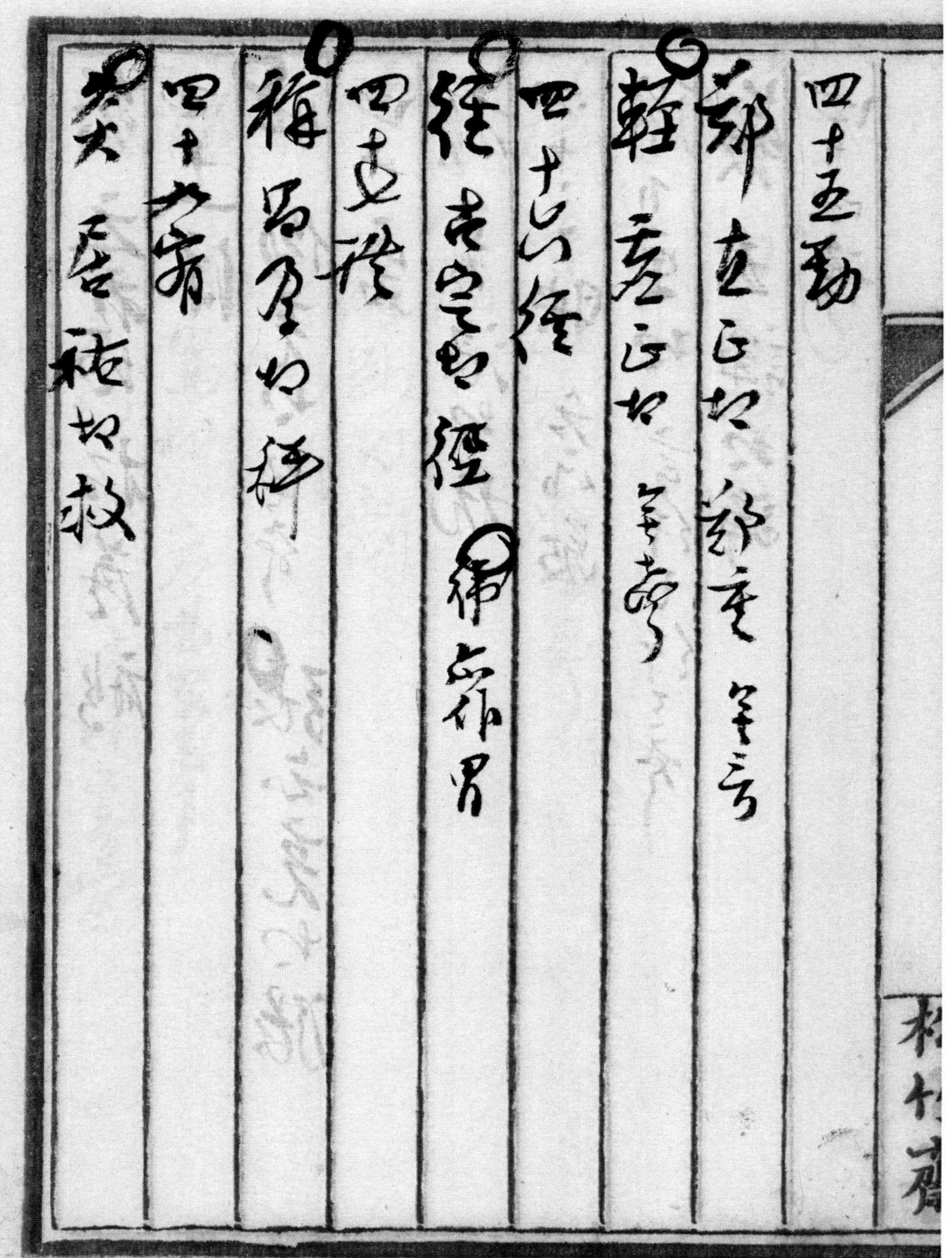

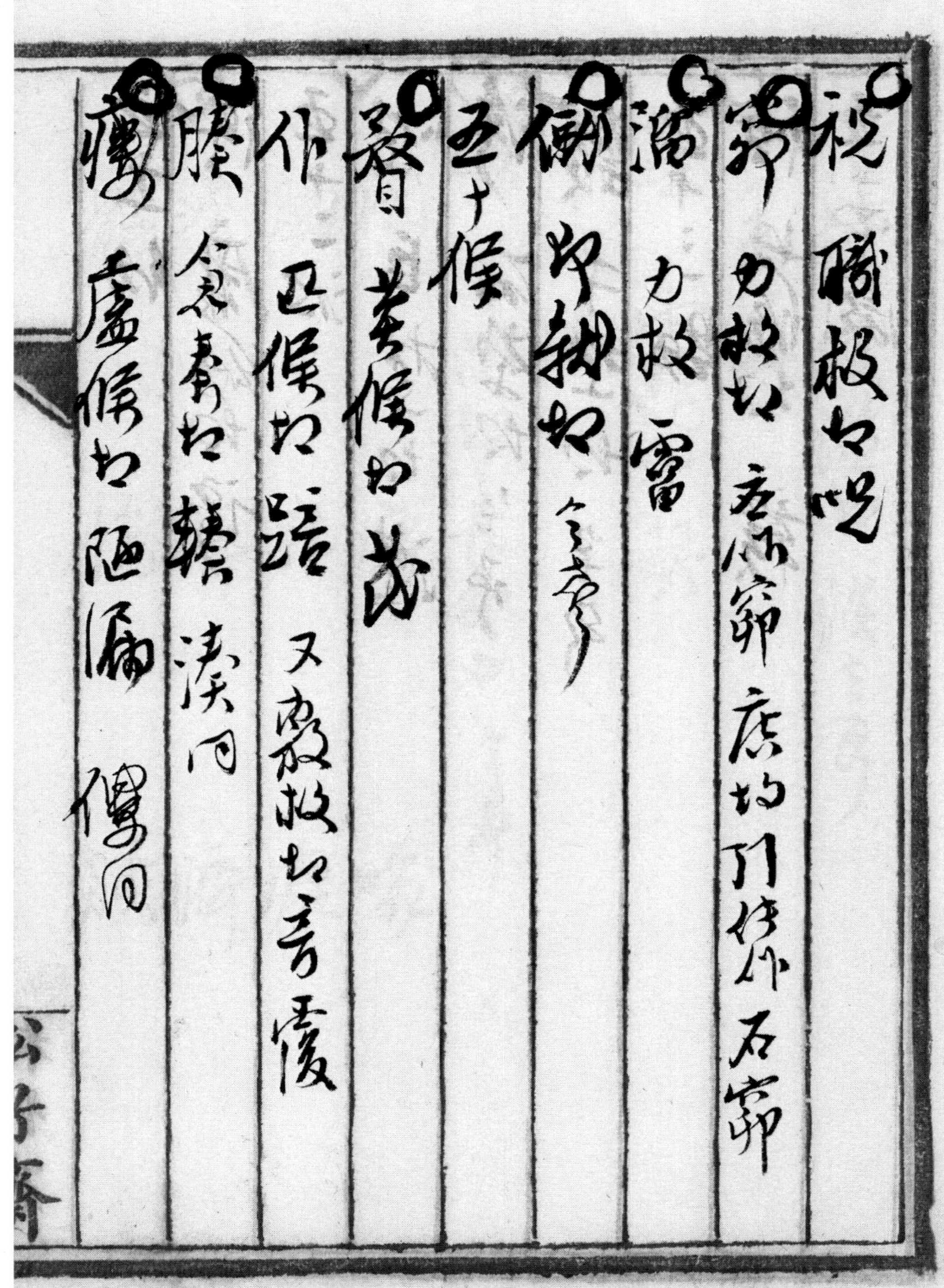
○祝 職救切 呪
○窌 力救切 兵作窌 廣均 竹作 石窌
○溜 力救切 霤
○僦 即就切 今賃
五十候
○瞀 莫候切 茂
作 丑候切 詬 又敕救切音儍
○腠 倉奏切 輳 湊同
○瘻 盧候切 陋漏 僂同

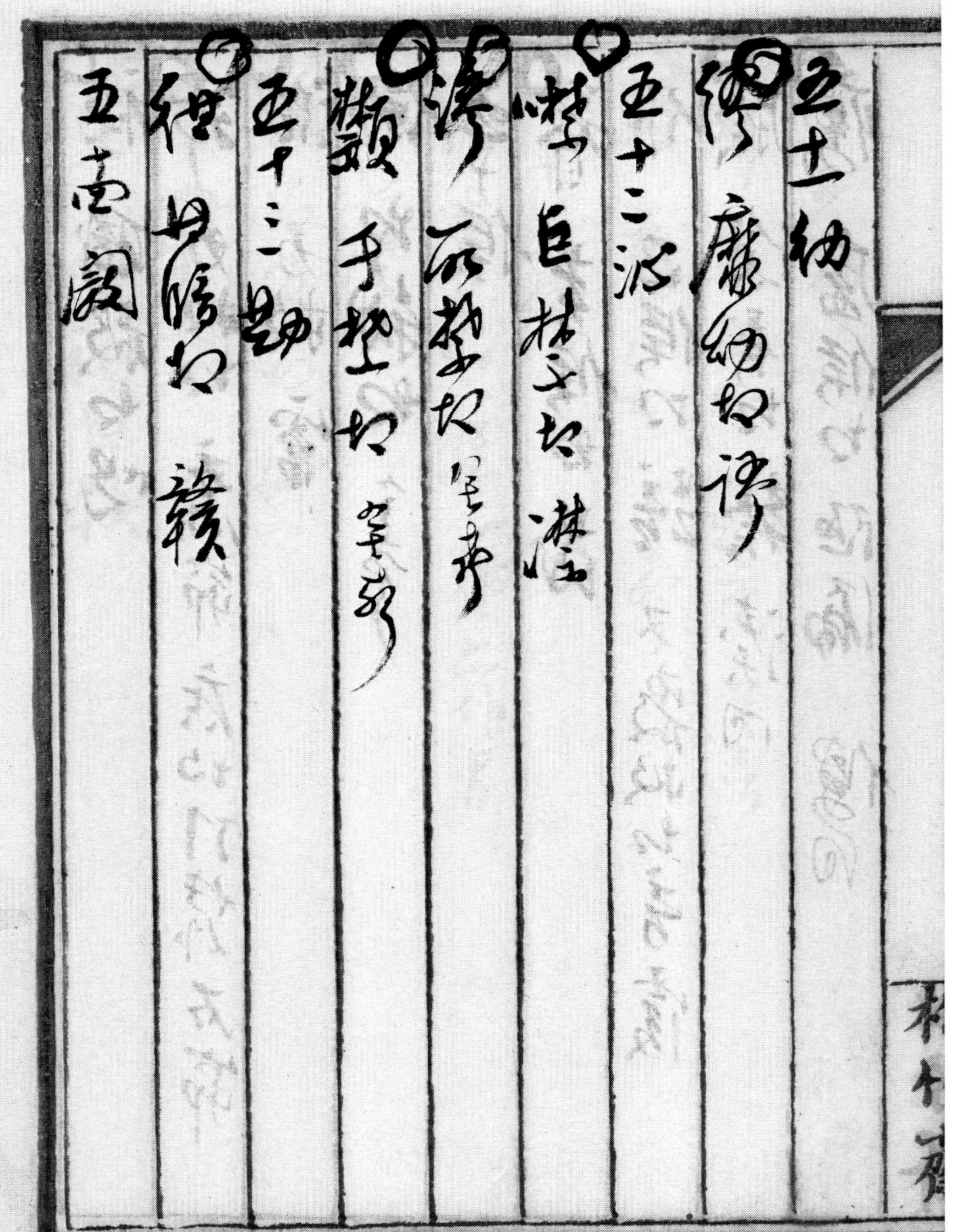

憕墱 徒澄切 澄生支

五十五 范

桼 丘犯切 聧

五十六 陷

㦻 五陷切 長面又 年

閙 嚌 喙

胸 痓 瘲

痙 搾 瀞

骸 悗 賸

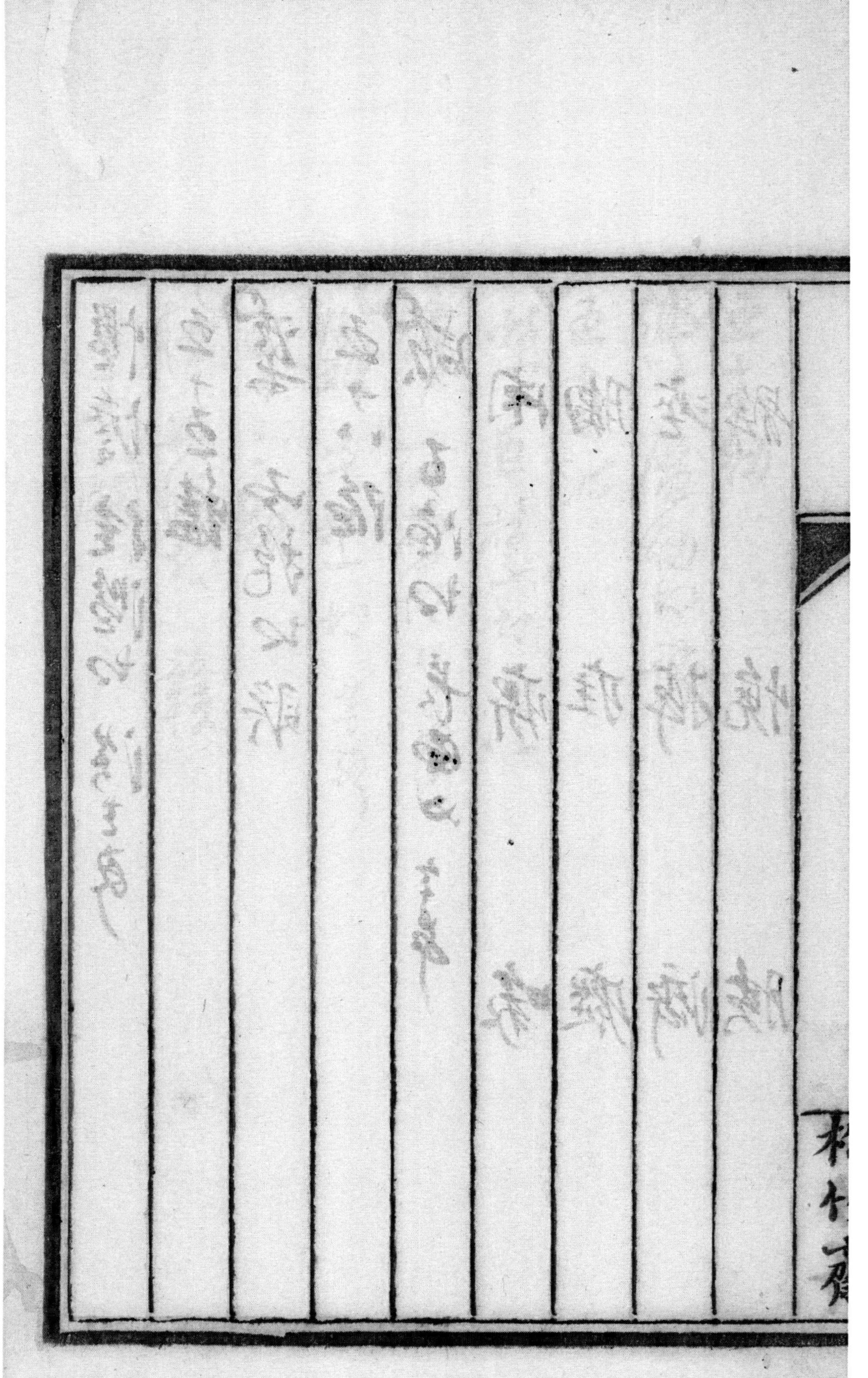

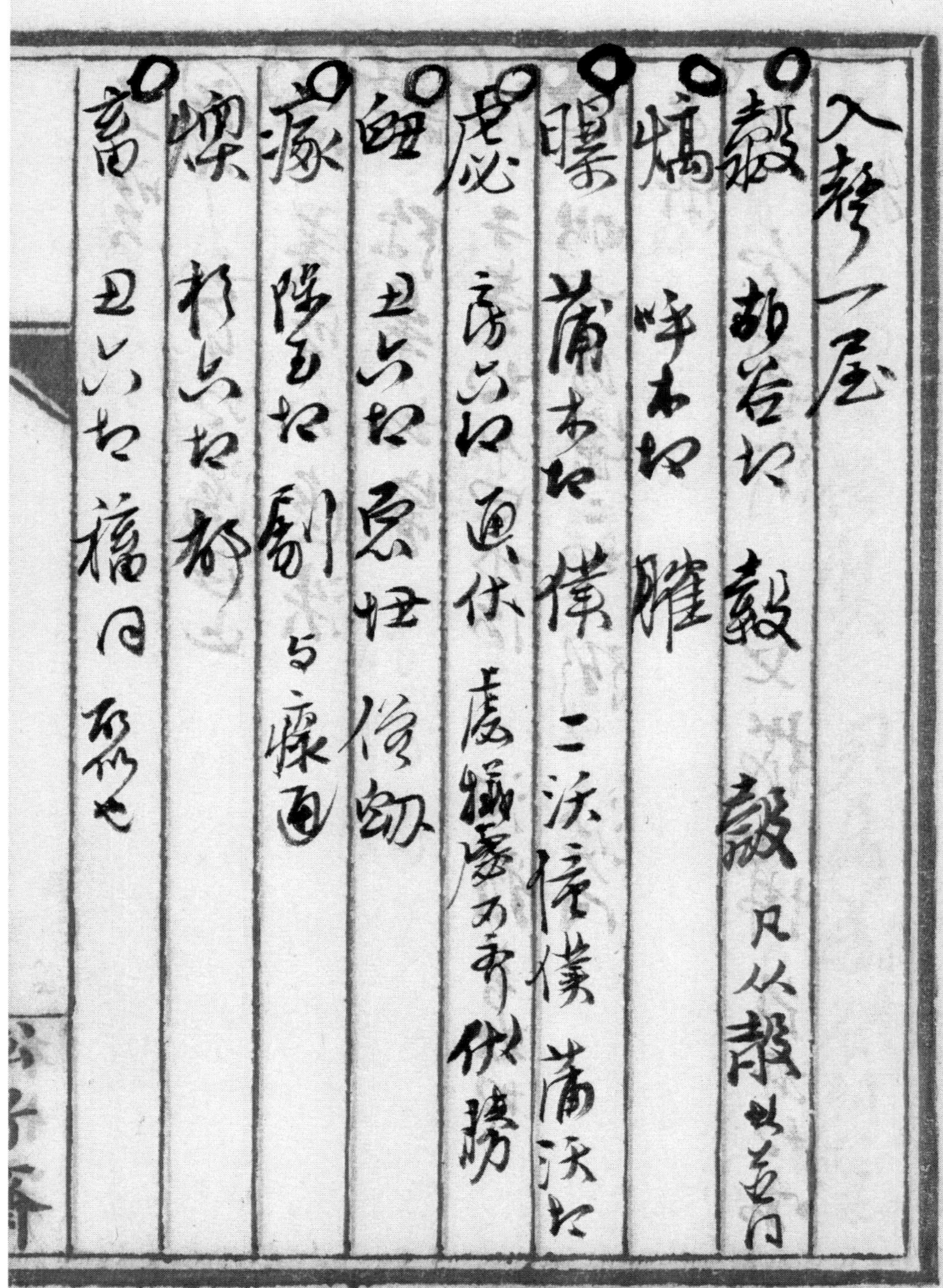

入聲一屋

縠 胡谷切 穀 轂 凡从殸以此並同

熇 呼木切 臛

𥉁 蒲木切 僕 二沃 僕僕 蒲沃切

虙 房六切 通伏 虙犧虙亦作伏犧

𩛘 丑六切 畜 慉 倐[illegible]

瘃 陟玉切 劚 与瘃同

𢡱 [illegible]六切 [illegible]

畜 丑六切 稸同 所積也

九三

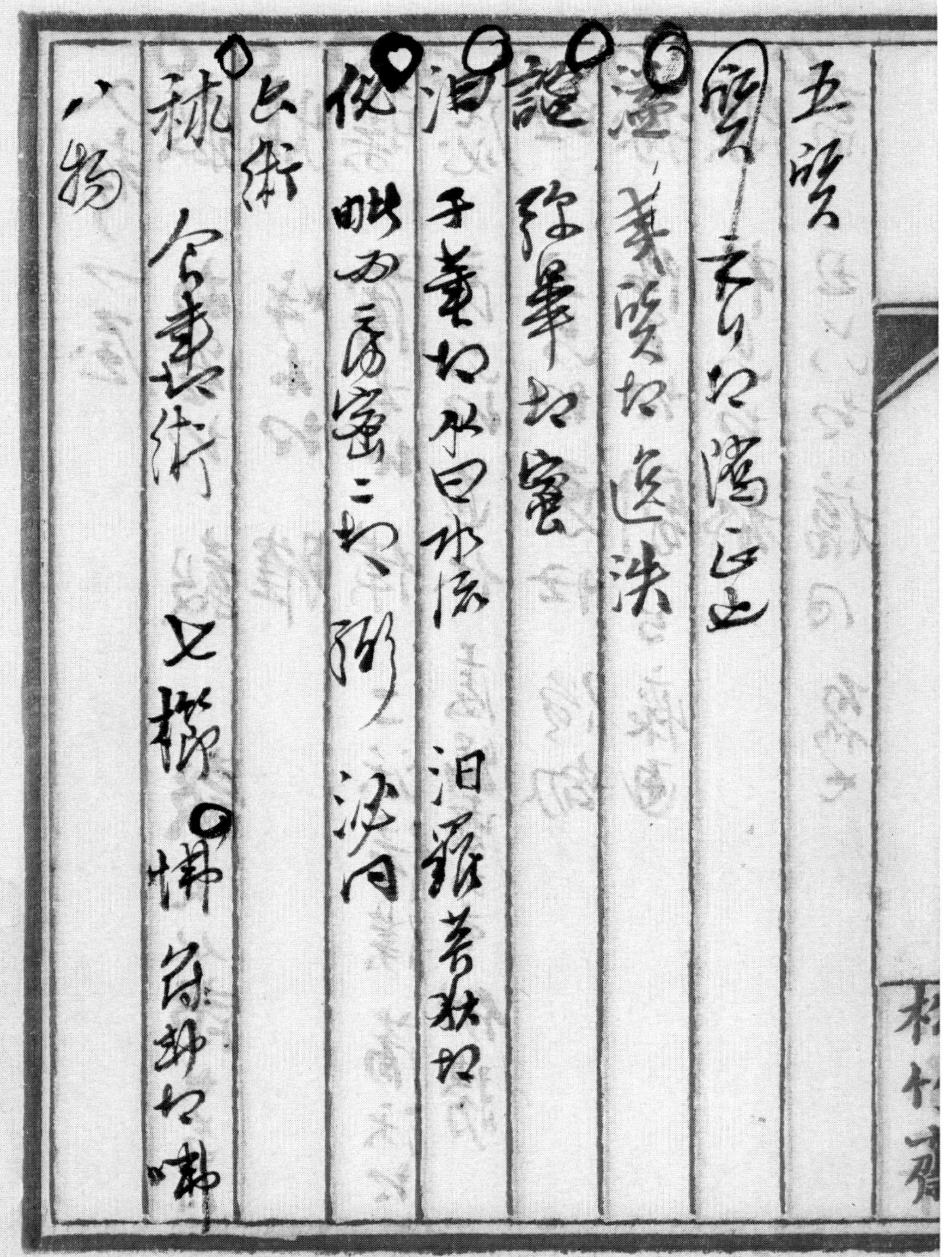

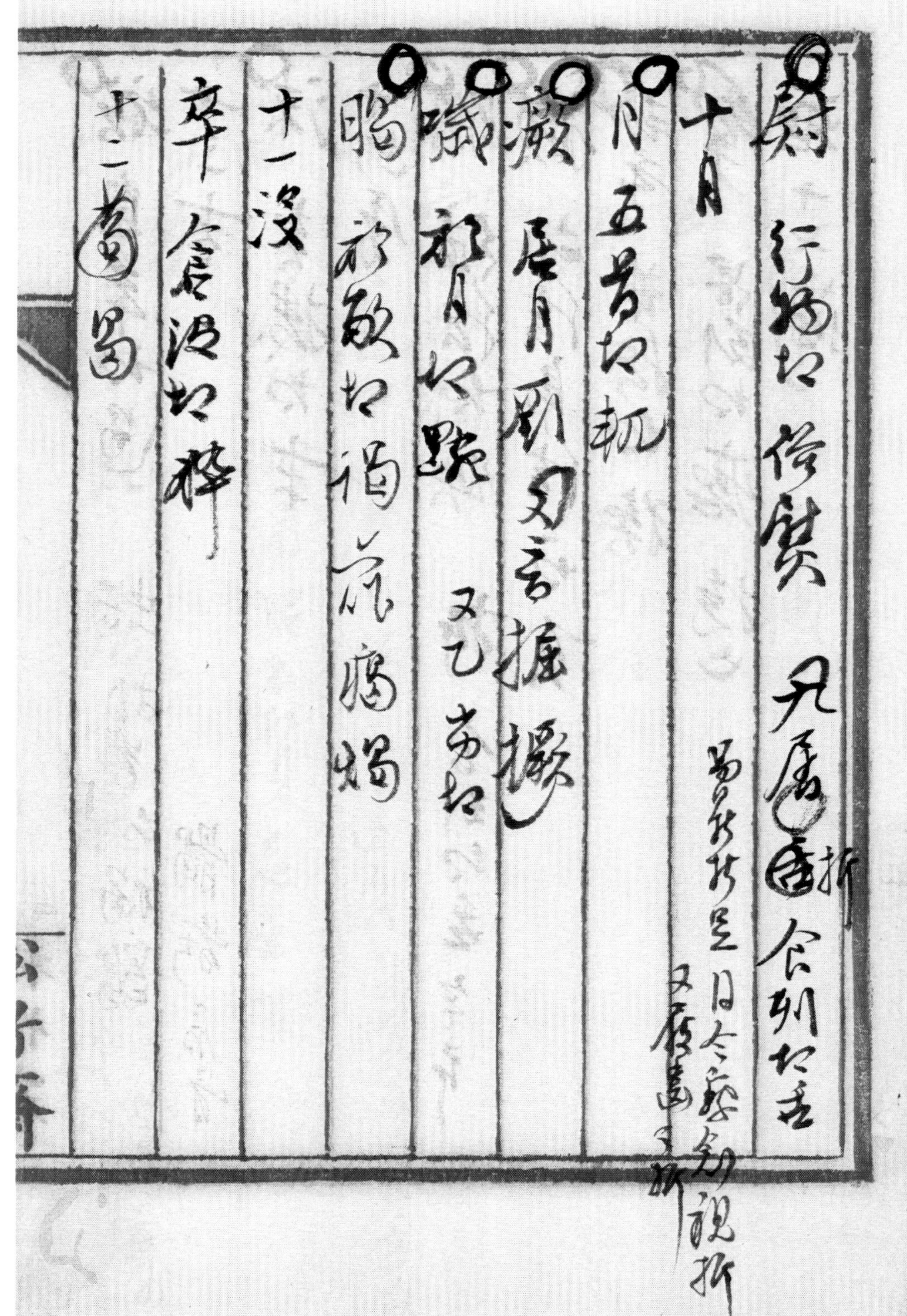

鴳 烏葛切 遏 蝎 胡葛切 褐 鶡

十三末 鶻 豁 古忽骨

沫 莫撥切 末

十四屑

眣 徒結切 跌 折 旨列切 舌 字 亦

擷 胡結切 係結二切 頁

挈 苦結切 暞

孽 呂列切 癧 撓也

迣 十七薛

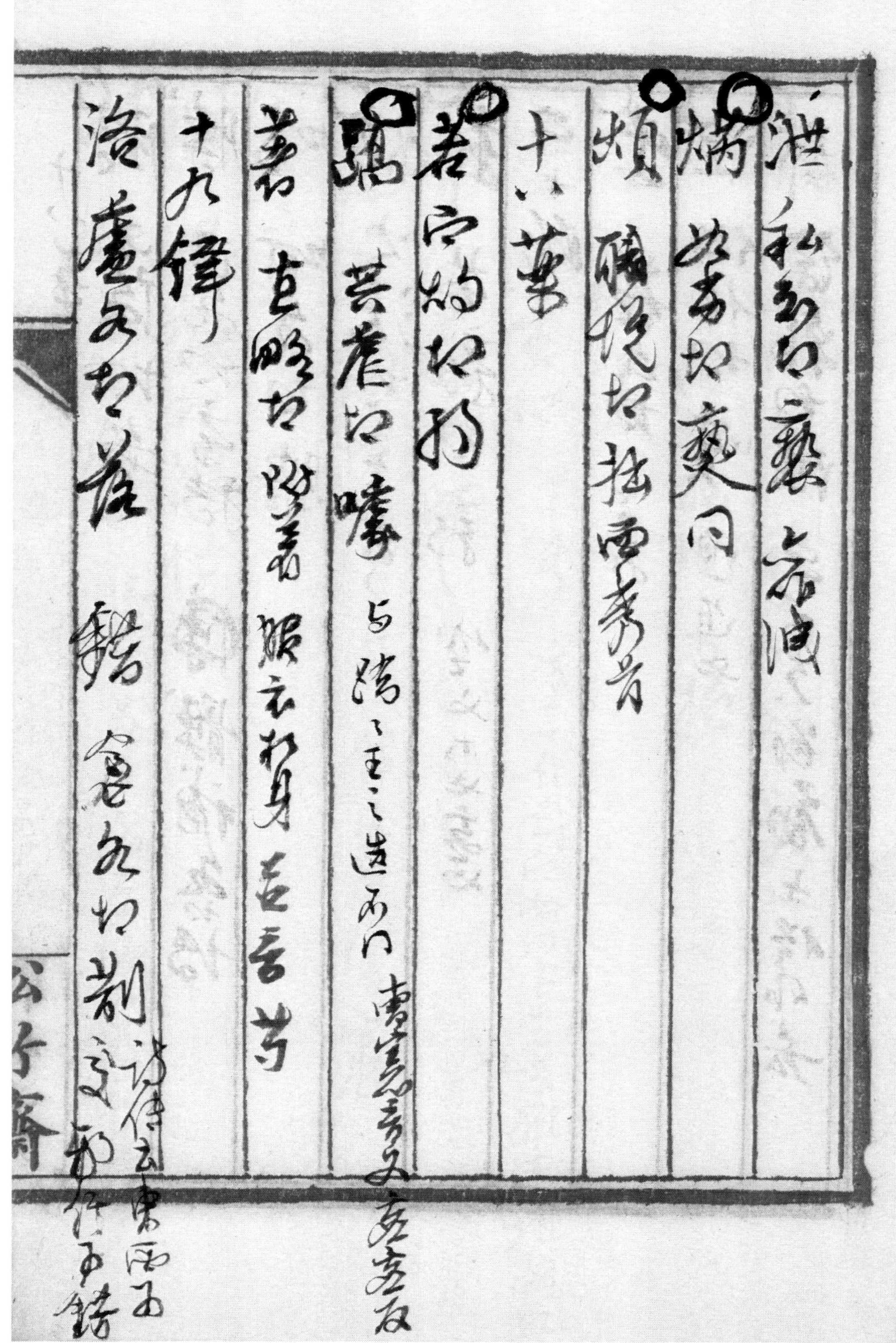

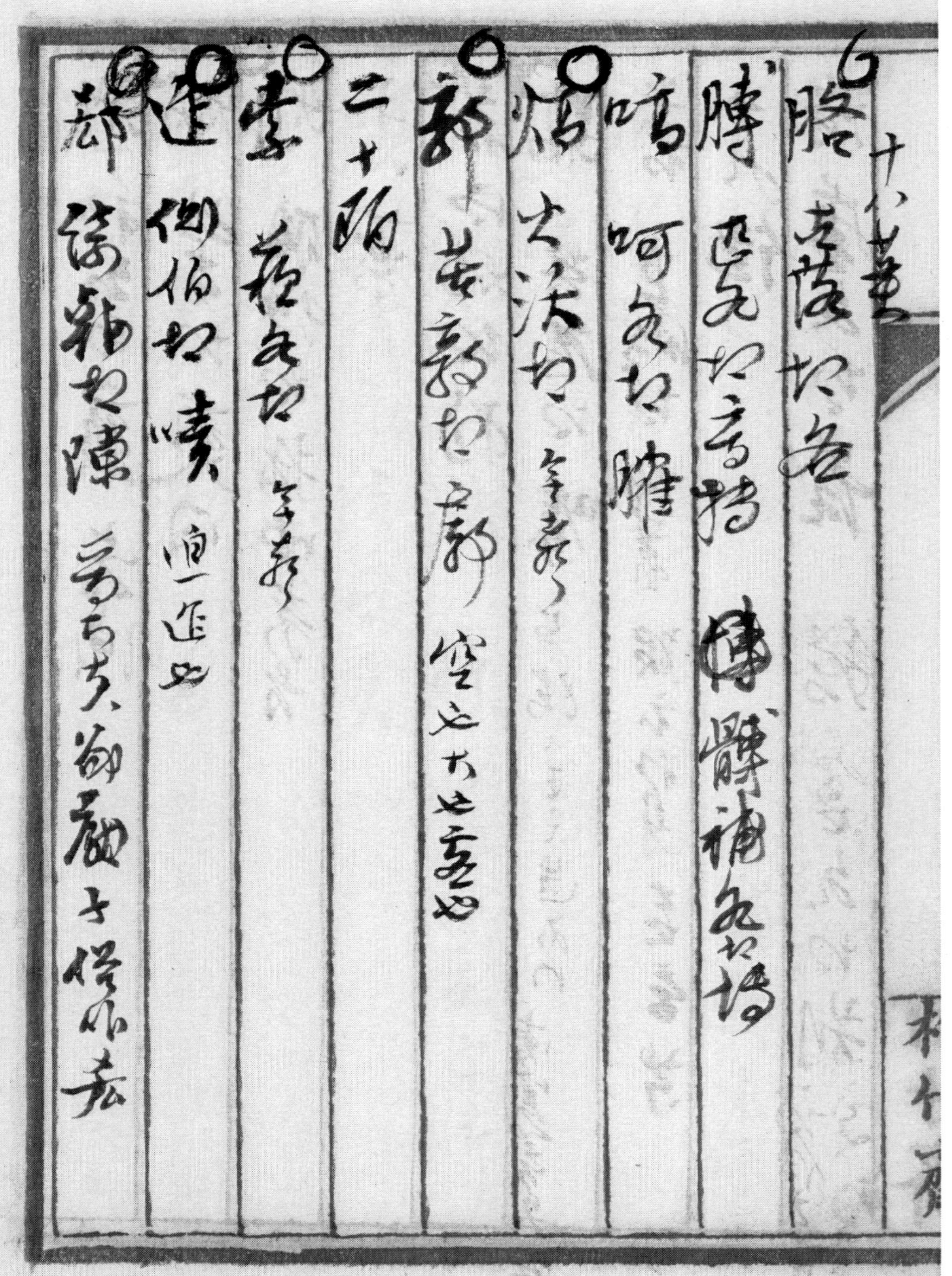

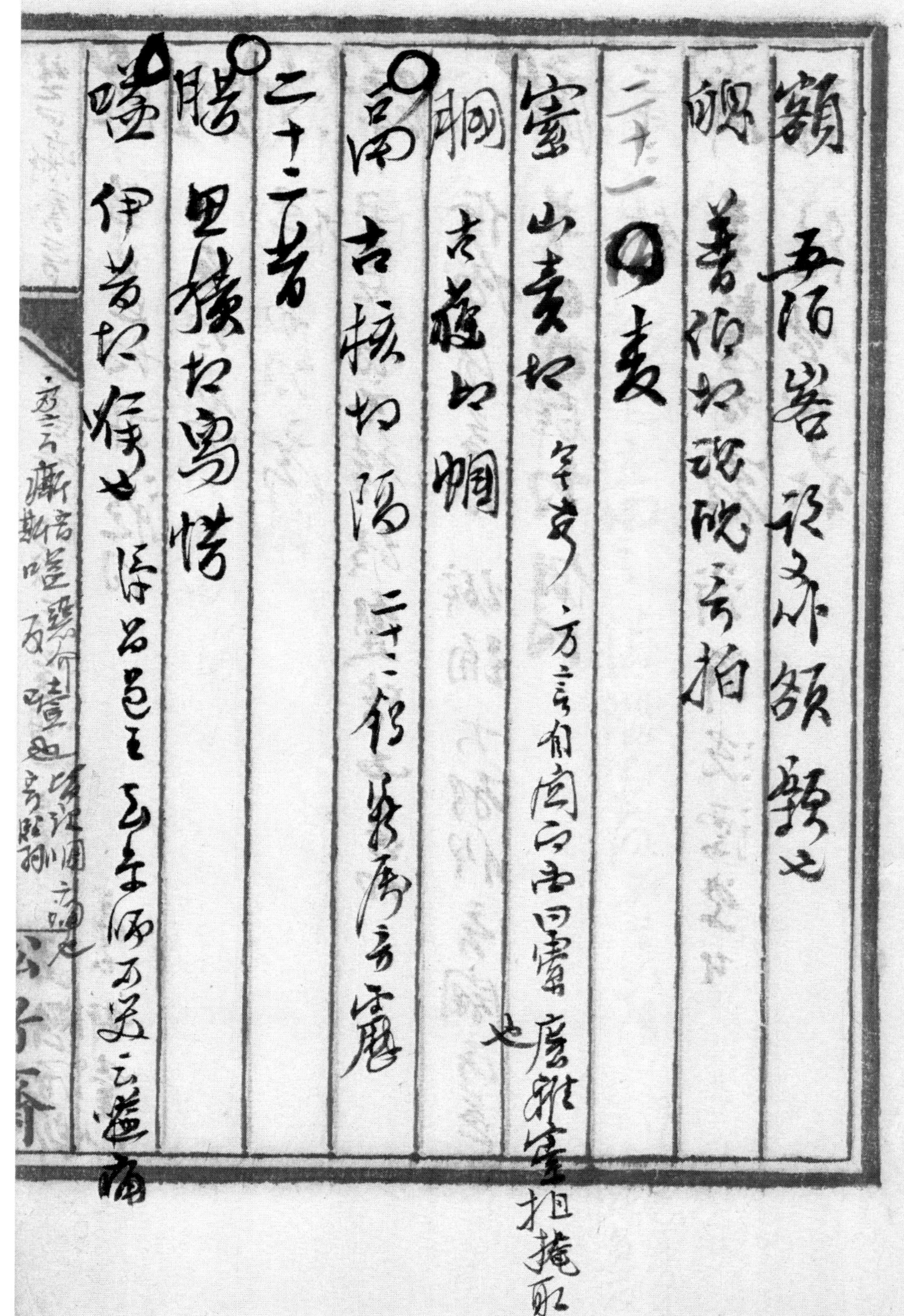
額 五陌反 亦作頟 顙之

䫙 普伯切 䫙䫙 云拍

二十一 麥

𡨦 山責切

膕 古獲切 膕

鬲 古核切 隔 二十二 陌

二十三 昔

腊 思積切 昔 惜

嗌 伊昔切 嗌之

九九

楚口聯奉言書云莖烟之意

〇腋 羊益切 亦掖同

王羲之書也

〇蹠 之石切 跖

〇汐 祥易切 席

〇辟 君石切 衣襞 跛躄 皆必益切

便 房益切 擗踊 大 [illegible] 房益切

〇癖 芳辟切 僻同

二十三錫

〇澼 普擊切 霹 洴澼 浣漂絮也

錫 先歷切 析

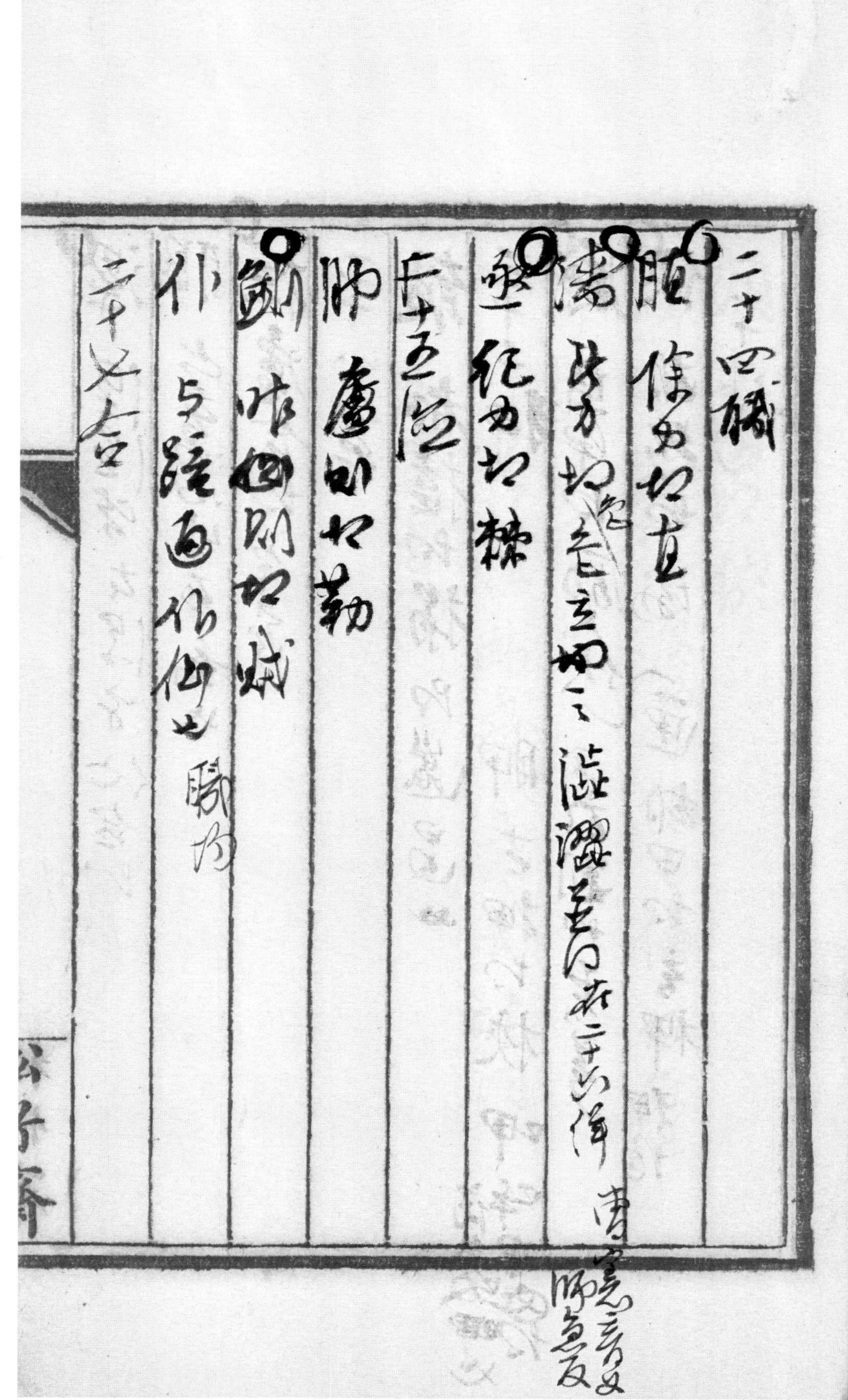
二十四職

膱 除力切 直

濇 士力切又色立切二 澁澀並同在二十六緝

亟 紀力切 棘

二十五德

肋 盧則切 勒

鰂 昨則切 賊

仆 与踣通 作仙之 賦內

二十六合

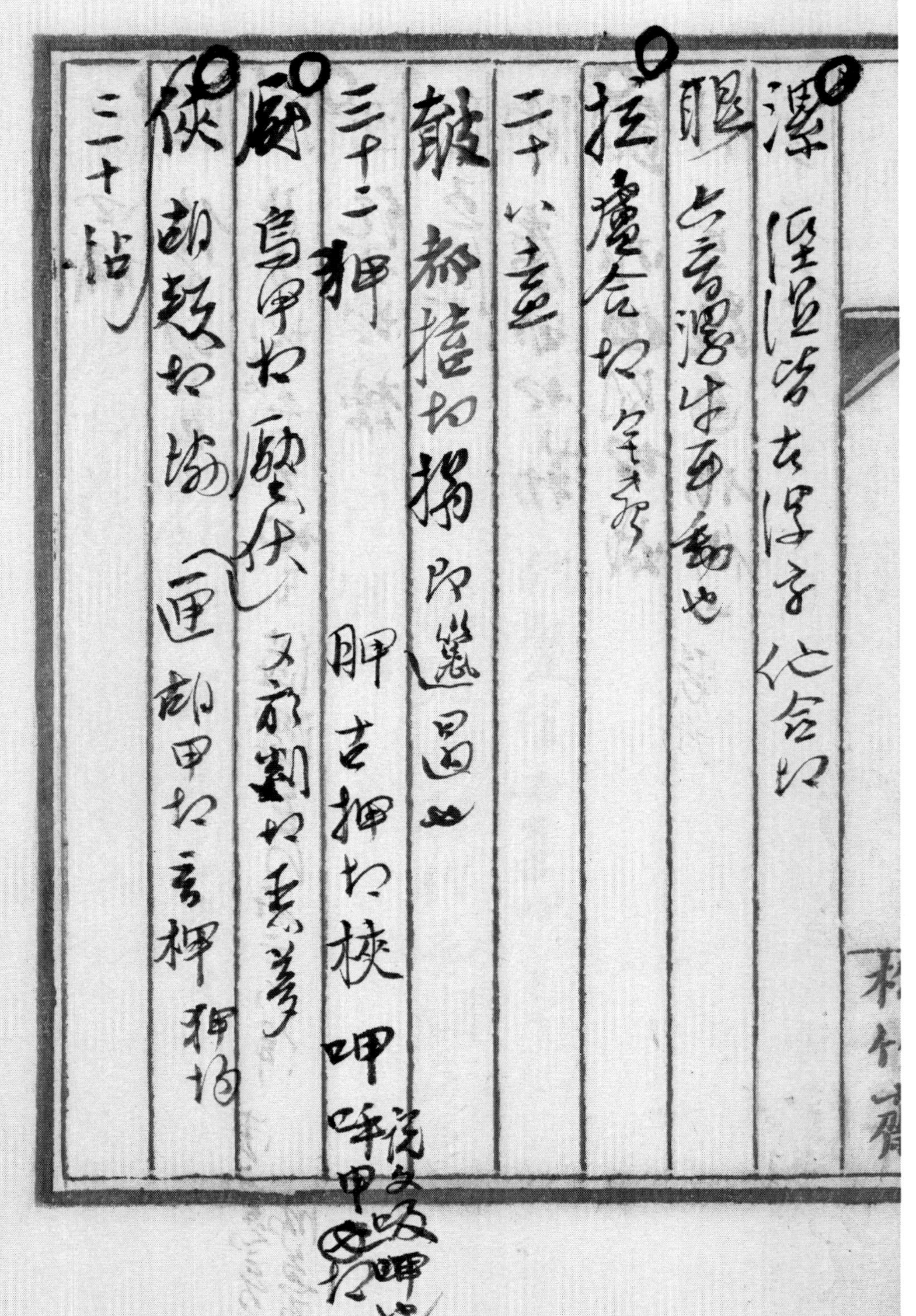

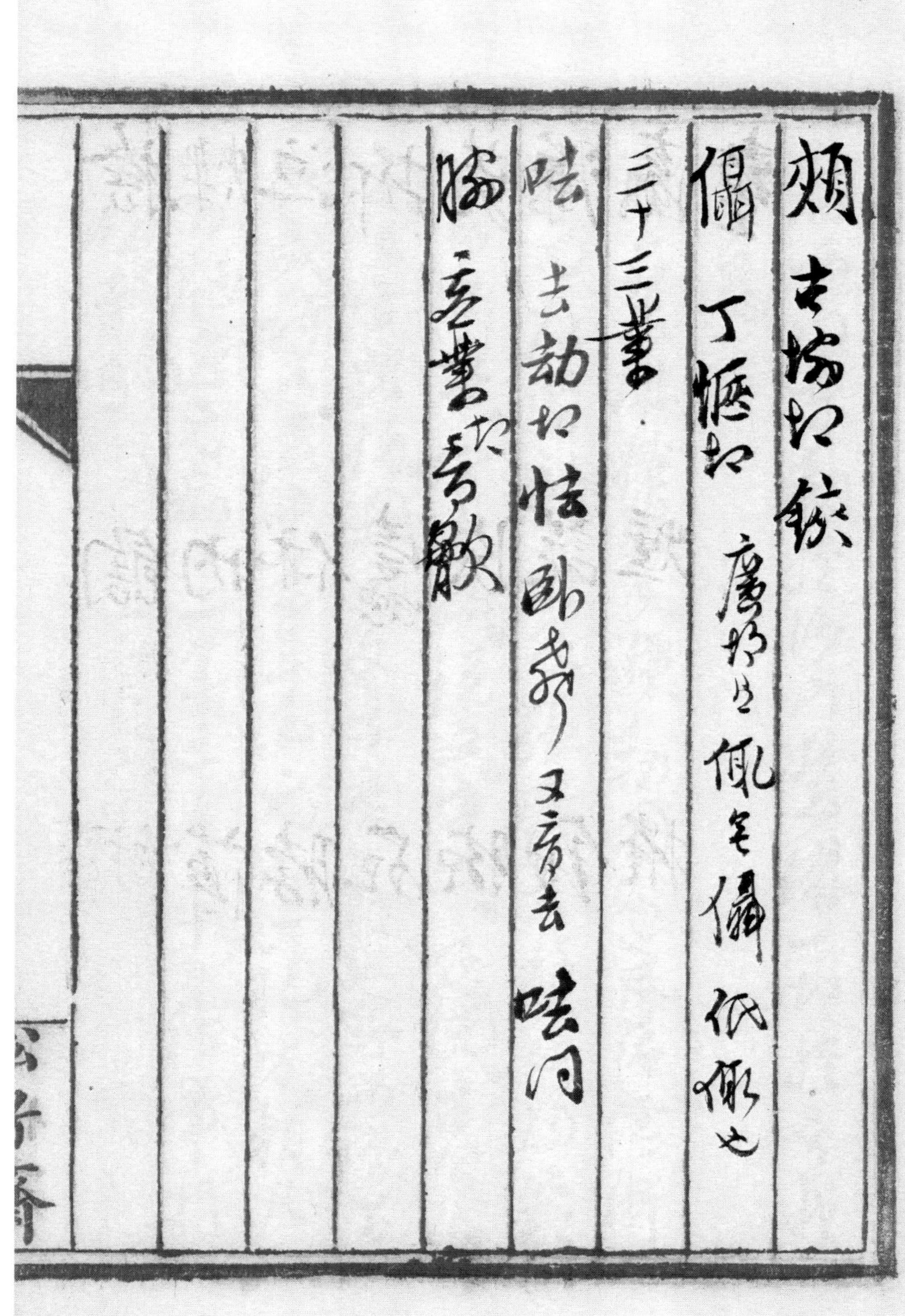

頰 古協切 鋏

偏 丁愜切 廣雅曰 佩也 偏 低 佤之

三十三 業

呿 去劫切 怯 臥病 又音去 呿同

脇 虚業切 脅 歉

撿 餡 舡

煠 内 薄

泣 你 脖

坼 壹 苑

菀 浣 脘

濂 誕 鈕

巍 堙 擢

鼞

唐西明寺翻經沙門慧琳一切經音義一百卷。

序云：慧琳，姓裴氏，疏勒國人也。風儀傳術，取元庭堅韻英及張戩考聲切韻，參諸家字書，謂玉篇、說文、字林、字統、古今正字、文字典說、開元文字音義、諸家所訓，古今咸討，以建中末年至元和二祀方就，凡一百軸，迄元和十二年二月三十日絕筆於西明寺焉。

又一序云：起貞元四年，迄元和五載。

玄應經徵 雲公槃湼 慧苑華嚴音義 基師法華等

玄應音義集希麟成此外尚有郭迻行瑫 唐 周

國可洪希麟宋行瑫處觀五家並集古書者

甲申閏五月從滬外巷北郭借得慧琳

一切經音義讀之摘其所引文誤者

甚自元文二歲當我 丁巳

我乾隆二年

南閩戍五年寄士列齋之序又占試

太常寺李凱印葉審序云以楹和亭

音義今亦次之。自注：兩字謂玄應、慧苑書

等書序中云：國朝初，有沙門玄應，孤標

生知，獨運先覺，以唐梵異語，識古今奇

字，撰一切經音義一部，凡二十五卷。次有沙

門慧苑，撰新譯華嚴音義二卷，並編

於開元釋教錄。

宋高僧傳云：慧琳以元和十五年庚子

卒，春秋八十四矣。大中五年，奏請入藏。

又佛祖統紀曰：河中府沙門慧琳撰

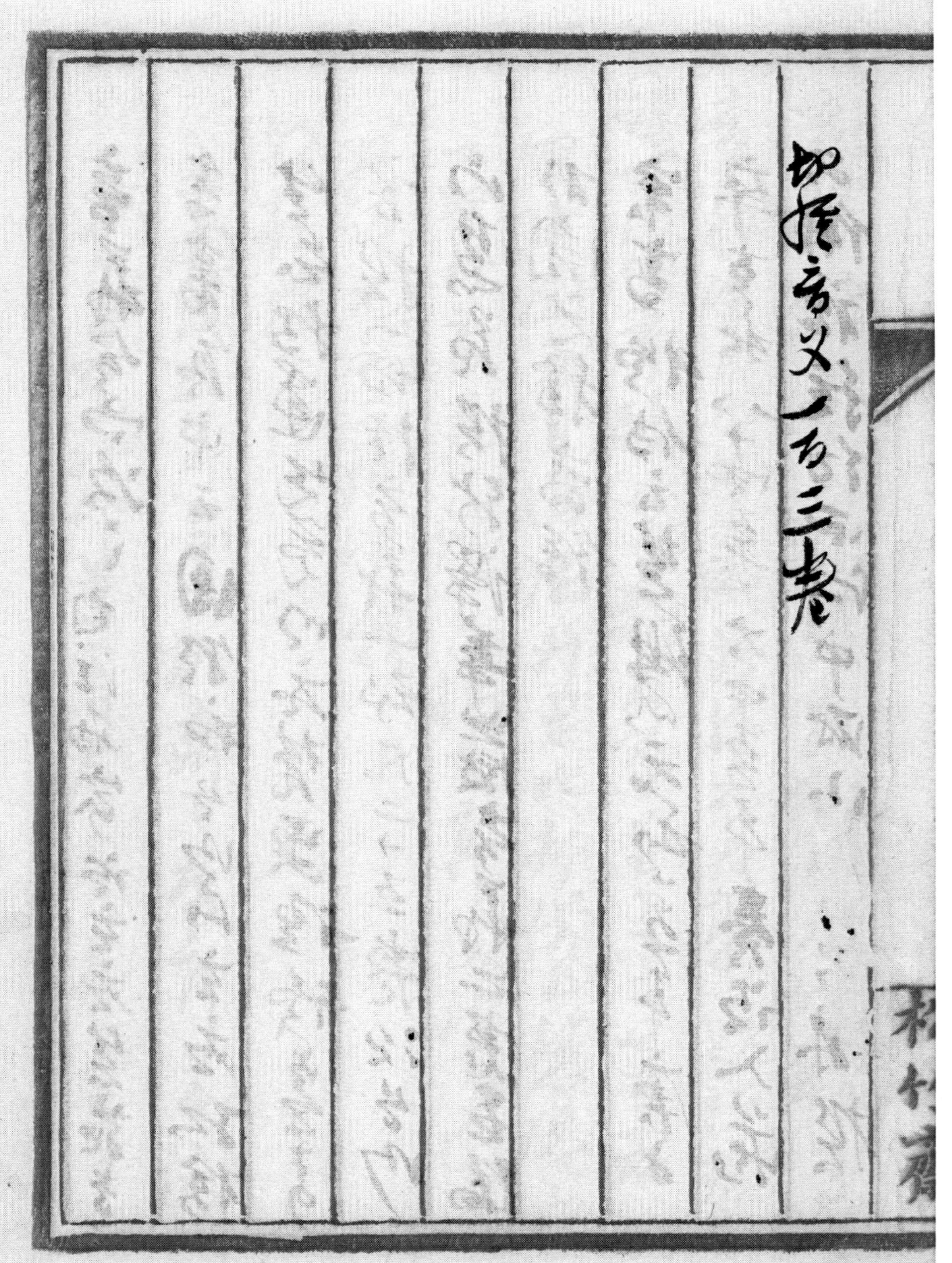

内經音義

再易稿 尚

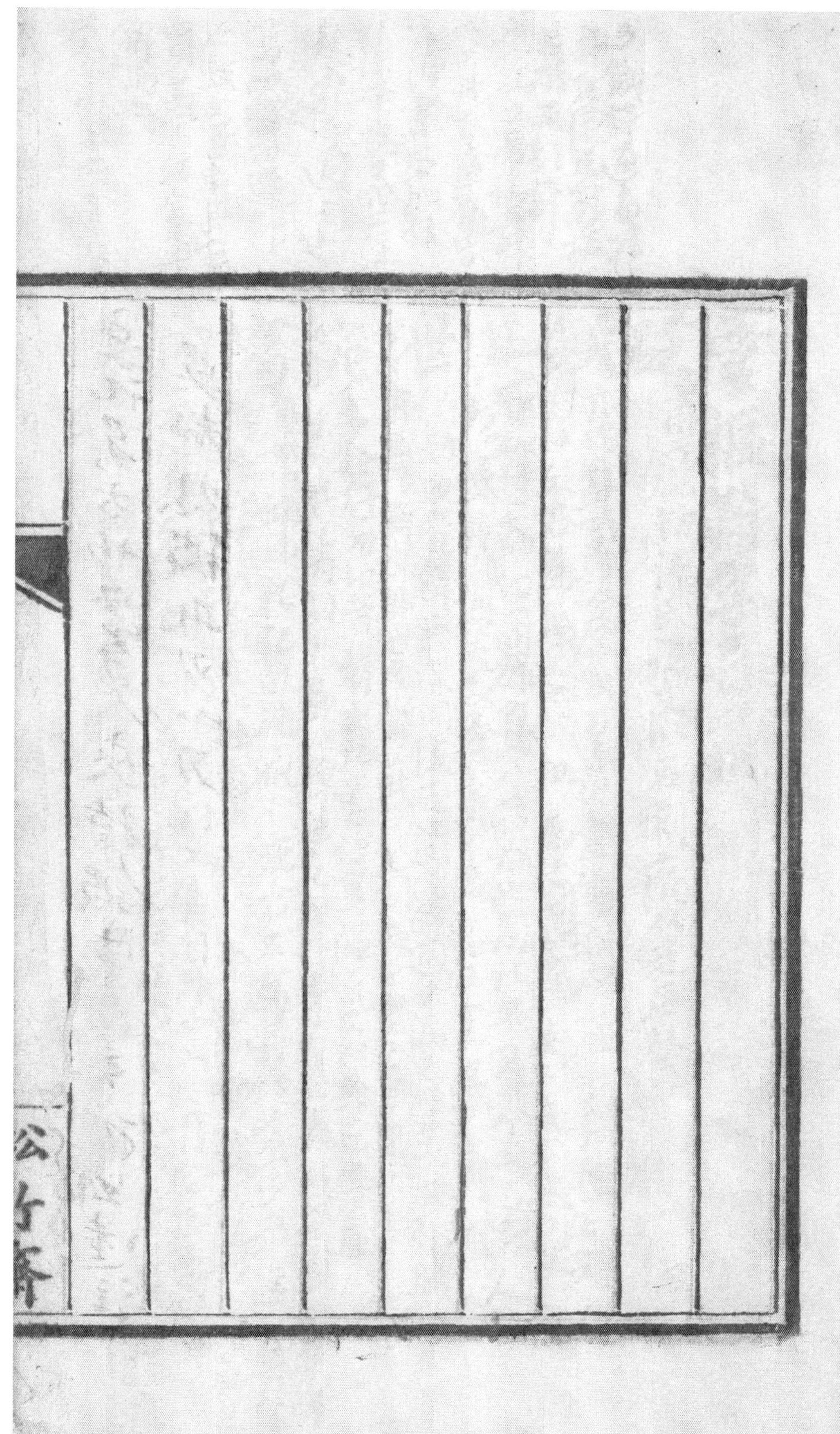

史記吳太伯世家人夾持鈹索隱音披劉逵注

吳都賦鈹兩刃小刀

与鑱仔通古作
針鍼
若旅石引針
史記五帝紀舜
穿井為匿孔旁
出漢書大宛傳
張騫鑿空注
鑿孔道也
寫 [illegible] 切通卸
石鼓文宮車其寫
四馬其寫注舍車
解馬也
孟子推而内之溝中

靈樞難字音義

砭 甫廉切 許氏說文以石刺病从乏石聲

鑱 亦作針 文讒反 後漢趙壹傳鑱石重乎手爪 注古者以砭石為鍼 又之 [illegible] 切 [illegible]

其空 下苦動切 又通作孔 穴也 [illegible] 也 周礼冬官考工記函人 眡其鑽空 後漢書章帝紀注 空孔也

泄 私列切 音薛 與渫同 除去也 又 [illegible] 同 又漏也 管子 古有牆有耳者 微謀外泄之禍也 莊子尾閭泄之 又易井卦 井渫不食

菀陳 上紆勿切 音鬱 史記史公自序 寒溫氣菀 與苑同 礼記内則 兔為宛脾 注宛或作鬱 [illegible] 切 音 [illegible] 新草 [illegible]

寫 息姐切 [illegible] 也 傳曰 苑中人食之也 杜甫朱櫻詩 細寫 [illegible] 礼記曲礼 器之溉者不寫 其餘皆寫 注寫 謂 [illegible] 去存 [illegible]

内之 上奴荅切 同納 說文 内 入也 从冂入 自外而入也 月令 無不務内 内注 收斂入之也 漢書 [illegible] 注内 入也 [illegible] 猶入也

蚊虻 下 [illegible] 耕切 音萌 [illegible] 同 齧人飛虫

綦鍼 說文鉥
綦鍼也 徐鍇曰
捌莫之之鍼也 綦
履底也
又趚栗 丁令切
鋌冠秫 錍也
縫紩注云 普皮切
秫綦鍼也 史記
趙世家 卻冠秫絀
紩鍼 廣雅 鉥 綦
鍼也 李 多假借
㾦
素問 注 别
論甲 相
過田 瀏

每藏方井此水輸經合論之五腧 五五二十五腧也

腧 腧俞輸同 並音庶 舂遇切 史記扁倉傳 五藏之輸注十二經 皆以輸為原 畫經六八也

鑱 史記扁倉傳 鑱石撟引 案扤 士咸反 說文 鑱 銳也 金器 鋭形

鍉 丁兮切 後漢書隗囂傳 奉盤錯鍉 注 鍉 匙也 字 鍉鑰 若六書 下 鍉 若非 劉氏 ...

鈹 說文 大針也 春秋襄十七年左傳 鈹殺華吳 昭二十七年 夾之以鈹 荀子正名 疾養滄熱滑鈹輕重以形體異

氂 里之切 音氂 禮經解 差若豪氂 毫氂 三蒼 氂尾毛也 釋文 氂 一本 氂 說文 氂 犛牛尾也 漢律曆志 不失豪氂 孟康曰 十毫為氂

喙 許穢切 音 說文 口也 通俗文 獸口曰喙

瘲 之至切 反 釋文 瘲病也 杜林 三蒼 詁訓 手足不仁也 字作疒

溜 力救切 訓詁 溜 謂水下垂也 滎 說文 滎 絕小水 五藏各有井滎輸經合

診 之忍切 蒼頡篇 診 驗也 謂看脈候也 一切經音義引上句 廣雅 診 候也

一一六

肓 呼光切音荒說文心上鬲下也成十年左傳居肓之上杜注鬲也

脖胦 上蒲沒切下握江切廣韻脖胦臍也 上蒲骨切下於良切玉篇脖胦

閈 博計切音壁說文闔門也玉篇俗閉字

踝 踝䠐二形劉熙釋名踝确也居足兩旁磽确然也亦因其形踝踝然也 胡瓦切說文[illegible]

膕 古獲切音聝張揖廣雅膕腳也或作䐸

腨 天兗切音蹲與蹲同說文腓腸也又俗曰腳肚廣雅 背腨也又穴名

臨泣 所及反與澀通音澀說文澀不滑也

癃 力中切小便不利也與年老癃病不幸罷癃 癃病篤[illegible]

呿 丘伽切音佉 去聲[?] 埤蒼呿張口也莊子公孫龍口呿而不合 呂氏春秋君呿而不唫

頰 古協切 史籀文有此字 易咸卦咸其輔頰 古疏 輔頰 古
者言語之具也 漢高帝紀 王漢酈食其曰 從頰 徒說魏王豹

道 詩差導 詩導引也

液 羊益切 音繹 字母施汁也 禮樂記 詠嘆之淫液之
急就章有液容調

分 肉 扶問切 音汾去聲 禮記禮運 禮達而分定
下四分之一 八分之一 並同 曲禮 分毋求多

痿 儒佳切 音雅 說文 痿痹疾也 呂氏春秋 多陰則蹶 多陽則痿
漢書韓信傳 痿人之不忘起 注 痿風痹病也 儒之也

著 長直呼切 禮明堂位 著殷尊也 注 著地無足 漢書食貨志
丁呂切 墨子之著 面張寫 作之俗 土著 呼 不值 高收殺 從也

從 皮筆 頻 從 從 俗 恤 緣 也

恍 虎晃切 與怳通 老子 道之為物 惟恍惟惚 楚詞 恍惚
字通 逞

濇 所立切 音色 不滑也 淮南 濇肌膚
與澀通

澁

桴 桴謀切音

浮与枹同

私私通蓄桴

字之鼓左传右

播枹字鼓 四

胻

廣韵下更切音亨 脛也

行儒行之行收四

十三映映

廣韵前側敷救切音副

書名諸旅王若公

杞州公安寓峰子

若居于杭孫處士三

年左传语亦云之

廣韵二年左传痛未

乃知云谨作痛未

[illegible]

清氣在下 清冷也 成六年左传 於是乎有沈溺重膇之疾 杜注 沈溺 溼疾 重膇 足腫也

謂溼痛在下也

滲 所禁切 說文 下漉也 司馬相如封禪書 滋液滲漉

湊 倉奏切 音輳 爾雅釋文 膚理也 埤蒼同 一曰 表淳曰 良醫療病 攻於湊理 劉勰文心雕龍 湊理無滯 [illegible]

䟫 寒岡切 音坑 說文 脛耑也 廣雅 胻 脛也 史記 [illegible]傳 壯士斷其䟫 注 脚脛也

淖 乃孝 徒較 二反 今但讀[illegible] 詁 淖 深泥也 成十六年左传 有淖於前 釋文引字林云 淖 濡甚也 廣雅 淖 溼也

仆 芳遇切 音赴 [illegible] 釋名 路也 俗謂之跌 通俗文 失躡曰跌 俗作趺 又誤扑 俗作僕 [illegible] 通俗文 [illegible]曰撲 [illegible]曰撲 音同義異

若 [illegible]及也 而灼切 [illegible] 乃[illegible] 周官鄉[illegible]禮曰 凡封國[illegible] [illegible] 民事 [illegible] [illegible] 若[illegible]

煄 之隴切 音種 五音集韻 火燒起 音[illegible]

走 則侯切 [illegible] 趨曰走 [illegible] 兵而走 [illegible] 釋[illegible] 中庭[illegible] 詩大雅 予曰有奔走 周頌 駿奔走在廟

走 疾趨也 [illegible]

瘛昌制切瘲子用切 小兒病 ... 抽搐也

於月切音噦

如桴鼓影響之相應也 嚮与響同易繫辭其受命也如嚮 漢書賈山傳天下嚮應

亦賁而起 賁父吻切与憤同又扶文切 僖十年穀梁傳覆酒於地而地賁 注賁沸起也 禮記樂記廣賁之音 注賁讀為憤

若憤憤然氣充實也 史記 ... 書曰 ... 廣賁之義 賁讀為憤 賁盈也 按胃為賁門 難經四十四難有胃為賁門

瘛瘲 瘛昌制切 瘲子用切 又尺制切下子用切 漢書藝文志有瘛瘲方三十卷

熾 通俗文氣逆曰熾 熾 一切經音義又作㘓同 於越反

痺 得案切音旦 說文勞病也 襄十九年左傳 ... 漢書藝文志 ... 方四十卷

疝 所晏切音訕 釋名 心痛曰疝 疝詵也 氣詵詵然上而痛也

瘖 於今切 說文不能言病 禮記王制瘖聾跛躄 ... 釋文瘖 ... 釋名曰

血溢 維 此有 ... 陰維 陽維 ... 病苦心痛 ... 心脉

莊子大宗師相濡以沫注涎沫也

説文引書　若顛木之有甹枿今作由蘖

顛疾　都堅切　頂也　玉篇　山頂謂之顛　今曰顛疾謂在上病也　[illegible]脈[illegible]急甚為顛疾

瘻　力豆切　音漏　説文　頸腫也　柳子厚捕蛇者説　可以已大風攣踠瘻癘

息賁　博昆切　音奔　書立政　綴衣虎賁　周禮有虎賁氏旅賁氏　孟子　若是則夫子過孟賁遠矣　注　孟賁勇士也

瘦　素又切　音[illegible]　廣雅　瘦病也

瘕　古馬切　音賈　史記扁倉傳　遺積瘕　山海經南山經　[illegible]之水多育沛　佩之無瘕疾　注　瘕蟲病也　説文　瘕女病也

衄　女六切　音忸　説文　鼻出血也

膹　徒回反　膹癩膹三形　釋名　陰腫曰膹　氣下膹也　又曰疝　亦言詵也　詵詵引小腹急痛也　蒼頡篇　陰病也

沃沫　[illegible]莫曷切　古人以沃沫即今人所謂飯也　以口沃沫　[illegible]　王莽之　初月帖云　向子[illegible]　黄伯思云　沫音[illegible]

瘚　居月切　音厥　説文　瘚逆氣也　或省作欮　[illegible]云　逆也　欮氣也　廣雅　瘚病也　[illegible]無使小民飢寒[illegible]瘚不作

蛕蝎 上胡恢切音回說文腹中長蟲也 下胡葛切音褐 杜林以為蛕 韻詮訓詁 蛕腹中蟲也 蝎 蛕蝎中 又蝎 蛣蝠注 蟲也

骨癲疾 本經癲狂篇有骨癲疾 脉上紀疾 病癡 疾也

嗌 伊昔切音益 穀梁十九年 穀梁傳嗌不容粒 注嗌 喉也

腄 竹垂切 說文瘢胝也 从肉垂聲 廣韻 瘢腄也

不月 魚厥切 事不以時下也 女子二七天癸至月事以時下 不月 謂月事不以時下也 以月計也

痔 直里切 說文後病也 釋名 痔 食也 蟲食之也 今言痔也

痏 胡犯切 瘡痏也 桂林士生瘡痏 玉肌凡刺瘡之數曰痏 十二痏者以瘡痏之為刺為之數也

跗 甫無切 音夫 足趾也 通趺 又跗小指節不在 華不注曰 通跗 華佗足也

豎 說文有豎字 分 臣庾反 也

又符遇切 音附 書附 史記

羣下溢　美質切廣雅溢滿也說文器滿也李注[illegible]溢[illegible]中國

亦正釋詁溢盈也

廣韻播音亂雲韋切

說文標準道可證

巷　胡絳切與衖通

絳切說文里中道也今為亂道也

也亂衖之　五

義相近[illegible]

直曰街曲曰巷

三苍云衖交道

也衖別道也

䐜　旨真切音真䐜說文起也从肉真聲玄應音[illegible]引玉篇肉部篇海肉部釋文䐜肉起[illegible]䐜起也

鞾　古勞切高與皋二同[illegible]丸[illegible]字彙[illegible]

炙　居又切音救說文灼也又灼炙之[illegible]注也史記扁倉傳

形聲　巷胡絳切

針　染子巷　[illegible]染[illegible]染着之義巷中氣衖之義

博　礼[illegible]行[illegible]鳥[illegible]搏[illegible]　[illegible]博役也　補各切

陽　道首哥　居宜[illegible]說文不[illegible][illegible]礼部[illegible]

頹　蘇谷切[illegible]頹也[illegible]說文頹頹也[illegible]方言中夏[illegible]東齊[illegible]

鉗　音[illegible]反[illegible]史記[illegible]注鈦也

窻　籠牕　廣韻叢切音窻通孔也[illegible]說文[illegible]同[illegible]陶[illegible]窻[illegible]非[illegible]龍是[illegible]

史記扁鵲傳云
曰不見其不盡之䜌
掌治䜌搖動也
爾雅釋水從高
說文京公羊脃
傳云舍其何之

𦝫膗 即沽切 音匡 淮南 月在字旁 腦減月 一如 癲
蚌膗注 肉不滿也 注讀若 物雖妙 雜也

骨䜌 假胝切 骨䜌 說文 骨搖動 又

膻中 徒旱切 音袒 說文 肉膻 王注 在胸中

京 大也 說文 人所為絕高丘也 公羊傳

脃 不俗於氣 俗脃字 音毳 考工記

慓悍 上 撫招切

高梁 通 粱

郭 大也

僻辟 偏也 芳辟反

又涉切 心胸之間也

辟々瀰迫
史記項羽本紀人馬俱驚
辟易數里
又轍辟近裏程子語

大

莊子哇以藏也
碎注嗺咀嚼也
蒼頡篇

慰 史記扁鵲傳
案抗毒熨注語
毒病之處以藥物
熨貼也 焠下

素問腸中痛論
雞矢醴同

薄迫也迫近之學[illegible]著[illegible]有附有之義

薄著 上迫各切音博，迫也。易說卦傳雷風相薄。僖二十三年左傳[illegible]又侵也，其荀子[illegible]薄[illegible]，僖三年左傳[illegible]

任 如甚切音壬，相任也。[illegible]

大肉䐣 渠隕切音窘，腸中脂也。大肉，言腸[illegible]

怫懆 上扶勿切音佛。說文：鬱也。[illegible]何怫鬱[illegible]太息 下是愛反，說文[illegible]

焠 七內反音倅。史記天官書：火與水合為焠。荀子有[illegible]焠掌[illegible]

㕮咀 上方矩切音府，[illegible]下[illegible]切，嚼也。釋名：咀，藉也，以藉[illegible]

瀆 [illegible]切音[illegible]，俗文水[illegible]史記[illegible]失[illegible]

馬矢煴 [illegible]切音[illegible]。莊子道在屎溺[illegible]

暴乾 上蒲木切音僕，[illegible]日暴之[illegible]又曰暴之[illegible]周禮考[illegible]

水[illegible]之初月帖[illegible]

一二五

又

八

睟 子对切 音碎 周十日也 郑为睟时周 。也

滓 组史切 音节 渣滓 [illegible] 宋注 诸 [illegible] 滓

安为 书史没字三作窃或先反字

窃所 专意也 注新语 泛之意也 访断风励于公所

恢封剌 上苦回切 音魁 说文大也 从心灰声

怵惕 上丑律切 音黜 下他历切 音剔 书冏命 怵惕惟厉 [illegible] 之林

惕 惧也 [illegible]

悗乱 毋本切 音懑 庄子悗乎忘其言 与懑通 音闷 说文 [illegible] 也

礼记 [illegible] 气 [illegible] 音闷

狂忘不精 血病 [illegible] 忘 [illegible] 狂忘 [illegible] 不可 [illegible] 作狂妄

俛 俛俯頫三字通用 声韵 頫古俯字

[illegible] 俛 [illegible] 耳 [illegible] 史记作俛首 汉书作頫首 方矩切

渡 [illegible] 有切 [illegible] 之渡 [illegible] 字 张湛 [illegible] 遗矢 渡便

靡幼切 紕繆

屢大纤勿切 音髮

九

喘喝（上昌沇切音喘）釋名喘之滯瘀之氣也入滯瘀之癢暴喝聲之出也 下苦或切音嗑 [illegible]

爲盟 盟與上下皆昌之訣協莫郎切音茫 詩小雅君子屢盟 是用長亦[illegible]

相稱 昌證切音秤 稱也[illegible]宜也易繫辭[illegible] 言稱也又稱舉之 相稱也中庸[illegible]

將毋 藥 [illegible]切[illegible]也 莊二十一年[illegible] 詩無作大事

聰明 月 明 明與上下[illegible]彭行協彌郎切 書益稷元首明哉股肱良哉 蔫事康哉有證

泱 益五 [illegible]於良切音央 說文水流[illegible] 泱也與漾同 書禹貢[illegible]

爲齋 齋同素 在諧切 [illegible] 一齋 二齋 [illegible]

繆 剌 [illegible]鳥切音[illegible] 司馬相如[illegible] 繆 [illegible]

液 羊益切 音繹 字書液汁也 [illegible] 重出

髓 腦上 進委切音隨 十 說文骨中脂也 [illegible]

髑 聲下 肌膚[illegible] 遇俱切音虞 又五口切音偶又同 [illegible]

[illegible]

舌卷 連貟切音[illegible]曲也說文長者[illegible]中庸之長者也

卵上 縮 郎管切音卵 [illegible] 太元經卵破石[illegible]注卵陰物也

臑 那到切音[illegible]又奴刀切音[illegible] 史記龜策傳取龜前臑骨 [illegible] 徐廣曰

山林不[illegible]骨月[illegible]象羊矢因名之說文臂羊矢也 臂也

膂 莫侯切音茂[illegible]視之見[illegible]也膂 楚詞九章中[illegible]膂之[illegible]

注頸乳也

鼽 巨鳩切音裘[illegible]不通之說文病寒鼻窒也月令民多鼽[illegible] 季秋行夏令

頞 烏割切音遏 孟子[illegible]頞 明告 莊子[illegible]深矉蹙頞 釋名頞鞍也偃折如鞍也

膾 混忍切音[illegible] 史記王子[illegible]說文[illegible] 三蒼[illegible]

骭 古安切音[illegible] 說文[illegible]

胗 脣 之忍切音[illegible] 宋玉風賦中脣為胗 說文胗脣瘍也 三蒼[illegible]

口 口喎

苦媧切音[illegible] 說文口戾不正也 [illegible]

[illegible]

一二八

噫得後上 於界反 亦音大呃噫氣

礼內則不敢噦噫嚏欬

得後 疸上 說文得後大便行也

臑 似折 音舌 說折 頧下 而不能舉也

郭子儀於諸孫來見不能徧識惟頷之而已

廣雅釋親尻臀也 說文尻脾也从尸九聲

疸 下新切 音旦 黄病也

胛 古狎切 音甲 漢書張守節中ㄗ肯胛注背上兩膊 胛也 [illegible]

頧 丁佗切 音[illegible] 說文頭頧也 从頁 [illegible]

頷 胡感切 音菡 說文頤也 [illegible] 莊子 說文頷 [illegible] 頷 [illegible] 史記 [illegible]

膊 普各切 說文薄脯 膊之屋上 [illegible] 音博 [illegible] 說文膊 [illegible]

臀 徒昆反 音屯 尻也 釋名臀殿也 [illegible] 又徒渾切 音屯 說文髀也 廣雅臀 [illegible]

髀 補米切 音 [illegible] 說文股外也 [illegible] 釋名 [illegible]

顖 息晉切 音信 說文 [illegible] 顖 [illegible] 二形 亦作囟 [illegible]

尻 苦刀切 音考 二大尻 尻 [illegible] 內則兔去尻 [illegible] 其尻 [illegible]

从心之澹說文
心水動皃

憺 憺憺大動 徒濫切音啖 李善注…李廣…盛…華
李安張拭…威服…華…

眥 在詣切音劑 說文目厓也 列子…拭眥揚眉…眥目…也

焞 焞焞 他罪切音敦 …焞焞 焞焞盛皃
於業

史記劉敬傳…
人脘注脘…也

頏 廣韵苦浪切
咽頏言宮

脘 …
月下盧…切…脘…也 廣韵…肋

頏 …剛切音…居郎切音剛 人頸…
…又胡浪切…

額 五陌切音… 額 說文額…

萎 於危切音逶 …萎…
…萎…木枯…萎

噎 得後上 於界反 華嚴大城噎氣 私向則識噎嚏欬

得後 疸上

得後 說文 大便行也

臑 頓下 从折 音舌 說折

而不然舉也

郭子儀於諸孫來見不能徧識唯頷之而已

廣雅釋親 尻
臋也 說文 尻 脽也 从尸九聲

疸 下 針切 方言 且 黃病也

胛 古狎切 音甲 說文 字書 張守節中常背上 胛 諸書上也 [illegible]

頓 轉 促切 音怯 說文 頭 頓 也 从頁 出聲 [illegible]

頷 胡感切 音菡 說文 頷 頤也 莊子 [illegible] 頷下 頷 [illegible]

䏿 亦作 膊 匹各切 說文 有甲也 音博 為呂 呂 王 言 脯曰 膊 (許慎) 為肩甲 膊 字無 膊 [illegible] 武帝 [illegible] 膊

臋 徒昆反 聲也 尻也 釋名 臋 殿也 高厚有殿鄂也 又徒渾切 音屯 說文 髀也 廣雅 臋 說文 脽 易 夬卦 臀無膚 [illegible]

髀 蒲門切 髀 髀 二形同 釋名 卑也 在下稱也 又 [illegible] 髀 又 [illegible] 從 [illegible] 人 賁 髀 [illegible] 髀 [illegible]

顖 顖 囟 二形 亦作 囟 息晉切 音信 說文 頭會 腦蓋也 象形 有顖 顖 [illegible] 人 [illegible]

尻 [illegible] 切 音考 [illegible] 尻 髖 也 [illegible] 髖 尻 也 通俗文 尻 骨 [illegible] 內則 兔去尻 [illegible] 尻 有骨 盡處 其尻 安在 注

澼 惛上

又百作湃字

闵刺[illegible]语芭莲

刘垣称百之浜

上並澼浜之从[illegible]

[illegible]也

史记刘毅传石槌

共腕汪腕[illegible]

也

顊 广韵苦浪切

咽顊主[illegible]

惽 心中 大動 徒感切 音澹 說文曰安也 謝靈運詩 游子惽忘歸

燂 下 作尾 切音 [illegible] 說文小熱也 燂之 玉篇 燂之 曰見

淮南俶真訓 燂薰[illegible]

眥 上 在詣切 音劑 說文目厓也 列子 [illegible] 拭眥於衣 眥目際也

厭 中 抑甲切 音押 礼 抑厭之道 師古曰 一脇之 言乙甲反 不伸 上 毋厭腳下毋厭 [illegible]

俠 瘿 於郢切 瘿 [illegible] 說文頸瘤也 張華博物志 山居多瘿 飲水之不流也

脇 脇肋 上 虚業切 音脅 說文兩膀也 玉篇身左右兩膀 下 盧則切 說文脅骨也 廣韵 脇肋

頏 寒剛切 音航 居郎切 音剛 人頸 先作亢 或作肮 說文亢 同亦音 [illegible] 鳥嚨 注 [illegible]

額 五陌切 音 [illegible] 客 与 額 通 說文 額 顙

萎 於危切 音委 [illegible] 萎 礼 檀弓 哲人其萎 鄭注 萎病也 木枯死 [illegible] 之萎

唐韵欸吐亥
平聲收入八戈韵
伽切

卜　仁

又千忽切音忽也

卒然 倉沒切音村入聲 壹十卒也 同曰 厚書司馬 遂終卒卒並從也之句 語之乞欸

欸 近倨切音去 田𦙶 欸張口也 通俗文 張口運氣謂之欸 又欸哼 苦居 張口貌 申也 或又作呿

肬 羽求切音尤 前云 宥 廣韵云 肬贅 或作疣

痂疥 上古牙切 乾瘍也 下居拜切音戒 疥 亦二義 此生瘑疥 疥之痰 又为二日一發之瘧

齲齒 區禹切音踽 釋名 齲 朽也 蟲齧之 齒缺朽也 說文 齲 齒痛也 史記 倉公傳 齊中大夫病齲齒 淮南說山訓 齲 積齒 斷木 齒齲

肛 呼江 古雙切音江 史記 倉公傳 肛門 重十二兩 注 肛即廣腸之訓

鎚顀 音椎 脊上高骨 直追切音鎚 說文 出額也

壯數 側亮切 艾灸一灼謂之壯 其數 以壯人為則 素問 骨空論 以年為壯數

涠 合洧切 涠水 今海南府涠地 ……

春雨 … 古 … 切

言諾

居 … 三 … 音

古刹切音諾

卜

漯 他合切音踏 浮毒切 … 濕水出東武 … 禹貢 … 浮于濟漯 … 入河 …

痟 相邀切音宵 痟渴病也 周礼天官 … 有痟首疾 … 痟 …

頊 巨鳩切音求 易其卦壯于頊

蹻 居妁切音脚 走蹻 …

三卷 … 訓 … 卷 … 頊訓 … 高也

脚跳 徒聊切 … 跳 … 釋名 … 跳 …

莊子逍遥游 東西跳梁 …

膏肓 … 上古 … 切 下古 … 切 … 左傳 … 二十五年 … 肓之 …

啾 … 即由切 …

結子䕢 釋名 …

癇 户間切音閒 … 癇病 … 小兒 … 癇 …

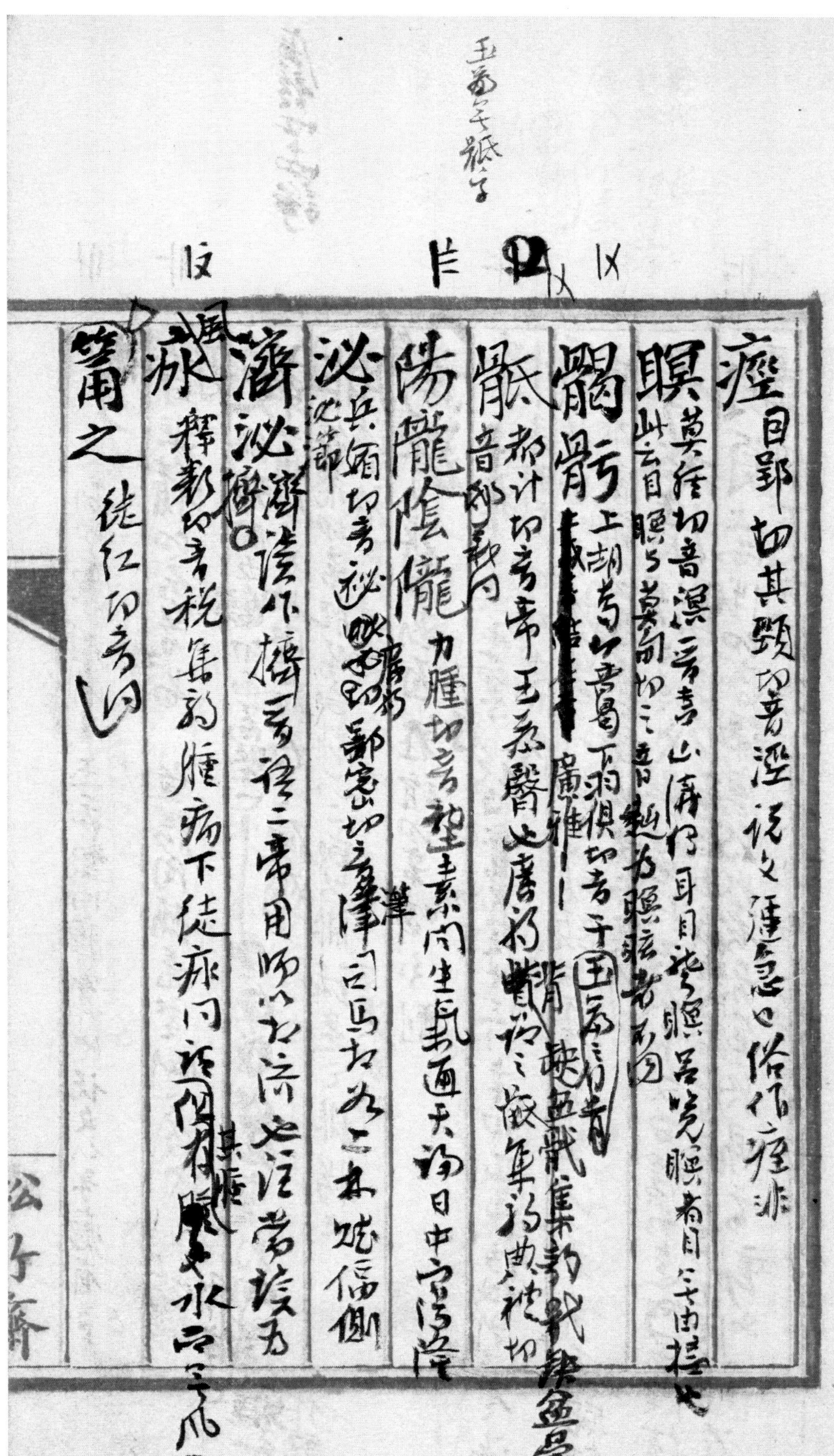

廣韻四去聲

廿 廿 廿 廿

摮 尺制切[illegible] 玉云挈同撃挈也 說文从手敖省声

腊 思積切又音昔 昔 火乾肉疏是腊剛之皮也

蘶 蹤硬同五[illegible]切 玉篇 堅也 通俗文物堅蘶謂之磽确 [illegible] 廣韻 [illegible] 堅牢 [illegible]

腓 符飛切又肥 为咸 彭之咸也 腓 蹠足之腓 腓腸也 說文[illegible] 又人名 腓

𤺊 齊与齎通 在詣切 亦齎 劑

悸 手搖 [illegible] 中[illegible] 悸 其季切 說文 心動也 [illegible] 詩[illegible]

頤 苦感切 [illegible] 長頤 頷 [illegible] 何傷 [illegible] 頷

本書雜[illegible] 頤 [illegible] 當[illegible]

足 暴 清 清 [illegible] 冷也 [illegible] 下文 [illegible] 清 [illegible]

顬 顬 上[illegible] 切 [illegible] 廣 [illegible] 耳 [illegible] 動也

下人之切 [illegible] 耳 [illegible] 動 [illegible] 顬 玉[illegible]

與類直
巨禁切音黔
廣韻作齒怒兒
齘類

卅　收　卄

瘳音擊

略 公 洛切音各[illegible]二膊略也說文[illegible]下文說文日用也

齘 噤 齘 巨禁切音噤[illegible]說文口不開也

怛 [illegible]切音姐說文[illegible]

手 足 青 月 至 節 青與清通清與冷通

蛸 [illegible]切音痛

懷 乃老切音惱說文有所恨也

耵 聹 上都挺切音頂下奴丁切音寧

爍 式灼切音爍

觳 [illegible]同胡谷切音斛

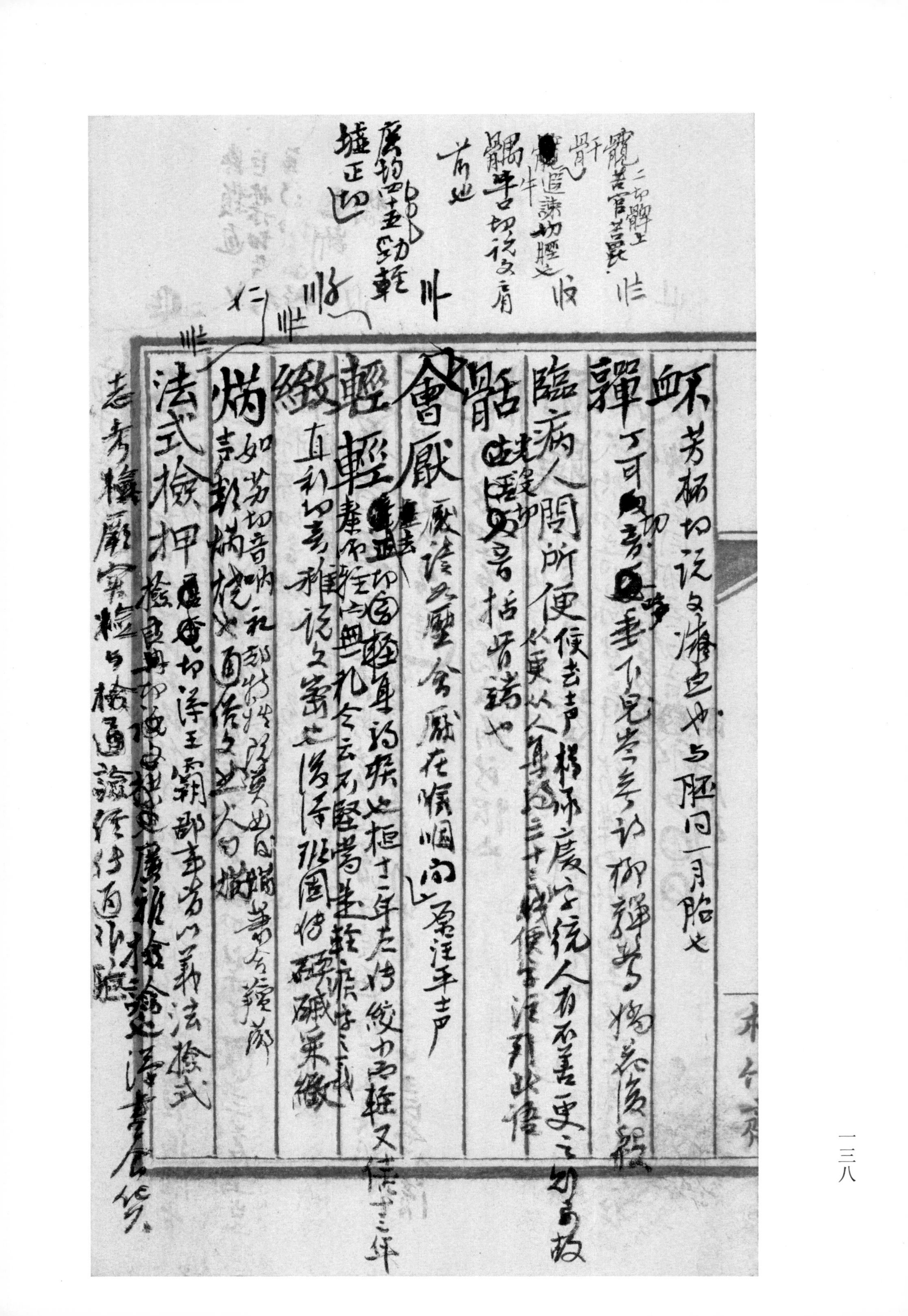

衃 芳杯切 說文凝血也 与胚同 一曰胎也

驒 丁可切 [illegible] 垂下皃 [illegible] 驒 [illegible]

臨病人問所便 候去声 [illegible] 以人 [illegible]

話 [illegible] 音 括 [illegible] 也

會厭 厭 [illegible] 注 [illegible] 去声

輕 輕 [illegible] 切 [illegible] 輕 [illegible]

繳 直利切 [illegible] 說文 [illegible] 繳

㶿 如芳切 音 [illegible]

法式檢押 檢 [illegible] 切 [illegible] 王霸 [illegible] 法檢式

志考 [illegible] 檢 [illegible] 檢 [illegible]

唐韻近見

眹 徒偉切 說文曰 ……[illegible]……

晡 奔模切 音逋 ……[illegible]…… 晡之別

窌 古 ……[illegible]…… 切音 ……[illegible]…… 窌字力交切音 ……[illegible]……

膱 之翼切 音職 考工記 相膠欲膱 黏也 ……[illegible]……

懦 人朱切 音儒 說文 駑弱者也 ……[illegible]……

瞉 苦角切 ……[illegible]…… 說文 ……[illegible]……

褊 畀緬切 音褊 說文 衣小也 又狹也 ……[illegible]……

逢 ……[illegible]…… 是褊

爲䧳之俗字

䧳 秭下 胡介反 青械

半之䧳草䧳鴻薈

礼内外書南

䧳又切䧳若䧳

詛

玉篇先奚切 嘶也馬鳴也

廣韻經緯古定切四十八經

判

鈇下

紅 紅 於 汁 以

熇 ㄴ火醮切音[illegible] 說文火熱也 詩[illegible]多將熇ㄴ不可救藥

ㄴ作熇ㄴ[illegible]也 廣韻熱兒

秔 古行切音庚 [illegible] 秔稻不黏者 字林秔稻不黏者 周礼合當[illegible] 稉

𣪊 ㄴ枯云切音空 [illegible] 左傳[illegible]作𣪊

祝 通作咒 周礼有大祝 [illegible] 詛祝 書無逸 否則厥口詛祝 詩大雅侯作侯祝

職救切 詛也 祝 襄十年 左傳有詛有祝

嘶 先稽切音西 [illegible] 又通 嘶 [illegible]

又凡[illegible]之聲 [illegible]

經 [illegible] 上古定切音徑 [illegible] 經 [illegible] 釋名徑經也 [illegible]

鈇 三 [illegible] 鈇 [illegible]

朋 羊晉切音 [illegible] 說文 [illegible] 廣韻 [illegible]

徵 陟里切音[illegible] 止 [illegible]

質

質 正也 詩大雅虞芮質厥成 朱傳質正也 [illegible] 月令 [illegible]

曰欽

一四〇

普事切去淬

說文日辛也

周礼比及牲民

掌事民之事

注判半也

為合主合其半

須思與切

髯如廉切

頷頷子移切

斗

墓原 坟

莫故切音暮 斗

瘭瘧

說文云正也 从止

能 耐寒不能耐夏 乃代切 与耐通 君之耐事 耐久 通作能 傳曰 能

傳非人之此從也 釋文作耐 傳人性神 古文 聖人耐

以天下為一家 ……

髯 說文頰須也 汝鹽切 冉平聲 ……

吻 武粉反 音 考工記 梓人 銳喙決吻 注 吻口腠也

中寒腫

瘃 說文 中寒腫 陟玉切 手足 ……

髭 即移切 音貲 須 釋名 口上曰髭 頤下曰須 ……

恚 於避切 說文恨也 ……

秫 食聿切 音術 稷之黏者 月令 秫稻必齊 ……

扞 侯旰切 音 文十六年左傳 ……

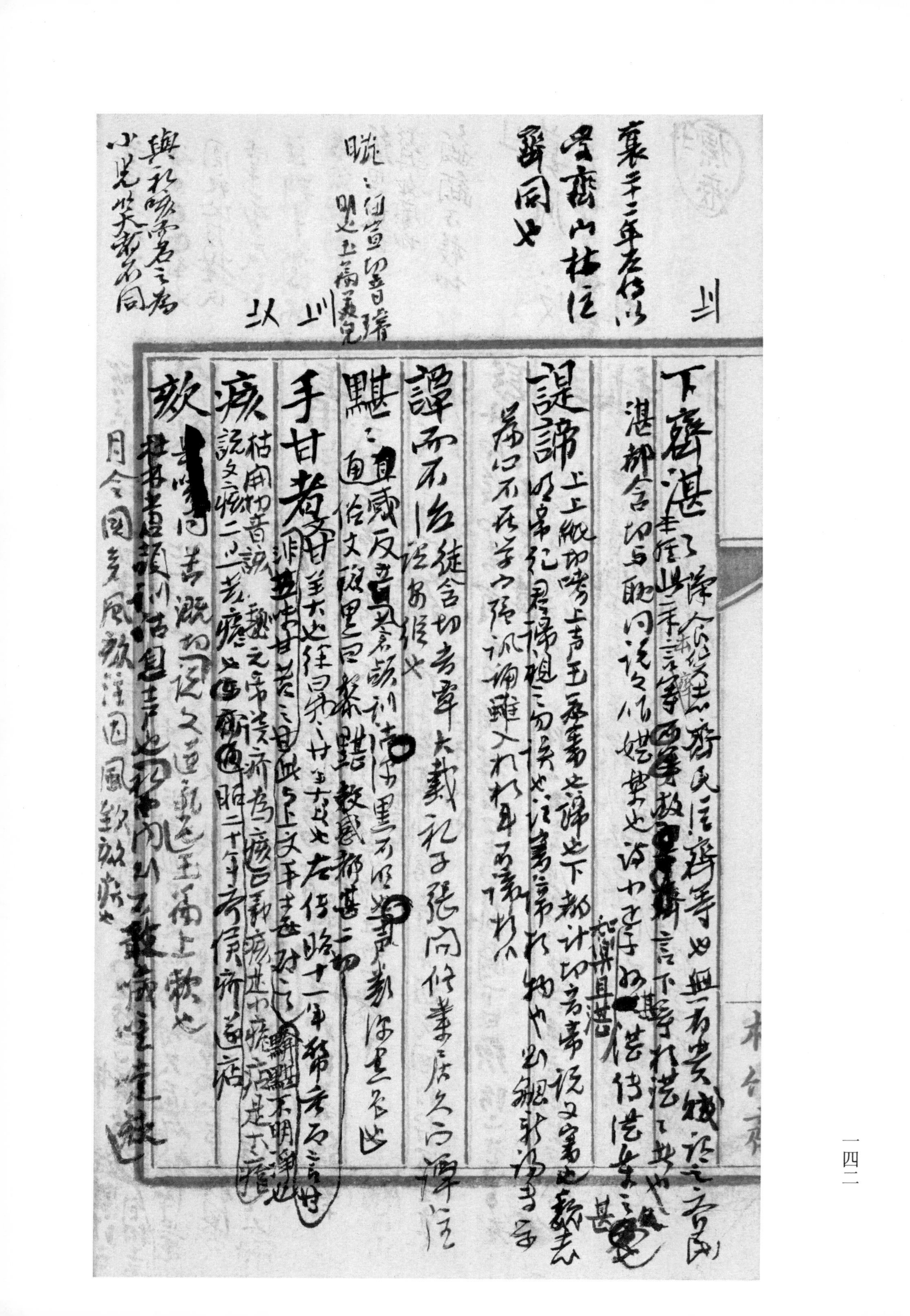

下齊湛

諟諦

譚而不治

黮

手甘者

瘖

欿

舌送唇橋腊胯脓

噎烯

胆道遒亟行

遒寸説尊引北

醪綦下

鳥勞切音勞

三等有滓酒

之説文汁滓

酒也

也禮[illegible]上不度瓠注度瓠去瓠也

餡 餡生ミ祉一結切 著噎得受山任稅餡庄芳世新九巴仰長

得予氣書餡信

腊 思 [illegible]切音[illegible] 積切音腊 [illegible]脇肉[illegible]

痒 [illegible]小[illegible]痒又[illegible] 周禮天官[illegible]疾[illegible]痒[illegible]切[illegible]

擻 也 印書數字与擻撇並通説文擻[illegible]撇[illegible]擻雜肉

盼 ミ 匹[illegible]切 原注音匹切

[illegible] 其身 徒紅切音同 又杜紅切[illegible] 馬氏曰[illegible][illegible]

綦 十 針 荀子王霸[illegible]其綦色[illegible]

裁 [illegible]注一[illegible]

鄰 北遊若[illegible]切[illegible]陳[illegible]鄰[illegible]

䁏魚羈切玉 廿

莃音高萬草印 廿

慶蔥也

宝指约寸

五十字

糴賤 糴貴 徒歷切音狄 孟子云凶年糴 左傳二十八年 [illegible]

孔 [illegible] 穀 [illegible] 齊 [illegible] 穀 [illegible]

擷 胡結切 說文云 擷 擷 [illegible]

扱 挃也

蔹蘇 賓之括楊也

上古活切音括 与上蔕同 下落侯切音樓 此前病九藏

古韻切音隔

馬矢熅 呉小康也 說文菌下曰糞也 本亦作矢 俗作屎 武視切

凡華書隔矢作糞矢 而古音矢

痱瘖 蒲罪切 古音肥 唐 度外反 盤

臯 古本字 苦刀切

腧 傷遇切 古音戍 五藏腧也

鬬 側 良君切 古音峰 說文云 蹲癖也

著 陟慮切 又張略 長略二切

痤 昨禾切

會厭 於豔切 古音黶

脽 視隹切 古音誰 說文 屄也

屄

祝 職六又年 左傳 愛我者祝 祝我訏 俗作僂 祝

鬲 郎擊切 古音歷 外 者 穀 區 說文 鬲 鼎屬 實五 穀 斗 二 足 晉 韓 傳 足 鬲 鬲 郎擊切 古音歷 歷

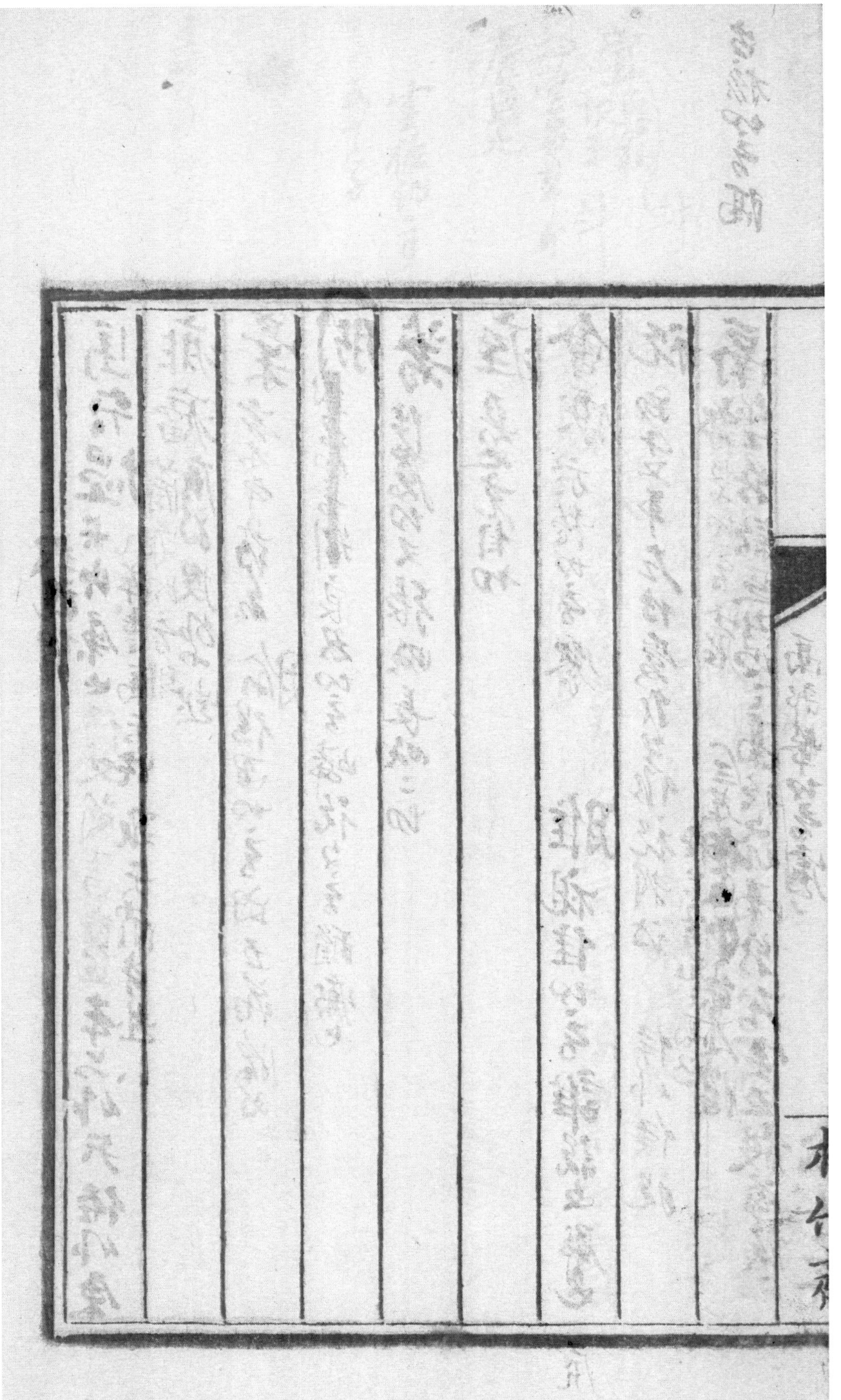

滛書牧乘傳集
注敖老也前士
高國以滌敝
之注敖老也

雲樓五年以營
備改畫天地
之□壽終矣

一

素問雜字音義

佝僂　佝，□□切，音□。五帝本紀裴駰曰：徇，疾；齊，速也。索隱曰：五帝本紀作

洒　奴旣反，先禮反，洒，□也。郭□□洒□□字也。

以耗　說文禾部：耗，□□。引說耗，□穀，下□□□耗。□□切，減也。

恢無　上徒□切，音□，又徒□切。下武于切，同無，□无也。又武夫切，□□。說文：□□無也。

志閑　戶間切，說文闌也。論語□□□□閑。

解惰　上音懈，佳賣反。下□，同惰。

掔　苦結切，□□□，又持也。

敝　□□□切，王注：敝，□也。淮南子□□□□□□□，□□□□□□□□，□□□□□□□。

嗔　昌真切，又□□同瞋，又□□。說文：恚也。□□□□□。

坼 丑亞上

二

三 夬屬 倉怪反 耳嘵 當閨其

而 鼻張 臣義反 張

汩上

澮 澮 胡對切 益君 趙齊 決

也 三蕃 潰 憤 亂也

被髮 上皮義反 拔 散髮 再之何身之言

啞 亿力切 言棘 去 走 如言 唄 呈于亟 內亟 敬於 內 又仲尼 衽衣

捽 古雖 於捺亟 與之 亟力切之音急 比西內

菀真 迂行分切 言鬱 詩中之方菀其於之荒也 和於牙角兒 下

又面菀 詩中之邪心菀結 於釋文之言鬱 蒂與橋內 古老反

緛 而兗切 音與緛同也

弛 式氏 失氏 二反

則張 下知 知亮反 後七之兒 感詩張了弛 禮 一張一弛之

辟積 上必益切 辛辟襞 衣襞積也 衣上襞積

汩之 古沒切 又為筆切 水流也 汩 莫歷切 長沙之 汩羅州 為屈原投汩之水 一作曰 一以日 楚於汨余若將不及 古作昇

薄厥

痤痱 上昨禾切 又祖和反 下方味切

俞　音庶　在魄汗下

痀　郁禹切　從[illegible]

僂　力矩切　從文[illegible]　[illegible]

瘻　力門切　[illegible]

魄[illegible]藏[illegible]　肺者氣之本魄之處也

四

足生大丁　謂高梁之變，以故生疔毒也

高梁

皶　織加切　[illegible]　旁達　俗作皻　赤皶　[illegible]鼻上[illegible]

爍　書藥切　音[illegible]　[illegible]　考工記　爍金以為刃　釋[illegible]　[illegible]

音[illegible]灼反　[illegible]作鑠　[illegible]灼反　[illegible]

拜　[illegible]

魄汗　肺者氣之本魄之處也　汗出於皮毛而肺主皮毛　故以為魄汗

澼　音擊　匹壁切　莊子　洴澼洸　漂絮者　借作[illegible]澼之用

按蹻　史扁鵲傳　[illegible]撟引　[illegible]　九[illegible]反　[illegible]按摩

二經　天橋　[illegible]身　[illegible]

頓瘂　[illegible]

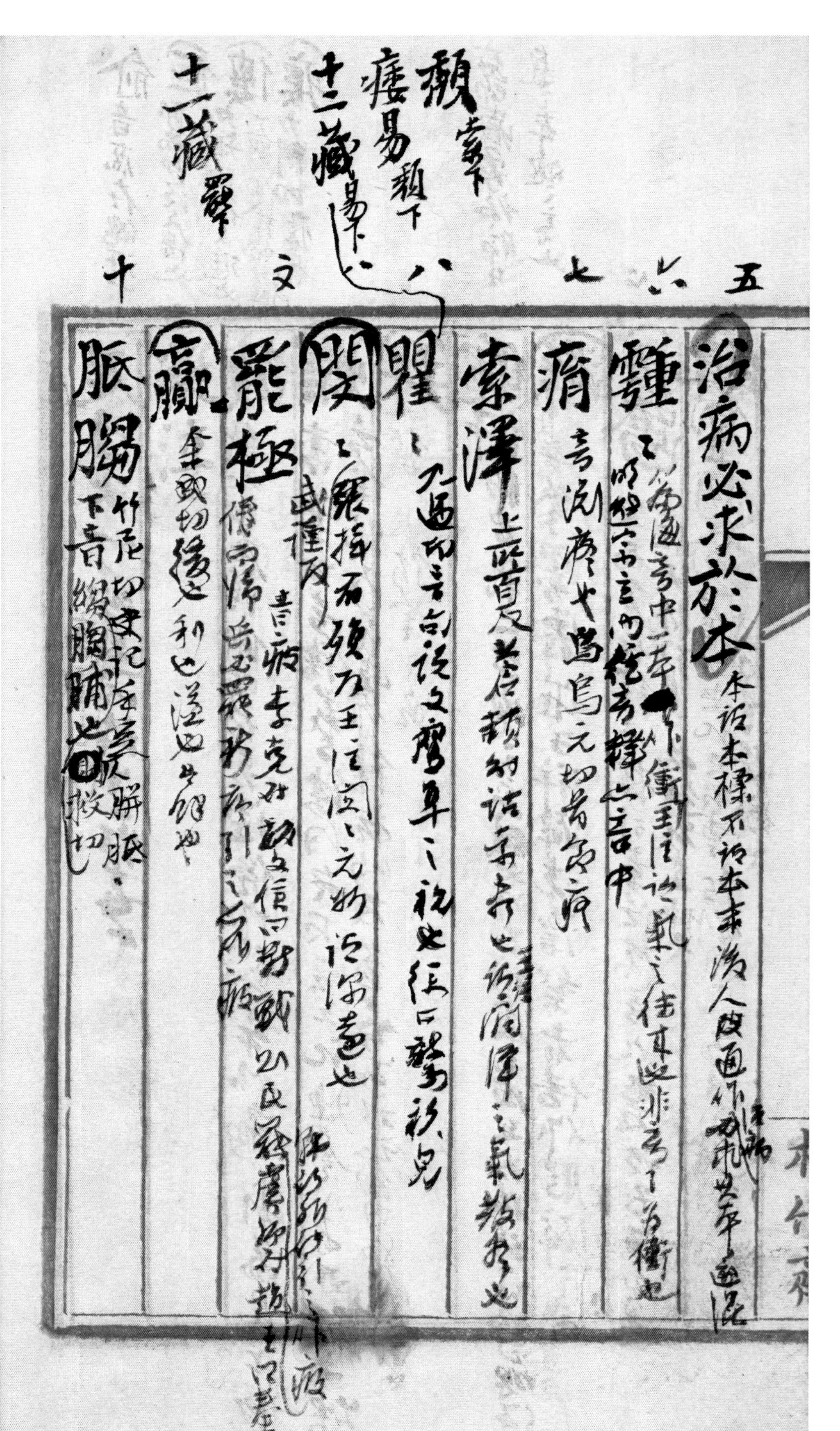

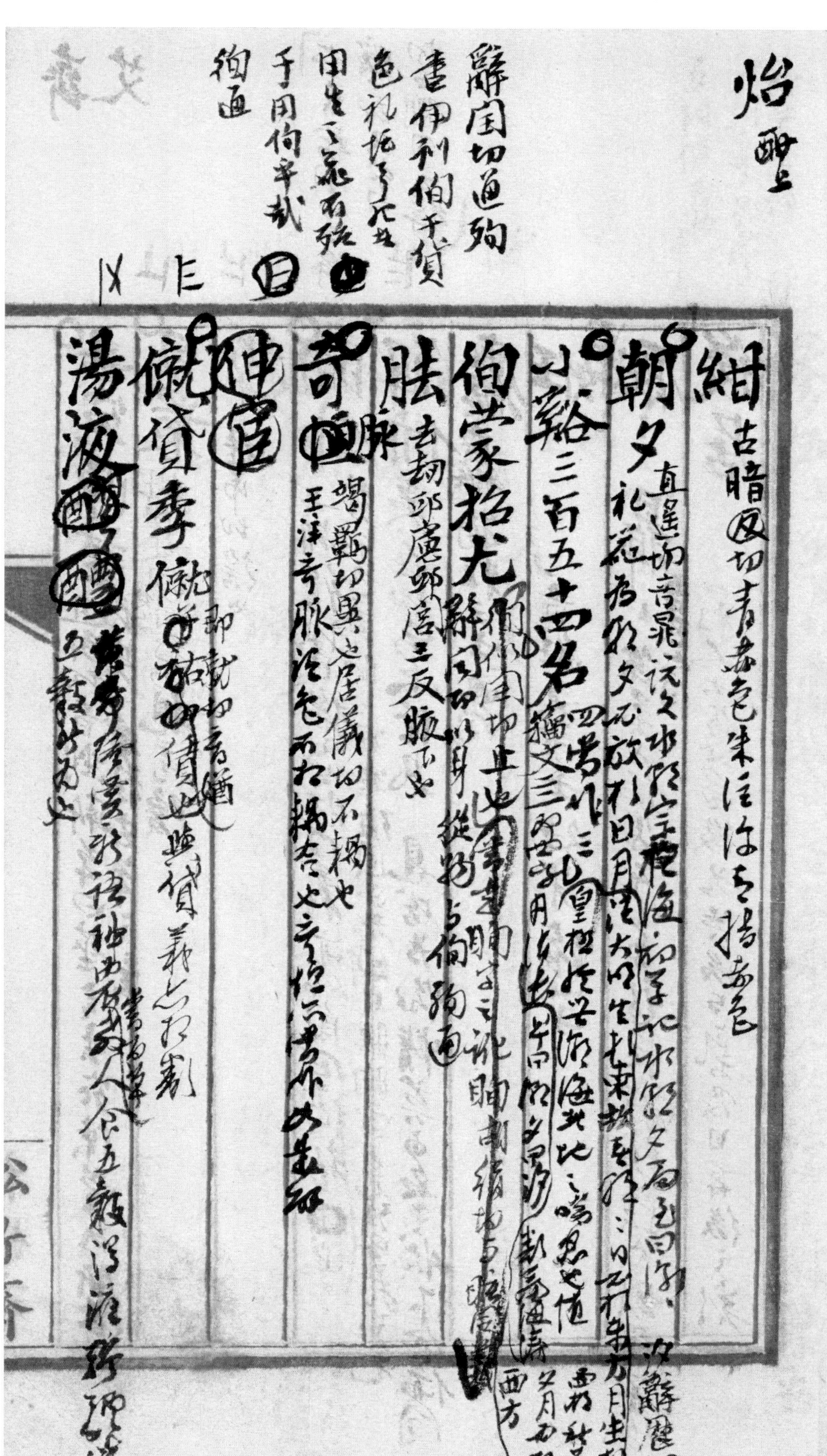

𦸗
艾

去宛陳莝 且卧切 音剉 斬草曰莝 言去宛陳當如斬草 宛謂宛積 去草之意

目瞏 觿并切 目驚視貌

掉 徒弔切 搖也

睊仆 上胡絹切 目搖也 與眩同義 亦作眴 與徇通 楚詞九章 眴兮窈窕 班固西都賦 目眩轉而意迷

解㑊 奚益切 亦作亦 是皆為倦惰莫可名之狀 下合倦同

𪋻 𪋻 揃粗二字 通用

姙娠 汝鴆切 音紝 娠 音申 妊身懷孕

累累 力追切 音縲 累如 ... 累累 音民 ... 同

後居 ...

含古切
三相參參
五相伍伍

卄 非 非 非 卄 非

參伍 上蘇甘切 [illegible]郎三反 [illegible]參[illegible]八[illegible][illegible][illegible][illegible][illegible]

㦿〻聶也

蠕〻同蝡 荀子蝡蝡而言 [illegible]而動 [illegible][illegible]動也
而宣切 以[illegible]行皃

焠烄 下[illegible][illegible]烏交切 烄也 熱也

各有所先 先[illegible]上自神物 杜彭[illegible]行[illegible]謝自無 詩書真文之[illegible]
[illegible]勝紫騮馬 [illegible]其先二字通[illegible]

蹠跛 之石切 說文足下也 下布火切 又[illegible]寄切 [illegible]立無跛之不正也

纓脈 王氏曰足[illegible]以[illegible]脈也[illegible]纓之脈故曰纓脈
馬氏曰胃經人迎之脈在結喉旁一寸五分即是結纓之[illegible]故曰纓脈

惋 烏貫切 言[illegible]也又行[illegible]切[illegible] [illegible]也[illegible][illegible]也

㾊然壅 莫江切 厚也大也 [illegible]病困

可刺不 [illegible]反[illegible]說文不靜也 靜不也 又南鳩[illegible][illegible]二切 南九

사 싸 씨　　씨 잇

四末 四肢也左傳風淫末疾

暍 於歇切音謁傷熱也亦作瘍暍

柔痓 下充自切音瘛居雅瘛瘲之病痓之誤痙其頸切音痙 說文惡也

食㑊 表益切音亦 食㑊善食而瘦者之食㑊

虙瘕 虙亦作處後虙為匿之 古伏羲字得伏犧亦作虙勝

炅 古迥字 迥切音頃光也

鰂 昨則切音賊 說文鯽魚名雀所化今俗一名河伯度事小吏 又音烏鰂 烏賊魚說文烏鰂之魚名烏賊

藘茹 上力居切音臚 茹藘草 下人諸切音如 相牽引兒易曰拔茅連茹

努 奴古切 [illegible] 說文 [illegible] 用力也

錘 直垂切 稱錘 或作鎚 玉篇 直危切 稱錘也

胂 申切 廣韻 申 胂 脢也

鄭注 玉篇 夾脊肉

病 能 能

頩 普幸切 頩𩑋白 又清潔色也

炲 武宮作臭 徒哀切 音臺 廣韻 臭煤灰集屋也 又杜來切

有 漸 閭宗筋

睊 作 古縣切 目 [illegible] 與 [illegible] 同義 下 亦作目

鐵 洛 [illegible]

麋衡 [illegible]音[illegible] 与麋同 [illegible]九[illegible]秋[illegible]
麋蕪 又[illegible]曰麋[illegible]
麋[illegible]江離也

其疹

脽 是惟切 音推 尻也 視隹切 音誰
王注 脽 臀肉也

泝 蘇故切 音訴 [illegible]
逆流而上曰泝洄 [illegible]從之

鼠僕 僕[illegible] 莊子天下篇[illegible]鄭人[illegible]玉未理者曰璞
釋文 周人謂鼠腊者[illegible]

骼髎 上[illegible]切 腰骨

麋於 [illegible]力[illegible]切 周[illegible]東南[illegible]
[illegible]

昭 [illegible]切[illegible]也

譩譆 上於[illegible]切 [illegible]下許其切[illegible]
[illegible]恨[illegible]

川

霊栝栝结𦍒 丑

庄補

丗

[illegible]

莫蓋切云莪

目不正皃

又三角切

撅 上林賦橑人穀矛院脊之李長寧起也般卞又㩳曰

溼溲 所留切小便也後漢張湛傳遺矢溲便古書金切溲

聶辟 苦謂霊栖偏辟之義

鬼臾區 烏侯切云謳提也洚書云長沙區景豈棋切廖如柳

古善劍出區冶王莽時中郎區博 云又區煌

迮 仄格切起也

黅 居吟切云金黃色

馮乎 扶冰切馮依也託也書所謂馮玉几 馮面作憑訓曰馮云

摧拉 上昨回切亦摧折也說文下力答切折也左傳拉公幹而殺之

青隕 上息國切 一曰實也 下于敏切隕墜也落也

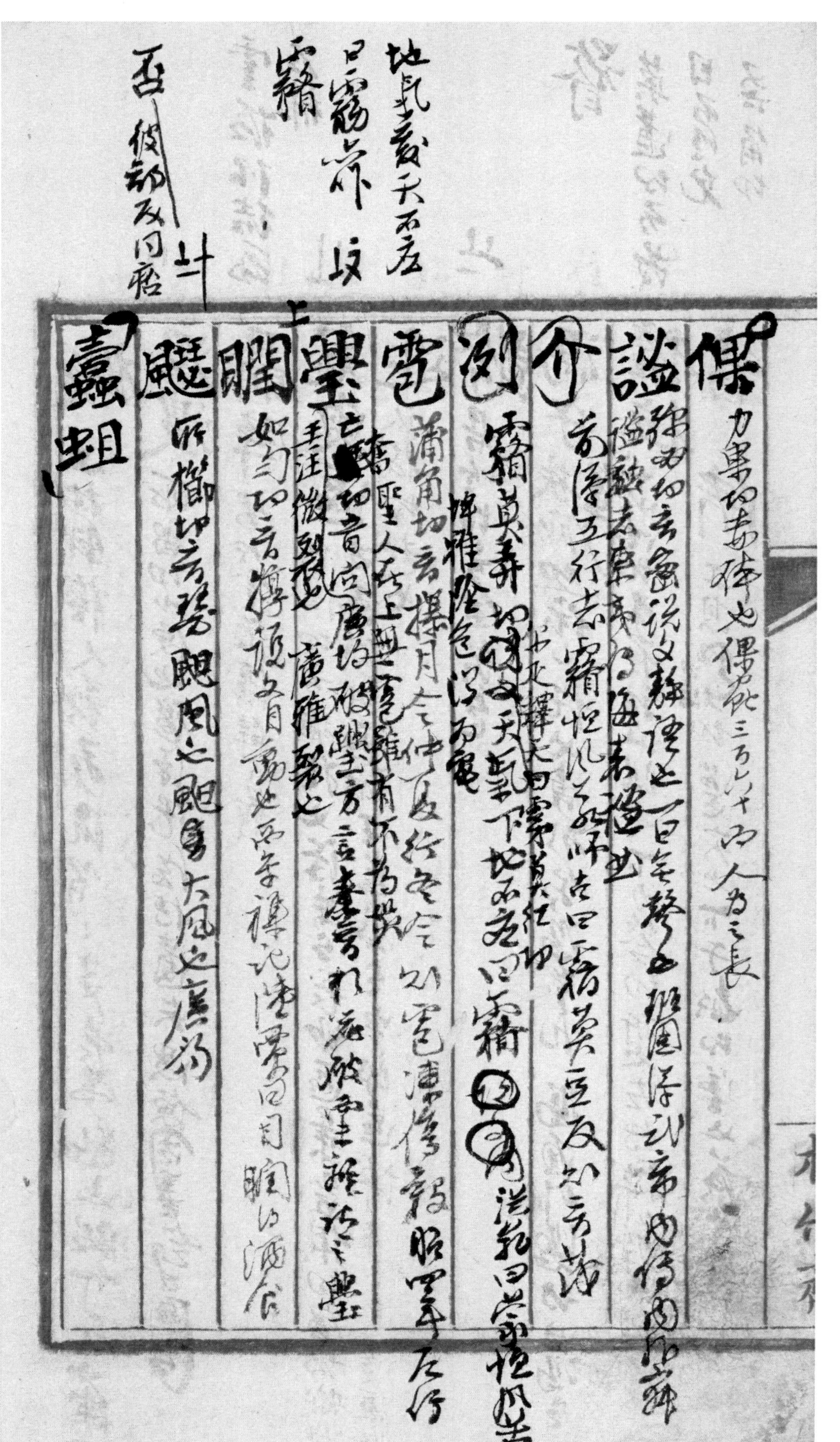

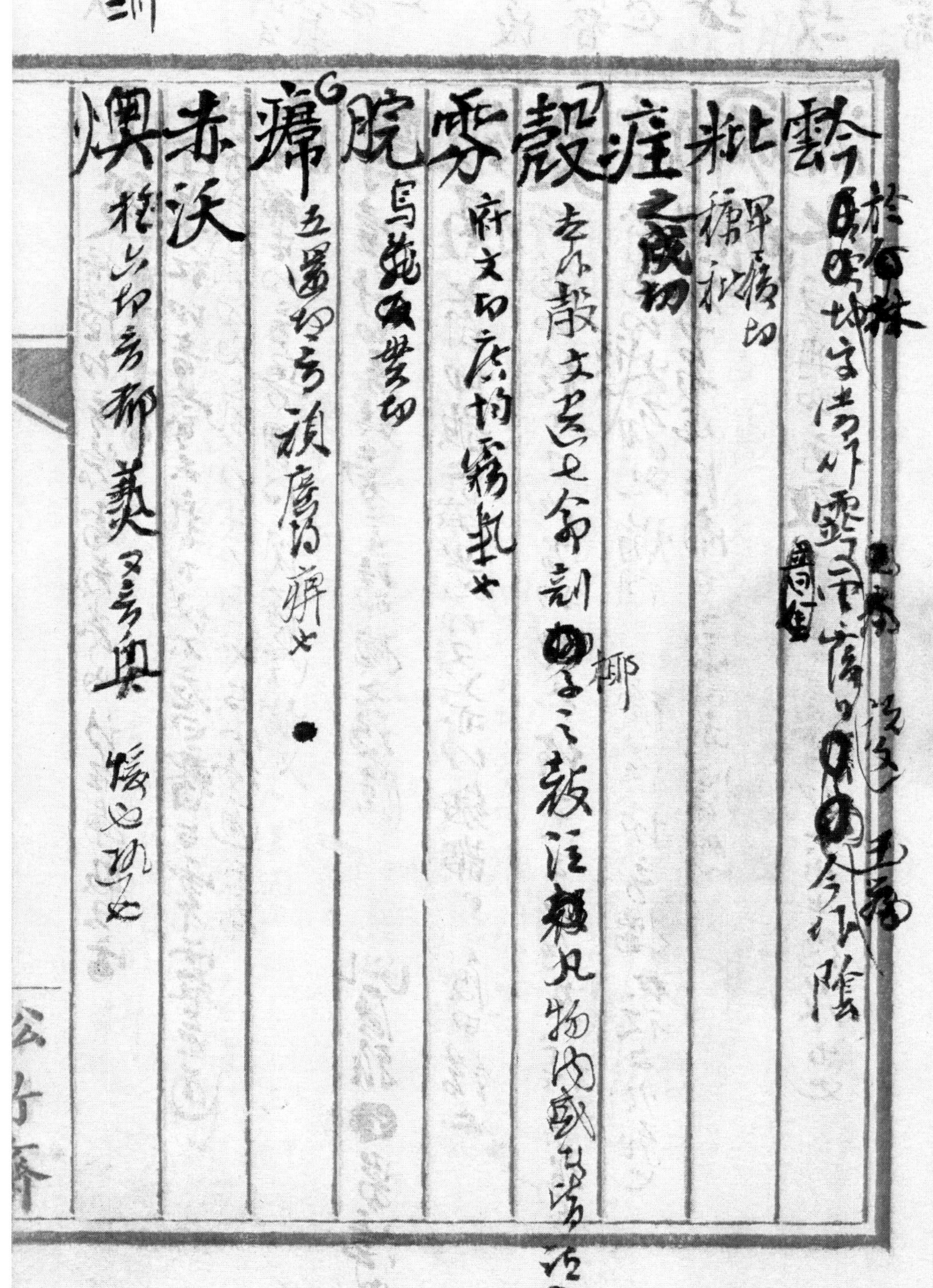

汉

霿 霁 莫武公切 天氣下地不應也 亦作霧

窽 口弔切 亦作 孔也

瞀 莫候切 亦作敄 楚辭九章中悶瞀之忳忳 又被髮䯤也 淮南道應訓 去其瞀而載之木 注木鶩 烏名 亦作 又亡遇切 音務 雩[illegible] 瞀 重又反 兩[illegible]瞀

坊 技

雷殷 倚[illegible]切 音隱 雷聲也 詩云 南[illegible]殷其雷

霿蒙 莫紅切 音蒙 天氣下地不應曰霿 与霧同 亦作霿 霧 武賦切 地氣發天不應也 与[illegible]霧通 亦作[illegible]

鹵 力古切 音魯 [illegible]鹹也

翳 壹計切 音瑿 方言 [illegible] 掩也 [illegible] 廣雅 [illegible] 障也

皺揭 七[illegible]切 皺也 皺[illegible]切 又[illegible]切 皺皺也 [illegible]甲錯也

爇 而悅切 [illegible] 燒也 [illegible] 二十[illegible]年 [illegible] 爇[illegible]

熛 必遙切 火飛也 熛同 [illegible]切 [illegible] 火飛也

躃 [illegible] 淮南 [illegible] 熛

溓水 [illegible]切 [illegible] 五里[illegible]二切 大水中絕小水出也

簠

太陽司天四之氣　劉熙釋名腹前肥者曰臚

臚　甫無切說文臚皮也徐曰今字皮膚從籀

作膚膚行而臚廢矣　又急就章有此字

毳　王氏[illegible]

亯　敷六切積也又[illegible]許六切[illegible]

跛　波我切音叵又方寄切易跛能履禮記有司跛倚以臨祭

䠞　[illegible]譫　徒合切音踏又[illegible]又[illegible]切音[illegible]

坼　同坼丑格切裂也亦音[illegible]木字旁柝

公行齋

揚

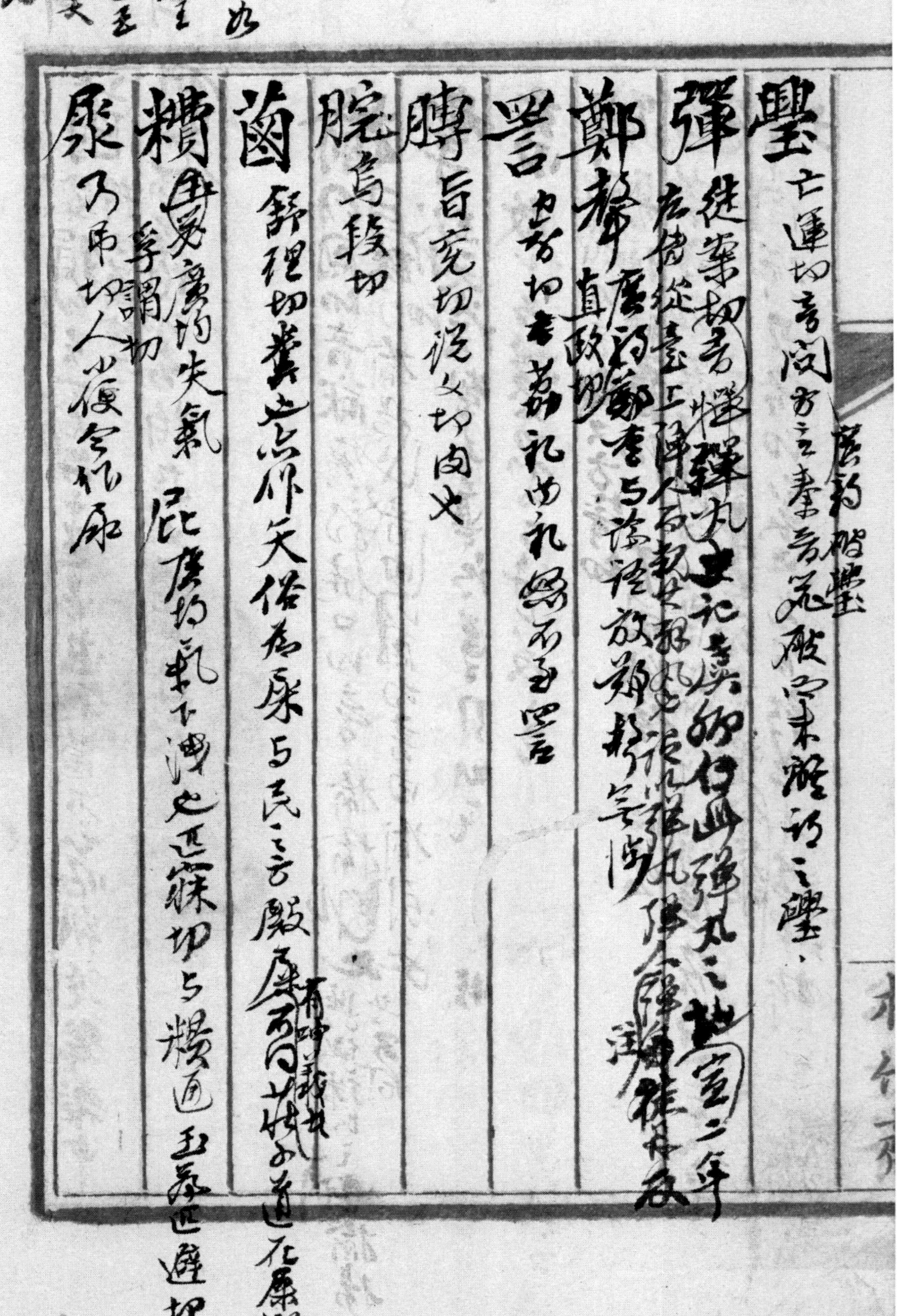

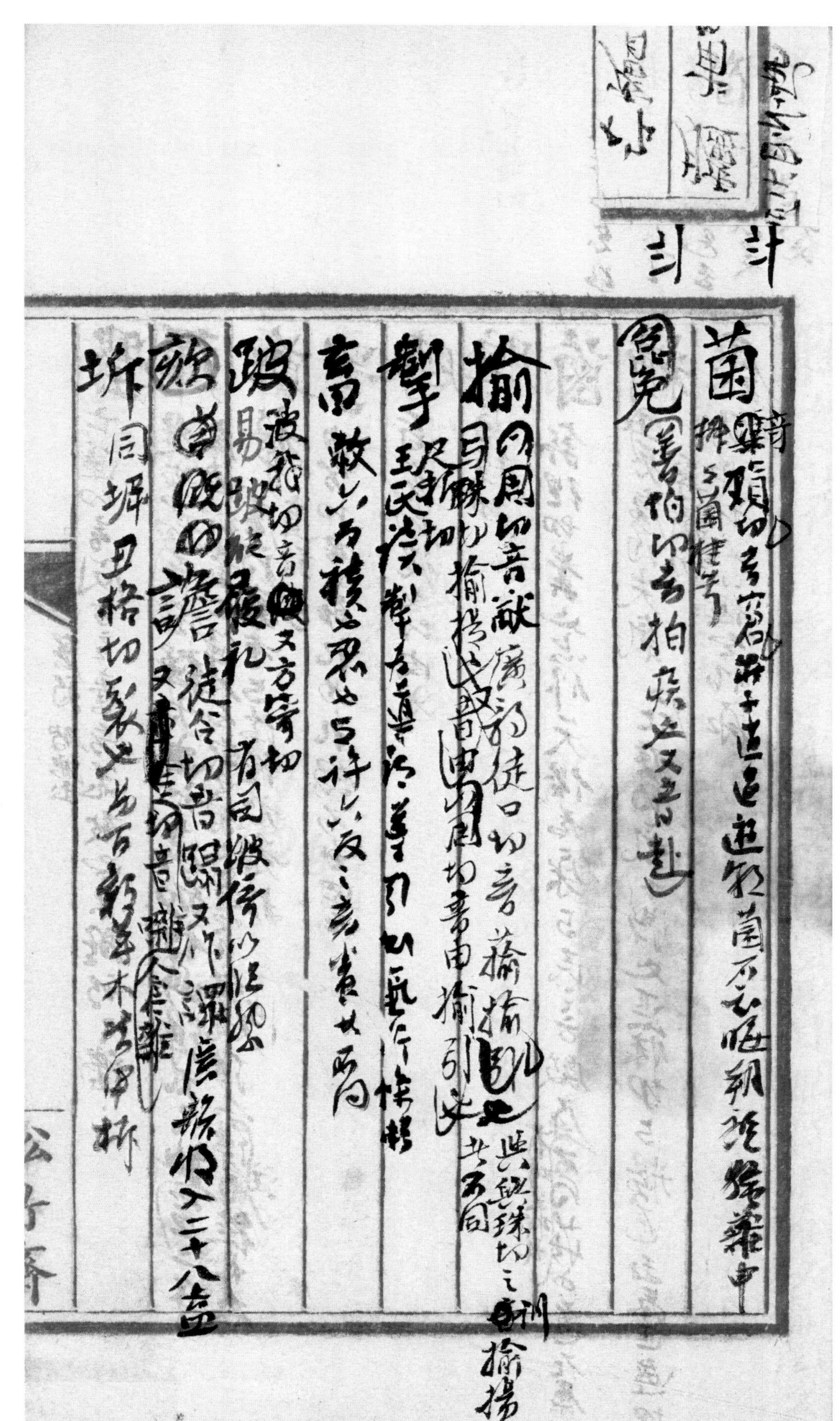

古文語矣為臣也
趙氏高誘為矣王
貴慈得是也至
於甚至愧矣矣
即此曰恚矣也

壆 亡運切 音問 方言秦晉言冢破空木壁謂之壆 廣韻胡覺切壆

彈 徒案切 音憚 彈丸 史記虞卿傳 此彈丸之地 左傳 從臺上彈人而觀其辟丸也 宣二年

鄭 直政切 廣韻鄭重 与諸經放鄭聲字同

詈 力智切 音荔 禮曲禮 怒不至詈

膞 旨兗切 說文切肉也

脘 烏段切

鹵 錄理切 糞之正作矢 俗為屎 与尿之字 殿屎 屎 有呻吟義 在屎溺

糟 廣韻失氣 孚謂切 屁 廣韻氣下洩也 匹寐切 与屡通 亦作避切

屎 乃弔切 人小便 今作尿

皆可而矣並原
二隹

君卑益切

瞷 如匀切說文目動也亦作瞚通作瞬 目 瞷得酒食 又舒閏切 瞬

几 玉是俞切鳥短羽而飛之皃字从此 与飼 擲 為几 与飼 擲 為几
說文鳥之短羽几几也 又廿三執又加又為几之

瞀 穡

譫 脽 是唯切 視隹切亦音誰

併辟 下婢亦切 痞 符鄙切 塞也 七腹內結痛

疿 甫未切 熱生小瘡

痤 徂和切 癰之 痤癤也 罨 渠 切 二 瑗 視之目驚視之 通作叢

脣 胸馮

曚昧 眛爽 睒 睒之 似宣切 音旋 不正 陽和 而

鶩湑

公竹齋

皺 又倫切 音盍 説文皮細起也 畢書 記帝紀 執筆 皺

手爲皺 … 皺 … 皺

著之 畫山石作麻皮皺 是爲皺法之始 畫家

撮 廿三末 子括切 音撮 二十四黍爲圭 四圭爲撮 以手取之

䟦 十三末 蒲撥切 音跋 肩髆 共載之爲 … 髆 … 字之訛

䭾 汗出見 二十八 緝 丑入切 音㴺

濈 二十七 緝 阻力切 和之

䜃 記某 … 之 …

… 以 … 石 … 年 … 也

瞔 … 目 … 石 …

郄病處所以郄視文

俞說在八十一難楊氏之接只云五藏俞皆在背

並以募在陰俞在陽楊之接云腹下陰五藏募（滑氏云募皆在腹）

皆在陰背者陽五藏俞皆在背故云俞皆在陽

內藏也生病以出於陽陽之俞在背也經絡之病以下行

於陰陰募在腹也

病今在陽以陰陽入陰支蘭藏先生以陰入陽支蘭藏

者即經正並神出表問云支者順節蘭者橫節陰

支蘭膝藏也　将來問之此語

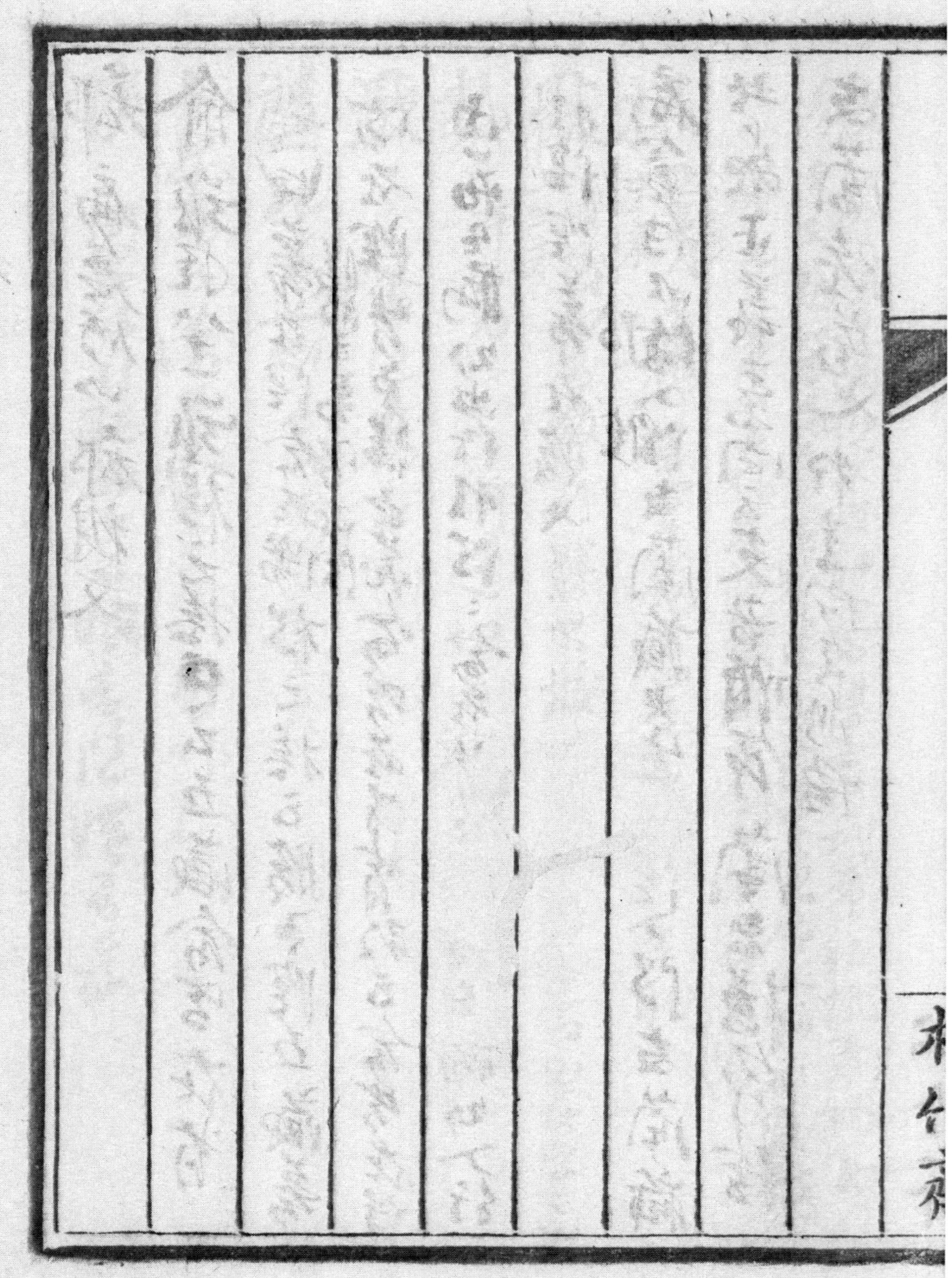

顖 息進切 顖 息囟同　頻 之考切

顛 都堅　頞 烏葛 鼻莖

額 雅格　頷 户感 也作頜

眩 胡徧 胡蠲 目無常主 又瞑眩

眥 靜計 目際也　瞏 衢并 目驚皃

瞋 昌真 張目　盲 莫耕

瞼 九儉 眼瞼　咽 於堅

耵 都領　聹 乃頂

咳 胡來切 小兒　踝 胡瓦 足踝

跳 徒雕切說文蹶也一曰躍也

踔 補弔切踝门　䠷 之由切

蹪 苦瑰切又苦罪蹪上　䟔 逐逮跡也

鵠 牛告說文鳥名也同鵠口丸孔晃二切　𩣡 補各

鷩 其交聐也蛮鳥名也鷩髮　䯱 徒良切

䭬 兄卷　𦙶 女鞠切亦作衄

肵 尸當從文膛等文　膲 子邕

脽 是惟切尻也當旁椎　臍 在奚

肘 張柳切臂節也　胴 似思切脊肉也

此腑字

肣 章忍切

胝 竹尼切 胼胝 出北方足胼胝

膊 普各切

胵 充脂切 鳥胃也

脖 蒲方

膇 直僞切

膞 旨兗 說文切肉也

胕 扶付切 太玄經 怖胕〻行

膏 公勞切

脛 胡定切 新邦 步〻脛

腊 思亦切 乾肉 周禮腊人掌乾肉

脂 之伊切 詩 膚如凝脂

䐃 渠隕切

胦 札〻 胅胦 胅瘍

腸 丈良

炙 之夜切 炙肉也

胛 古狎 背胛

脊 資昔切 身左右脇背也

肑 烏的切 [illegible]

胳 公洛切 腋下也

脖 蒲没切 脖胦也

怭 蒲必切

悸 其季切 心動也

恍 火廣切 恍惚

憑 皮冰切

奇 渠羈切 異也 居宜切 不偶也

欹 卻居切 欠欹 張口也

胂 舒仁切 夾脊肉

胠 去劫丘虔丘閭三切 腋下也

懊 [illegible]

憯 [illegible]徒監二切

慓 匹姚蒲小二切 疾也急也

惷 於腫切 懦愚也

[illegible] 於俱

饜 於艷切 飽也

厭 於豔、於琰二切，足也，飽也。又於冉、於甲、於涉三切

銜 胡監切，馬口中之鐵。走 子苟切，子后去也。又

迮 側伯切，起也。又阻格切。迫迮也。髯 汝占

鬚 相俞 髭 子移

焠 寸對 熘 於丁

癸 居又、居誄二切，物也，嶲之。熇 呼各

熱 同爇，而悅切。蝎 胡葛切，桑中蠹蟲也。

鞕 牛更切，堅也。濇 所力切，不滑也。

滲 所禁 澹 達濫、徒瞻二切，水動兒。

泆 余質切
滎 胡坰烏坰二切 絶小水也

沫 亡活
涌 扌種 水勝波

淖 女教切 泥也
泠 閭計切 相傳離泠

泝 蘇故
溱 士臣
浸 子留切

汨 莫歷切 汨羅
洄 古沒切 非沒 又 烏華切 水滸

溢 弋質切 滿也
淤 於去切
漣 里蓮 里泰

液 羊石切
漉 盧郎切
瀆 徒鹿切

瀉 思野 又 夜切
湍 他端切
滦

泭 芳無切 編木以渡也 又防無切 水上泭

縠 胡谷切 水声也

歜 歐二切 寂也

霂 武卜切 同 霁 霧

霧 武職切 霧

雺 多雲切 霧氣也

飋 所乙切 秋風

昧 莫佩切 昧爽旦也

暍 於歇切 中熱也 渴也

暑 式與切 熱也

昳 徒結切 日昃

晡 布胡切 申時也

寫 悉也切 除也 傳也 置物也

尻 苦高切 臀也 脽也

屁 匹避切 泄氣也

瘍 染易 病相染也 羊赤切

窌 普孝切 穿地之窖也 藏也 又力救切 地名

染而剡切

秋 此車切說文穀了熟也

犓 楚芻切

粳 柯彭切

滓 壯里切

夭 尸想切

畜 勑六反 許六反 養也 ... 蓄也

妞 女鞠切 ... 也

繆 眉救切 亦謬字

擩 而主切 音孺 取物也 周禮九祭六曰擩祭 以肝肺菹擩鹽醢中也

耗 耗 呼到切 又穛摩 告 說耗穀下土 減也 敗也

穚 抽陸切 積聚也

輕 起丑去政二切

劑 才細切

匣 胡甲 匱 集 愧

腠 倉奏切 膚 腠也

腈 扶吻切 說文 脽也

菱 古束切

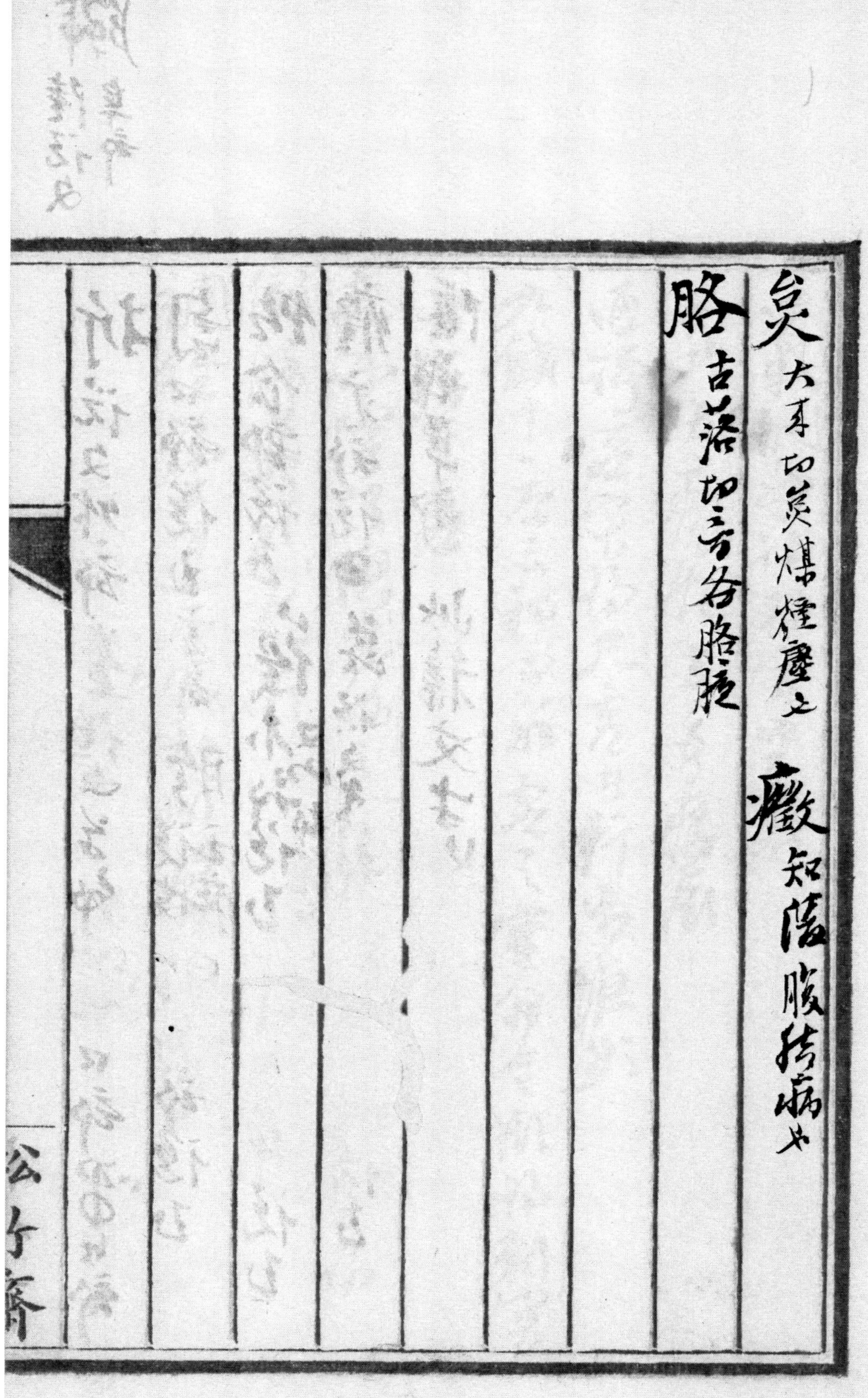

炱 大来切炱煤烟塵之

瘷 知落腹結病也

胳 古落切亖方各胳肢

隣 陸説文阜部

折説文艸部 蓮説文艸部 噬口部 甾甾部

訇口部從言言部 胗説文疹 貝則刀部從之

怡合部説之 復木部説之又山部槐之 公賀 貿貝部説之

癃疒部説之 絲説文糸部 矣矣部説之

隌説阜部 此稿文未也

四氣調神論邪害空竅

又秋為痎瘧 音皆，瘧屬

通評虛實論尺虛者行步恇然

九鍼十二原云邪實外虛之實令全取後刺實

者後乃虛

瘧論陰陽總會之云旋氣衛 音瑩

衛將之起於氣衛

調經論上焦不通利則皮膚緻密

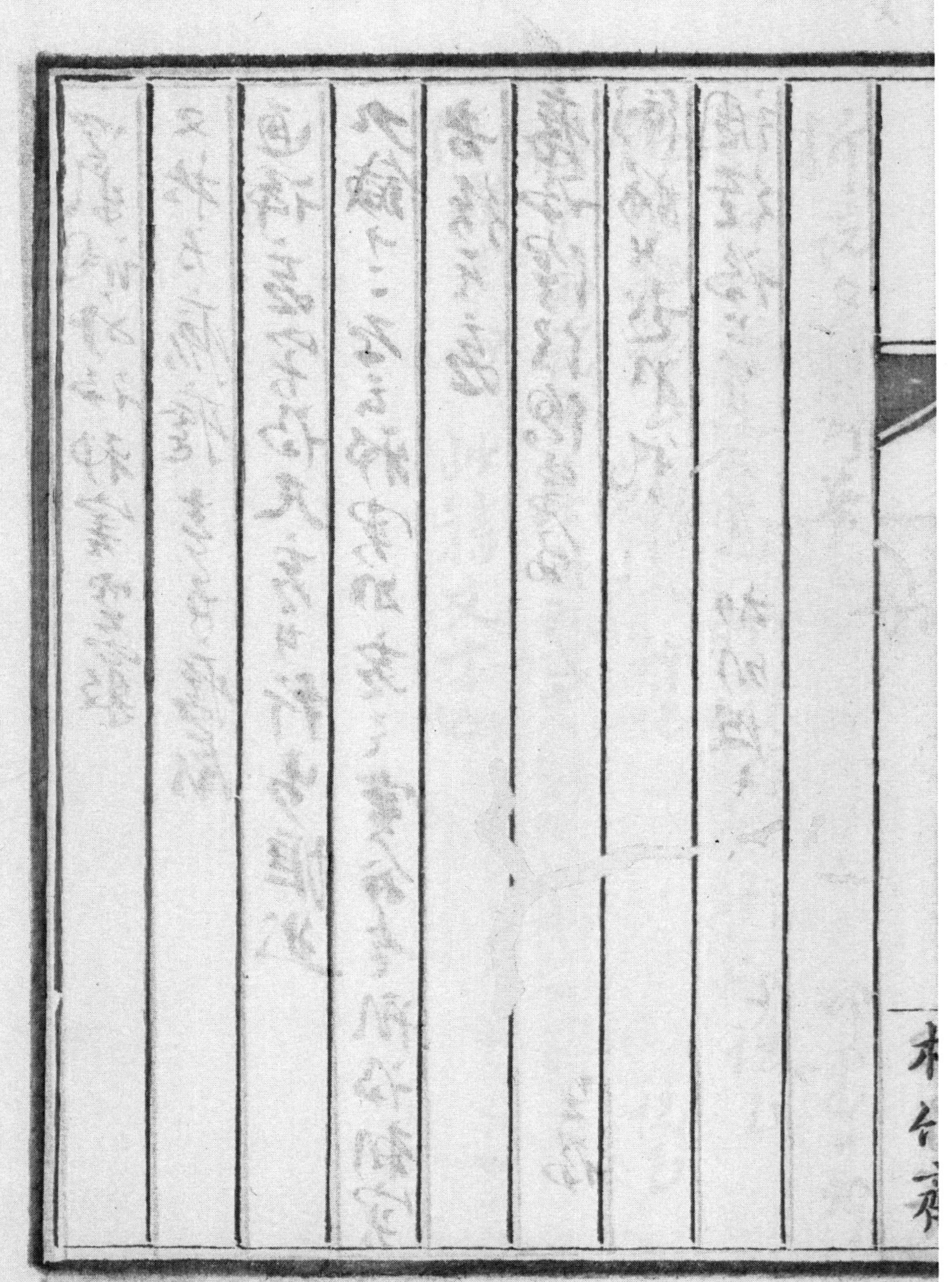

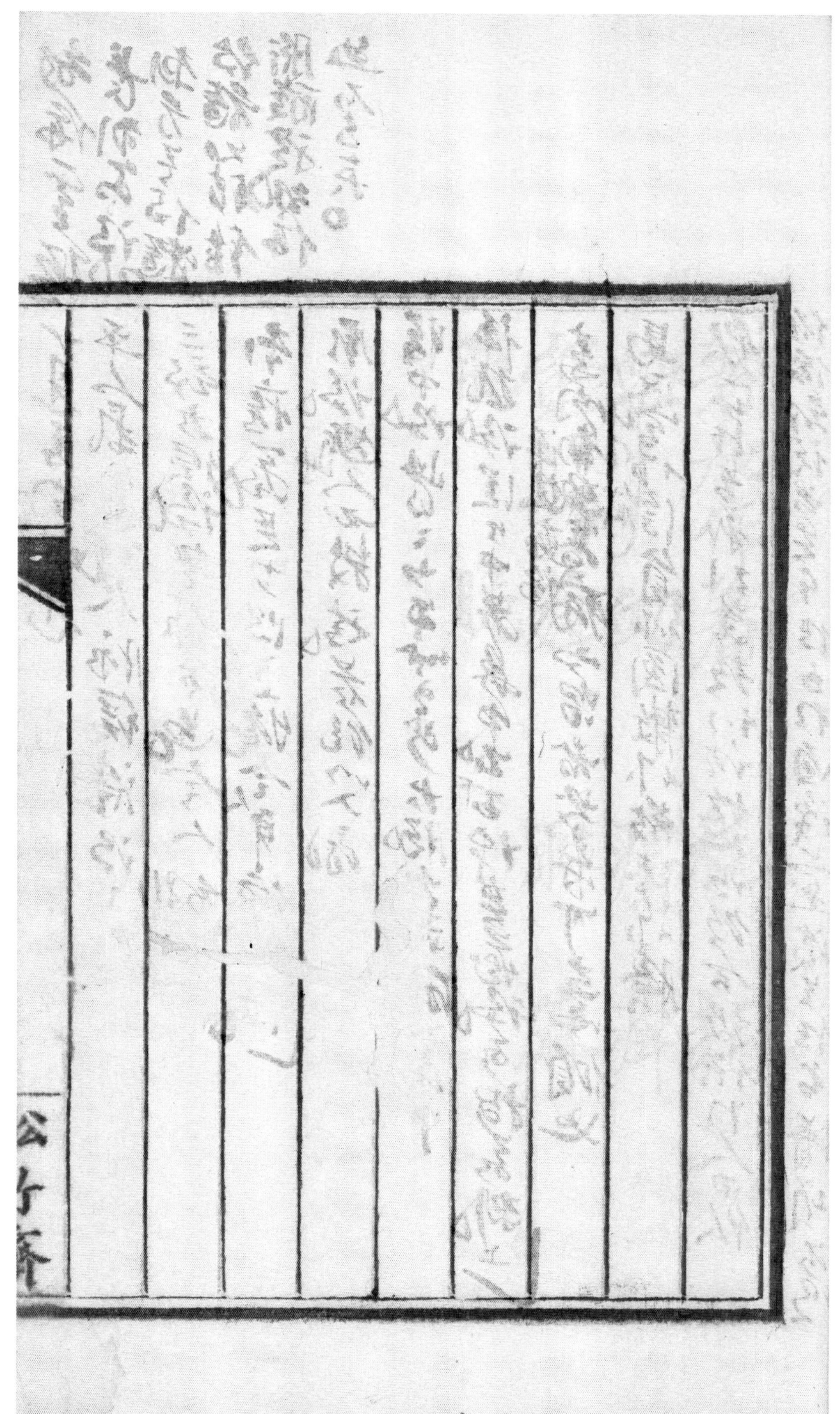

頗係重輕一旦悲喜同罷耳
長則寫詩
則爲著書仿體
作體不能錄
脈醲發細係
也不足矣。

平人氣象論曰尺脈緩濇謂之解㑊
三部九候論曰[illegible]令人解㑊
刺瘧篇曰足少陽之瘧令人身體解㑊
厥論[illegible]人無救[illegible]若能[illegible]入[illegible]
[illegible]中[illegible]此三字其[illegible]大[illegible]宜[illegible]入[illegible]中
評熱論注[illegible]中[illegible]中[illegible]玉[illegible]可[illegible]
嘉言[illegible]留者其[illegible]可[illegible]頗也
馬氏[illegible]貧[illegible]圖[illegible]不[illegible]
似一[illegible]設[illegible]人[illegible]似

俗[illegible]通[illegible]頃[illegible]

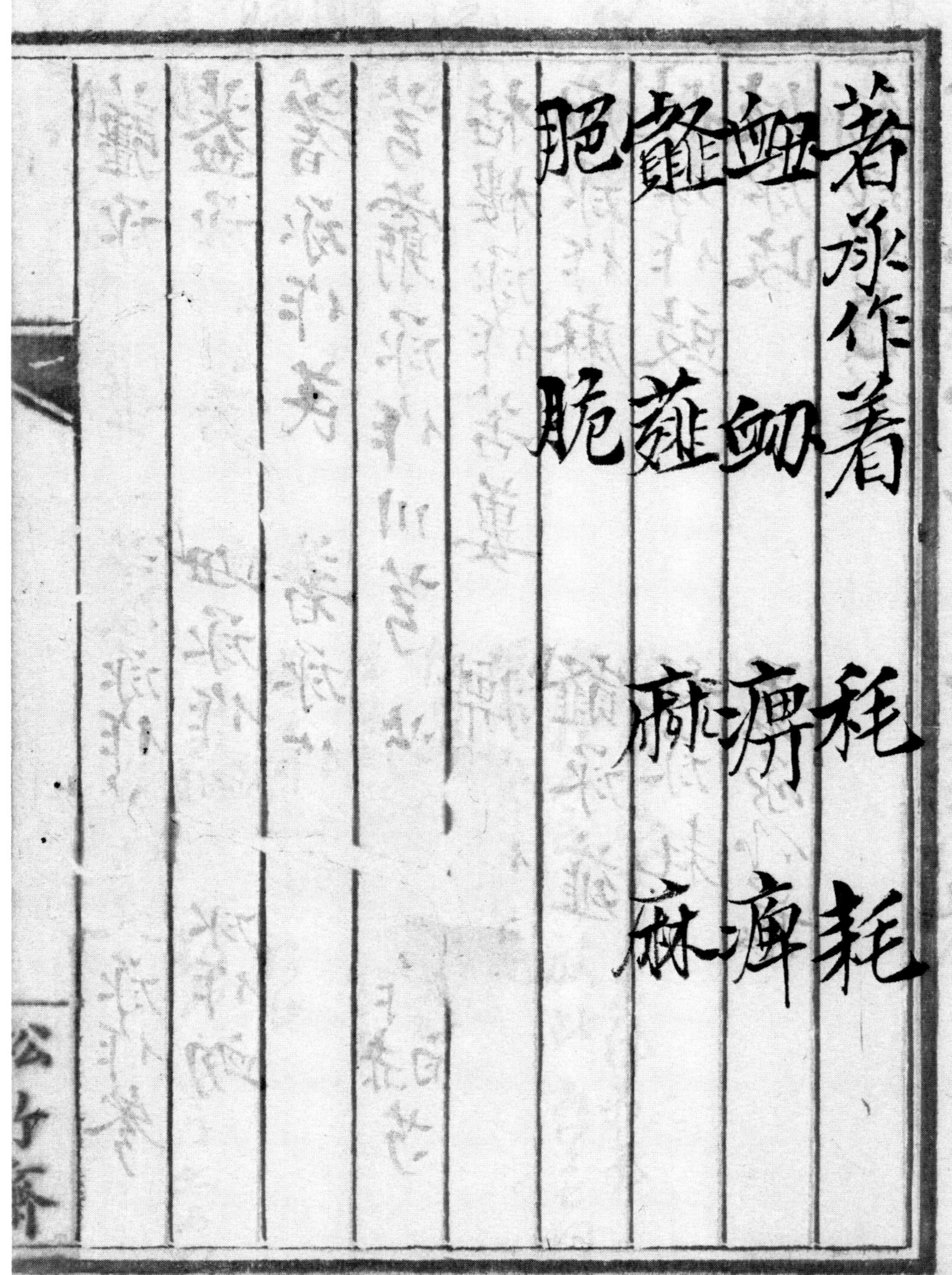
著亦作着　秏　耗
衄　衂　痹　痺
饔　蕹　痳　麻
脃　脆

薑彔作薑　蓡彔作蔘又彔作參（蔓）

葢彔作蓋　衄彔作衂又彔作衂

著彔作芪　著彔作苜

芎藭彔作川芎　芍藥彔作赤白芍

栝樓彔作苦蔞　癖彔作癖

麻彔作麻　蘺彔作蘺

枝彔作鼓　秏彔作耗

岐彔岐　罨彔作罨

頿彔作髭

雲循四以氣視其目色以知病之存亡

風雨登天剱 [illegible]二字

以酒名泉水

唐邦瞰風

丈夫二八天癸至

則上應白露而下

梅穢

陰搏陽別

浩浩瀰醴

塵里豚

解亦食亦

烏矢焜郭矢醴

藏穀同穀

麴蘖為蘖　不得為華

穀經不言其放此　其字同

經內所出某字同

經內出八[illegible]之字新出

論者說此以意求之

前溝之二字宜删

一句双行　注而斷句三四字　以而斷

内經音義

三易稿

[illegible]

凡例

[illegible]

一字已見於上，樣於本行而再出，字已入於文義

者則仍存之，互出之。若其字旁加之點，則以他點識之。

一每篇首標題，後於上摘字而書，庶免[illegible]

上下二三字或錄全句，便檢查之。

一摘字者，釋一字則只一字，而兩字者則并兩字，亦並一樣。

標題不錄。

一凡花說作一般皆是應用[illegible]三類而[illegible]之者并不

釋

[illegible]一但中字亦書

一反切以[illegible]為[illegible]

一九二

又玄應化書以切韻正韻皆在唐韻前也唐韻比之宜

集韻義化書所不引

一爲注杜宋孝經文選爾雅陸氏釋文針鍼負圖讀

爲陵字之流散而整齊之此後不一今之何其慎

一爲善長說爲三蒼君埤蒼廣蒼字林古今字詁及文字集略

是所釋之經一切經音義李善文選注注經

典釋文說書不避俗稱引以存舊觀

一爲方言釋名急就章玉篇廣韻字書廣雅匡謬正俗

諸書皆果刻一作二史書校字書方以爲準

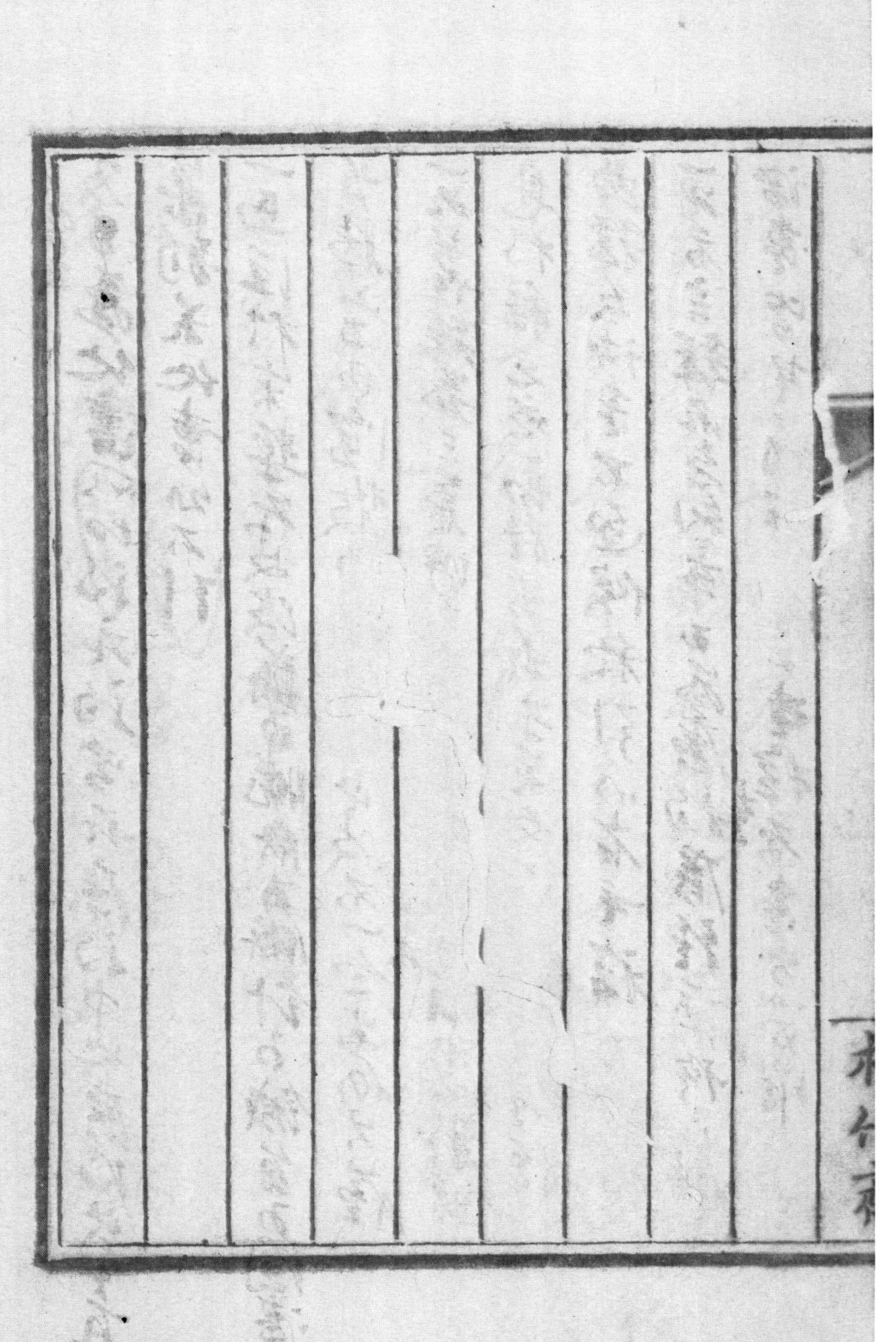

山海經東山經高氏
之山其下多箴石注 箴石可以為砭針治癰腫者 一切經音和引
李奇亦作鍼 公作針同支諶
反
易緯 紙外反 相 京
房作內 紙 自 庸
陸 績作內 紙 附 誤
掛 說文作揮 見玉篇
易掛一以象三
辭繫
儀禮 特牲饋食禮
挂于季指 [illegible]
古文挂作卦

靈樞難字音義

嘉[illegible]同[illegible]戴[illegible]氏

砭 [illegible]廉切 音[illegible] 府廉切 音砭 許氏說文以石刺病

針 [illegible] 亦作鍼 職深切 音斟 亦作箴 漢書藝文志 [illegible] 石湯火所施 注 [illegible] 所以刺病

後漢書趙壹傳 鍼石 [illegible] 手 [illegible] 注 [illegible] 音 以砭石為鍼也

其空 下 康董切 音孔 [illegible] 記五帝紀 [illegible] 井 為 [illegible] 漢書 [illegible] 帝紀

註云孔也 大 [illegible] 長 [illegible] 注 [illegible] 孔 [illegible] 面之也

菀陳 紆勿切 音鬱 [illegible] 面 禮 內 [illegible] 宛 [illegible] 陳 [illegible]

補寫 下息姐切 瀉 居均 [illegible] 曲 [illegible] 已 [illegible] 杜 [illegible]

內之 奴答切 同納 說文 內 入也 [illegible]

腧 傷遇切 音戍 玉篇 五藏腧 [illegible] 集均 五藏腧穴 [illegible] 五藏有井滎腧經合 [illegible] 五五二十五穴 [illegible]

鑱 鋤銜切 音饞 史記扁鵲 [illegible] 鑱石撟引 [illegible] 說文 鑱 銳也 [illegible] 金 [illegible]

[illegible] 針 [illegible]

華佗別傳今子弟數人以鈹刀決脈

卦之三

一切經音義引說文鈹大鍼也以爲家用以破癰

卦之二

易圖序卦釋

之圖本以貞

馬氏本改爲圖之

貞卦九卦之二

于楨切音圖之

对也王子規矩方圓之

皇侃論語義疏云……

何說文楨……

說文引云以杜林說

一切經音義卷

古責反廣雅

挂也

痼故護反與固

錮通說文作㾜

久病也月令民多固疾漢書寬饒傳作不爲錮疾

鍉 都奚切音低說文鍉……匙字書作支也 九卦之五 ……方言……

鈹 敷羈切音帔文選吳都賦注……說文鈹大鍼也……昭二十年……以鈹

髦 襄公十八年左傳……釋文……莫……

喙 許穢反音 說文喙口也……

瘁 府移切音……

溜 力救切音霤 一切經音義引……說文引……

蒙 ……

診 之忍切音袗……謂看脈候也 一切經……

脖胦 上蒲骨切音勃下於良切音央廣韻脖胦臍也玉篇……

髁苦瓦切廣韻腰骨吉

跨

昌兗切舛

喘昌兗切

薄迫也相迫近

近補莫反漢書日月薄蝕韋昭曰氣往迫之曰薄

卷九將字皆同

將兩藏即良切分肉上

廣雅將行也詩周頌日就月將毛傳云將行也

楚辭口楚王問宋玉[illegible]閉口[illegible]

固閉不可開也 閉塞也

閉 俗字也 博計切 [illegible]說文閉[illegible]玉篇俗閉字廣雅[illegible]

踝 胡瓦切 踝同廣韵 [illegible] 足骨 一切經音義引三蒼 髁尻骨 [illegible]

臨泣 與濈同 所力切 音色 [illegible]

腨 [illegible] 踝跟踵相近 [illegible] 市兗切音 [illegible] 一切經音義 [illegible] 江南言腓腸中國言腨腸 [illegible]

癃閉 亦作癃 後漢書 [illegible] 力中切 音隆 [illegible]

呿不能欠 丘居切 [illegible] 文選 [illegible]

受盛 成象 [illegible] 才本作盛 [illegible]

分肉 扶問切 [illegible]

瘻 於[illegible]切 [illegible] 說文瘻頸腫也 [illegible]

挂以髮〔兼〕

素問𪫧合其祖橋〔以下草書難辨〕

三 著于 長略切 [illegible]

似 ○𡲢似切 〔詩小疋〕 [illegible]

悅 許防切 謊 [illegible] 楚詞 [illegible]

清氣在下 清 七情切 [illegible]

濇 所力切 色 不滑也 [illegible]

滲 所禁切 音 [illegible] 說文 下漉 [illegible]

四 湊 倉奏切 [illegible] 爾雅釋 [illegible]

䏚 胡郎切 [illegible]

淖 奴教切 [illegible] 一切經 [illegible]

成十六年左傳 [illegible] 淖 [illegible] 泥也 [illegible]

一九八

作潭下釋名[illegible]之從[illegible]
若作下
若及也[illegible]辟
[illegible]從口中若[illegible]
中[illegible]王[illegible]
[illegible]
腸中[illegible]
[illegible]
[illegible]
[illegible]
釋文[illegible]
及[illegible]
襄十九年左傳[illegible]
瘴[illegible]杜注瘴
[illegible]又[illegible]

憧 直容切，音重。五音集韻[illegible]
兩引說文[illegible]通
桴 一切經音義[illegible]
[illegible]
鄉 許兩切[illegible]
[illegible]
賁 而[illegible]
竹付分切 賁[illegible]
夏[illegible]注曰[illegible]
瘯 通作[illegible]尺制切[illegible]
襄十七年左傳[illegible]
嘰 於月切[illegible]
[illegible]
瘴 得案切，音[illegible]
[illegible]
疝 所閒切，山。釋名曰：疝，詵也，氣詵詵然上而痛也[illegible]
小腸氣[illegible]
瘖 於今切，音陰。說文：不能言也[illegible]
[illegible]

一切經音義都賢反
廣雅瘨狂也非此義用
息肉 瘜字 瘜上

瘕古牙切

王羲之初月帖
淡悶干嘔
淡古痰字

血溢維 維以追切 一切經音義猶聯結也 維持之也 廣雅云維隅也

瘨疾 都年切 音巔 玉篇山頂 瘨疾 亦上病也

瘻瘡 盧豆切

息賁 博昆切 音奔 又脈 積名曰息賁

痠 素官切 酸 廣雅 痠痛

瘕 古牙切 說文 瘕女病也 史記 倉公傳

衄 女六切 衄 說文 鼻出血也

瘖 杜回切 瘖 釋名 陰腫曰隤

沃沫 一切經音義 沃 烏木反

又三引通俗文

沫即瘊瘊一切經音義沫徒廿反江南[illegible]也[illegible]方[illegible]小決陰

瘚居月切瘚說文屰氣也或省作欮欮[illegible]下云[illegible]屰氣也

蛕蝺上胡瓌切音回說文腹中長蟲[illegible]下[illegible]蛕[illegible]蝺[illegible]一切經音義[illegible]蛕[illegible]腹中蟲也說文[illegible]杜[illegible]

胃癲疾 蟘蜂蛕又蟘蛣蚰注木中蟲

噎伊昔切噎說文噎咽也昭十二年穀梁傳云噎不容粒注喉[illegible]

腄竹垂切腄說文腄瘢胝也廣韻瘢腄也

不月五骨切軏以月計也書[illegible]以時下不月注月事不行也女十二八天癸至月事

痔直理切痔也一切經音義痔病也釋名[illegible] 痔食[illegible]也

說文痟癓也[illegible] 理[illegible]痟 [illegible] 挂[illegible]痟 [illegible]痟

痟榮[illegible]切痟文選[illegible]注[illegible]痟[illegible]注[illegible]

跗甫無切[illegible]跗也[illegible]通[illegible]附[illegible]

揄以周切揄 詩大正或舀或揄注

豎豎俗豎正

風病十二痟數痟字從[illegible]痟[illegible]

二〇一

擩 宂通 ……

声 ……

又 …… 切 ……

玉篇 引 …… 云

……

䐜 昌真切 音瞋

溢 夷質切 逸

濳

炎 居祐切 救

于巻 巻 胡絹切

榑 補各切

五

奇 居宜切

䫄大 上 蘇朗切

二〇二

倉紅切。𥨩音聰。孟東野達四聰。杜注老作引作達四聰。

鍓耳 青炎反。說文：尚書堯試舜紀注引蒼頡訓詁：鍓，缺也。

鈌亦章東海[illegible]

𥨩籠 楚江切。空之䆫。窗通。釋名：𥨩，聰也，於內見外之聰明也。又与[illegible]通。此言[illegible]之義[illegible]

膲 即消切。焦[illegible]三焦。白虎通[illegible]三膲[illegible]。膲，府之[illegible]

䌛 餘昭切。䌛，[illegible]

膻 徒旱切。但[illegible]在胸中[illegible]

京骨 謂高骨上大骨也。素問生氣通天論：高骨乃壞。大骨氣[illegible]

脆 楚稅切[illegible]

慓悍 上[illegible]切[illegible]。下[illegible]切[illegible]

髓 息委切。[illegible]

禮記大夫不食粱
指勘記作大夫
不食粱

僄僻音方遥切

音悴
卒含反浸反[illegible]
子卒十出四日悴
老卒[illegible]史[illegible]間

六

高粱 出[illegible]粱米[illegible]史記[illegible]

亮郭 苦郭切 亦廓 空也 大也 廓落[illegible]

膭 偃阮[illegible]長[illegible]城郭也[illegible]

偏辟 下方辟切 僻同 上[illegible]切 偏[illegible]

麄 倉胡切 麄俗 麤正 與麤通[illegible]

住 薄著 上[illegible]切[illegible]

胭 渠殞切[illegible]

怫憒 上符弗切[illegible] 下苦[illegible]切[illegible]

焠 士内切[illegible]

鍵 行物切 本作[illegible]史記[illegible]

吺又音兜下例同此
一切經音義引作吺
物柏碎也又

蒲木切言僕本作
暴本亦作暴之
又暴亦作曝周禮
考工記畫暴詳
下首于濮陽書
拘引作于濮為水
叟為是度字之誤
王氏之說臨沂
問于[illegible]臣[illegible]
乾者

吺咀 上芳矩切 [illegible]下慈呂切 [illegible]通俗文咀嚼 [illegible]
[illegible]張于子界元脈注 [illegible]
漬 [illegible]痕苦[illegible]切[illegible]言[illegible] 漬[illegible]
一切經音義引通俗文水浸曰漬
馬矢塭 跌上康直花寸道石康溜熤 邪文切言亂 [illegible]
炕大音 師古曰歌大[illegible]引說文也 [illegible]
曝乾 蒲木切僕 一切經音義 蒲[illegible] 又說曰暴乾
[illegible]
睟 子對切倅 郭[illegible]百也
滓 阻史切 [illegible]
論語 [illegible]
瘃所 [illegible]
一切經音義 [illegible]
悗亂 [illegible]
狂忘 [illegible]

廣韻脫字

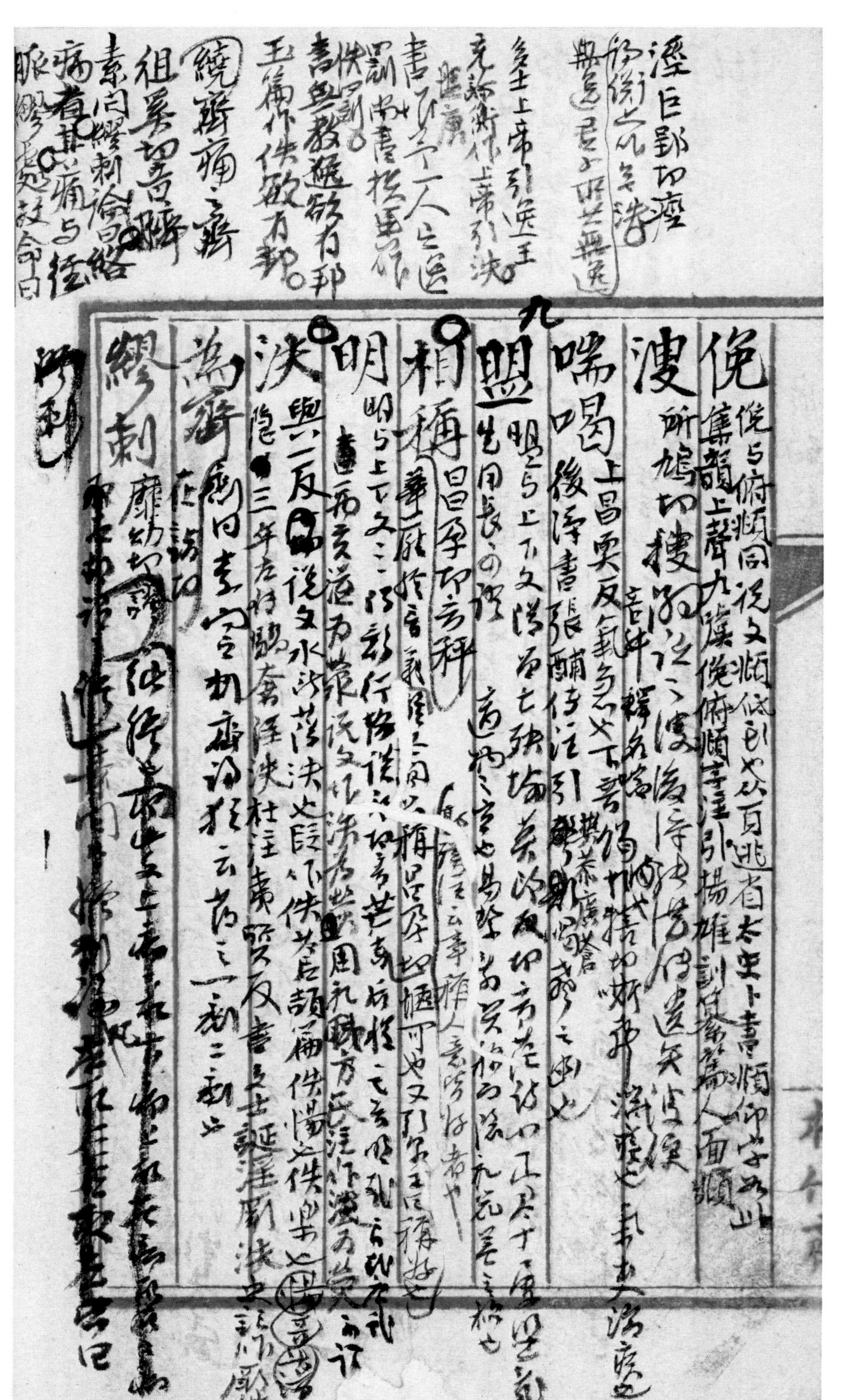

郷剌口用此四語

臯古勞切高
廣韻無此字

噎 腌上卷九之末
烏介切音呃
集韻 饐 食臭也

毛反 ……乃直反

廉 旋上 並云 …

下放此

反折 食列切 舌 月令云寒蟬鳴 … 析

舌卷 巨員切 音 瘞 手卷曰 捲 足卷曰 … 一切經音義 …

卵上縮 明盧管切 上聲

腌 羊益切 亦 … 說文 於 胳 字下 解云 腋下也 莊子 …

臏 …

旋 一切經音義 …

瞀 莫候切 音 茂 … 中 …

鷗 語口切 …

鼽 巨鳩切 求 說文 鼽 病寒 鼻窒也 月令 民多 鼽 嚏

頞 烏葛切 遏 … 釋名云 頞 鞍也 …

髀

爲兩股㪅腰
臏腥爲柱新注
旨勝善也

臏 毘必切方言北史注王与吾說華拓後臏正作臏[illegible]
三人善膝善也

骭 古案切肝字足骭詁骭脛也依注新脇脛也
膂脊骨中脇經也骭之骭

溫淫 新注云溫淫爲溫病病於溫氣也 本經
論病謂足陽明胃病云尺膚熱甚脈盛躁者病溫也

口喎 亦作喎一切經音義引通俗文斜戾曰喎
苦緺切音娃從正戾不正也

脣胗 二音切診一切經音義引三蒼胗腫也又通喎爲文並
辨引三引通俗文喎也不正也說文胗唇瘍也宋本玉篇
脣胗也作口

得後 後語無傷得矢也屁即屁之屁亦作糗

與氣 氣語矣氣即屁之屁亦作糗

瘕

疽 疽丁辞切黃病也

爲脣注胗音軫脣瘍也

胛 古狎反 [illegible] 背胛 [illegible]

咽 烏甲反 說文咽 [illegible] 釋名云 咽 [illegible] 又謂之嗌 氣所流通

頞 曷恨切 音按 廣雅 頞頞也 頞頞為頞 頞之頞 頞為肩 [illegible]

額 胡感切 方言 頷 廣雅 頷頭領也 方言 頷頤頷也 南楚謂之頷 秦晉謂之頷頤其通語也 郭注謂頷車也 頷與頤同 [illegible]

髆 補各切 博 [illegible] 說文 肩甲也 [illegible] 儀禮 [illegible]

頠 烏悶切 [illegible] 髆 [illegible] 相通 [illegible]

尻 [illegible] 一切作 [illegible] 又引 [illegible] 尻 [illegible] 禮記 [illegible]

睆 呼光切 荒目不明也 玉篇

澼 普擊切 [illegible] 洴澼 洗漂絮者 [illegible] 大勤 [illegible]

皆 [illegible] 切 [illegible] 說文 皆目 [illegible] 也 又目 [illegible] 也

史記 蔡澤傳 ... 頭領 顉頤 眉目耳鼻 [illegible]

宣六年 公羊傳 絕其頷 何休注 云頷 口也

易 [illegible] 專 [illegible] 之 專久相混 [illegible]

胠 許魚切 袪
胠篋 莊子篇名

惇 亠他昆切言[illegible]詩[illegible]正義[illegible]惇[illegible]惇[illegible]玉篇惇[illegible]盛皃

𩥇𩥉 中 馬甲切[illegible]伏於檻切言掩記[illegible]見[illegible]子[illegible]后[illegible]𩥉也 注[illegible]石聲[illegible]兒 馬注𩥇𩥉[illegible]

倈㥄 胡頰切協下於郢切博物志山居多㥄

頏顈 上古郎切罔下蘇弨切

[illegible] 上手十五[illegible]引[illegible]

𢁈 欠[illegible]居切音[illegible]又[illegible]詩[illegible]音去[illegible]篇[illegible]張[illegible]釋文[illegible]作[illegible] 釋名[illegible]張[illegible]氣[illegible] 註[illegible]張口皃

痂疥 上古牙切音嘉下古拜切言[illegible]

虻 胡[illegible]又[illegible]

𪘲 驅雨切音[illegible] 一切經音義引[illegible]

腰 脽 䏿 椎切 誰

詩 鳥蹻〻 釋文 居表反 ... 之

鼓 皷俗 鼓正 鍾 詖〻 詖可作皷 明 杖擊〻 考作鼓

肛 古雙切 音扛 史記 文之信肛 穴注 印廣 賬〻

顀 直追切 鎚 昨 崔切 椎 顀 同 舛多

壯 數 上 側亮切 艾 矣〻 ... 壯 ... 人 ... 以 ... 素 問 ... 其 ... 以 ... 為壯 ...

滮 舌 清切 云 绝

漯 他合切 亦作濕

頄 巨鳩切 云求 易 夬九三 壯于頄 釋文 翟云 面顴頰骨向也 鄭作頯 文頯 顴也 顴頄 一聲之轉

䏚 ... 曲 ... 只此字

蹻 其虐切 蹻 屩走 蹻〻 兇 ... 一切 ... 又 ... 解詁 蹻 ... 又引 ... [illegible]

蹻 ... 行 ... 也

馬氏失之
凡諸音之讀若某者
乎書用此例讀若某音則
果音切從本書
襄九年左傳注
石藐之作音兩
手若書音了
釋文音兩字
字當音古拔
反
聧䁔之睽音趣

跳 徒聊切。從足兆聲。跳，躍也。一曰蹶也。從足兆也。

以馬膏 古勞反，音高。廣雅：膏，澤也。下古報反，礼也。如膏以者 之膏，文字之膏，從肉，說文。

膏其忽者 周礼：膏，物也。鄭注：膏，為高。馬氏謂以膏為膏也。大司徒其植物宜膏。書之 書而无膏 夫

䀹 徒感切，音淡。藝文類聚卷一百十三，太平御覽卷八百四十九，並引東哲餅賦：東都巷之日䀹兩百斤

𤺺結手 徂奚切，音臍

瘌 戶閒切，音閑。說文：瘌，小兒瘨病也。即今所謂瘨病

瘂 巨郢切，音脛。說文：瘂，病也。說文：瘂，相從

瞑 莫經切，音冥。莫甸切，音眠。瞑，翕目也。言書瞑目也。瞑，目不明也。莫言與起日瞑

胃 難經四十四難：有胃為賁。楊氏元操云：賁者，鬲也。胃為

穀氣，以傳於肺，肺在鬲上，故胃為賁門。

12
齒門 巖四下
書韻 浮 論 注有
與衝 突 打 齒 門 切
新 板 正 音 門 郎
齒 門 韻 按 字 音 巖
門 不 安
齒 丑 六 切 搐 同
聚 也

嚼 普擊切 霹 劈 白 为 擗

䶂 䶂 上 音 切 音 䶂 下 缺 盆 具 如 音 行 骨 骨隔 者 中 經 云 結 喉 以 下 至 缺 盆 中 長 四 寸 缺 盆 以 下 至 䶂 䯏 長 九 寸 廣 雅 䶂 䯏 缺 盆 者 之 非 之 缺 盆 在 肩 上 橫 骨 見 缺 盆 在 肩 䶂 䯏

骶 都計切 嚏 音 廣 雅 背 謂 之 骶 玉 篇 臀 也

隝 隴 陰 隴 書 韻 出 處 通 天 論 有 旧 中 方 何 隆 龍 隆 字 是 義 非

泌 比 毗 必 二 切 蜜 二 切 衙 從 同 田 馬 於 又 上 安 偏 仰 泌 節

濟 衛 濟 又 擠 音 諸 二 字 用 師 以 古 濟 也 注 濟 字 諸 為 減 也

庂 庂 魚 爪 也 釋 頻 切 無 音 音 稍 非 也 風 小 病 傷 下 徒 廊 同 話 也 陲 但 不 方

筩 他 孔 切 桶 通 又 徒 總 切 一 切 經 音 義 引 三 蒼 解 筩 竹 管 也 馬 氏 話 筩 與 桶 之 身 直 投 以 喻 刺 之 直 其 針

廿 掣 久 昌 列 切 瘛 瘲 也 玉 篇 掣 曳 也 掣 章 七 說 文 從 手 瘛 痛 者 非

二一三

强物堅曰𥕉一切，引文字集略，引阮孝緒文字集略曰

𤻫符悲切，肥𤻫瘖，音排

㖡戚下

卜

腊　思積切，腊乆　埿坊肉　注鶏肉臘也腊肉乆

鞕　一切兩引，攷聲，玉篇，通俗文，物堅鞕謂之鞕，磽确　五諍反，今作硬　玉篇鞕堅也，廣韻同，又五孟切，經音義引阮孝緒文字集略，强物堅曰硬

恾

𤺋　𤶻

非

腓　符非切，肥　唐韻扶沸切，姓，又音賁，𤻫同　一切經音義引三蒼，腓腨也，又易咸其腓，當脛作腓　殷其腓釋文本下文云腓者腨也

悱　其手切，痱同　一切於方文三引，廣雅，悱口悱，其手切，痱同

𩔇　百陌切，又苦感切，坎非此文　長面也

非

𪉽　暴　清　清內浴也，又煖，又煖，汋也，火煖，一曰浴也，又熱也，少許佳

𩕱　𩕱　上高燕切，張下人朱切，音儒，唐韻，頭長兒　𩕱𩕱，動也

集韻耳文動貌，一曰頭動，𣏌王田

儀礼有司徹
骼臑釋文作胳
文選七啓云䞣胳
魏子循注引
埤蒼胳在腋後
顡 手林手切
楚詞曰噤吟然王逸注
逸曰閉口為噤也
懪 慈下
乃老切云懊憹
説文云怅
怅也
聤
又蒲角奴刀切音日
懪慣懪痛悔也

瘳 苦結切 瘈
儀礼卿射礼脊脅胳注今文胳作骼

胳 古洛切各一切経音義張諾反說文腋下也又
一切経音義引埤蒼胳肘後也 一切経胳腋後曰胳

齘 噤齘
噤 巨禁切 禁 齘 胡介切 齘同 一切経音義引三蒼
齘 鳴齒也

怚 慈呂子據二切 又引謝宏古文閉口不開為噤說文齘齒相切也

手足青至節 青與清通 清或作冷 如淳上文真心痛手足青至節

憖 撫庚切 音怦 玉篇 憖 或以朋作怦

乾 吉羅切 悑也 後漢書獨行傳 乾紙寒栗 吾試
干經切 乾音干 或作干

耵聤 一上都領切 下乃頂切 一切経音義引埤蒼 耵聤耳出垢也

㴒

公
行
齊

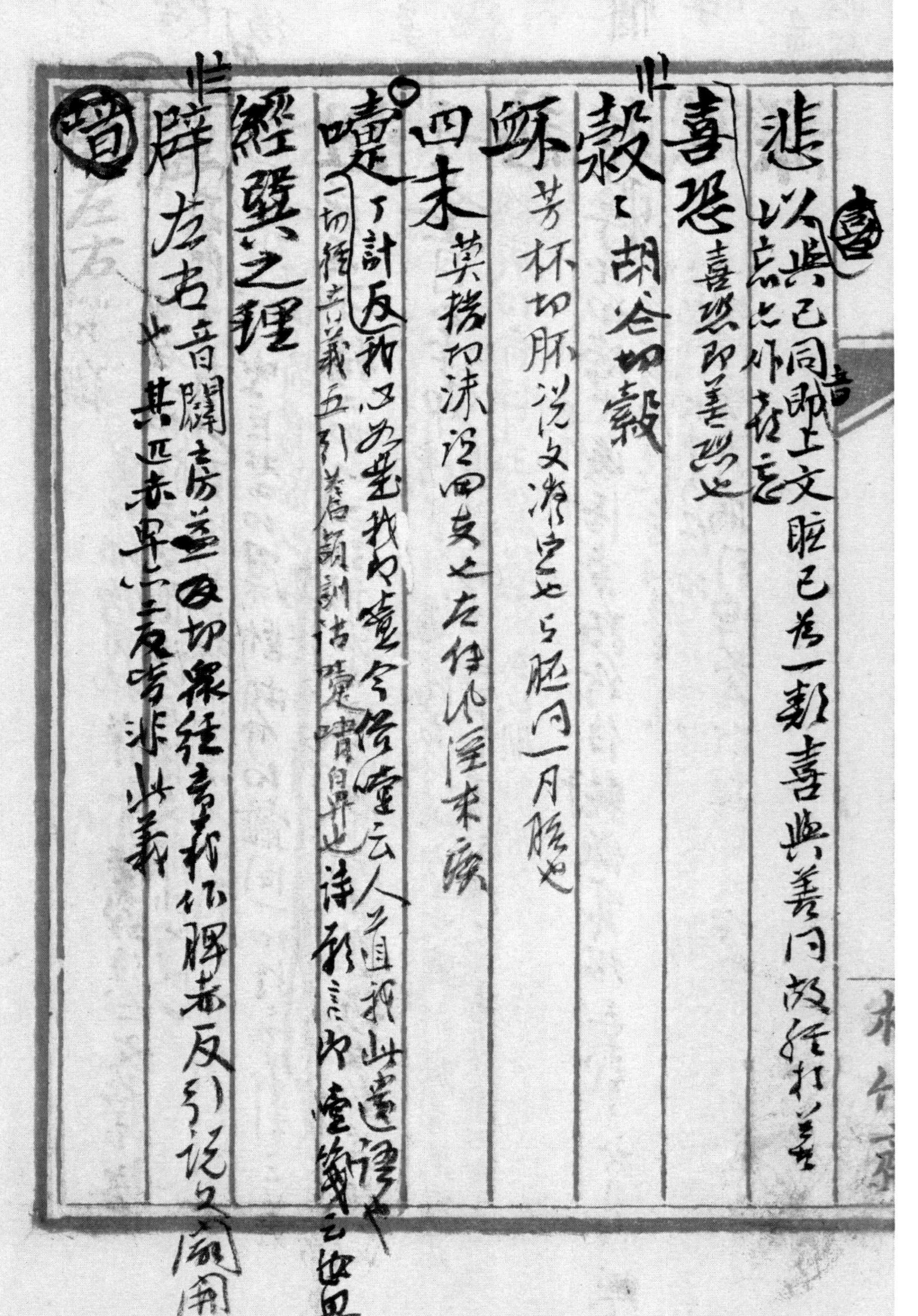

又悄從兒荀子儒效篇天下厭然猶一也 又高也史記高祖記引並同東漢之厭之字假借為厭之之耕

收

驒 丁可切 哆

便 餅面切 利也

問所便 集於去聲三十綫 便字注引揚雄廣字從人人有不便更之則安故从更从人 廣注平去兩失之

廣注平聲失之

卅

䯋 走沒切 音捽 首治也

色天

卅

會厭 於葉切 說文[illegible]也 [illegible]厭之一曰伏也 [illegible]

[illegible]注厭[illegible]又[illegible]

禮記[illegible]注厭[illegible] 釋文於涉反伏也

卅

輕 工 古正切 再易

䏧 疑即胗字與疹通

卅二

繖 直 劉氏云稚 說文繖密也 [illegible]

華嚴經音義[illegible]

埤 避 重反 說文埤益也 一切經音義埤增也厚也助也埤若[illegible]

易[illegible]

下平四十六篇始

說文無𥆧字加
中州全韻音加合
作𥆧

啡

撿押 法式
撿：良冉切。漢王霸鄭李芳以義法撿式。華嚴經音義淨行[illegible]菴云依[illegible]
品：[illegible]撿。東注引顏注漢書曰：撿，局也。拘局之不使放[illegible]撿驗之

𪾬液
急就篇顏注：[illegible]容調和，注：古道俗之士，皆[illegible]，[illegible]義合依
作[illegible]，[illegible]因以液為[illegible]王氏[illegible]其義[illegible]撿繫之
液：注法三十二卷，事物紀原[illegible]液[illegible]
[illegible]液，指引之也。

焫 如劣切。爇

昳 徒結切。跌
說：[illegible]。在午為亭午，在未為昳日。昳曰[illegible]日[illegible]
晡 博孤切。逋
淮南子曰：日行至於悲谷，為晡時。[illegible]加申時，是也。
說文無晡字，三蒼云：餔，[illegible]食也。今申時也。

𥆧
經文深𥆧，𥆧苑，弄切。
力救切。音溜。下𥆧。廣均引左傳：𥆧。
原[illegible]切
交切
經文深
𥆧苑

膾
除力切。直。弄切。

牡
髖
苦官切。寬
一切經音義：[illegible]引[illegible]髖，[illegible]

懦　ㄟ亦作㥦愞　一切經音義奴課反引三蒼愞弱廣雅　弱栗　當愞

骹　口交切　敲与骹通　骹膝骨也　亦音义

褊　方緬切　辯　石經魯詩作惟是褊心是以為刺　毛作維作刺

面王　鼻準也

摶　原本作搏誤　一切經音義又四引通俗文手團曰摶　音可團圜也

圚

骶　骶同　都計切　嚏

怯士得酒　後人注酒力為財發之二字蓋本之誤　時之擇　傳書之擇出任平

肝浮膽橫

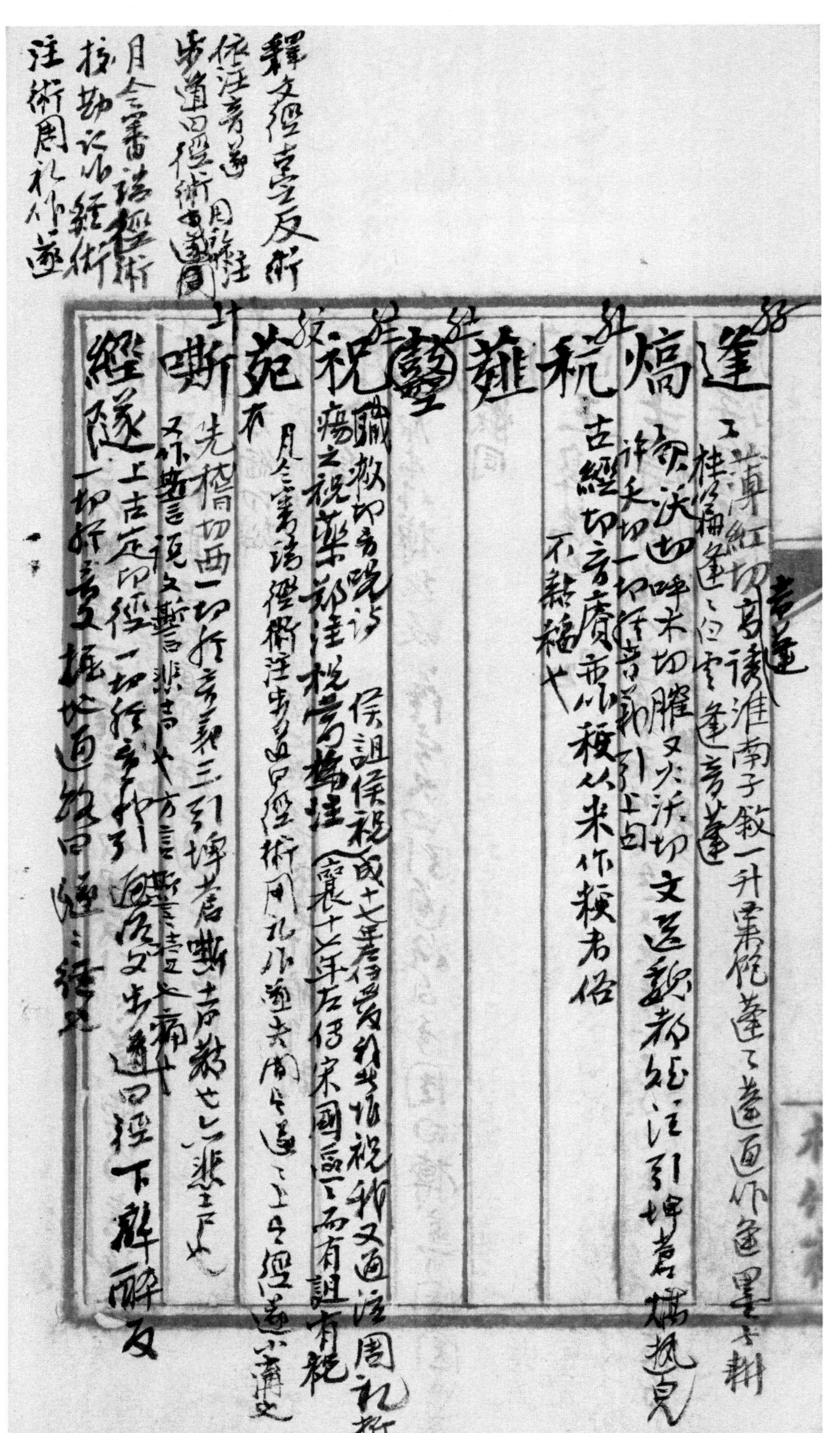

多鄙宮無完堅耐事而吏卩耐堪任也王良補注耐運注

吻能下 一切經音義引武粉切 列 古侍大賦注並引蒼頡篇吻 肩兩邊之

術又通遂文公年左也表作使術事騁公羊作誅遂

能春夏不能秋冬 一切經音義引作耐奴代反謂堪任耐也又引蒼頡篇云耐忍也 耐古能字 [illegible]

鈇 索隱引三蒼鈇斫也 顏氏家訓 [illegible] 鈇音方 [illegible]

判角 普半切 [illegible]

胴 徐忍切 引易艮卦列其夤 [illegible] 胴

質徵 質正也

瘃 與瘃通 陟玉切 劇一切經音義引 [illegible] 文瘃古文瘃同

則雨之

出麋 [illegible]

募原 素問奇病論治之以膜募俞 王注 胸腹曰募 背脊曰俞 馬注 皮裏膜外也

伍以參禁 馬注 伍參 [illegible]

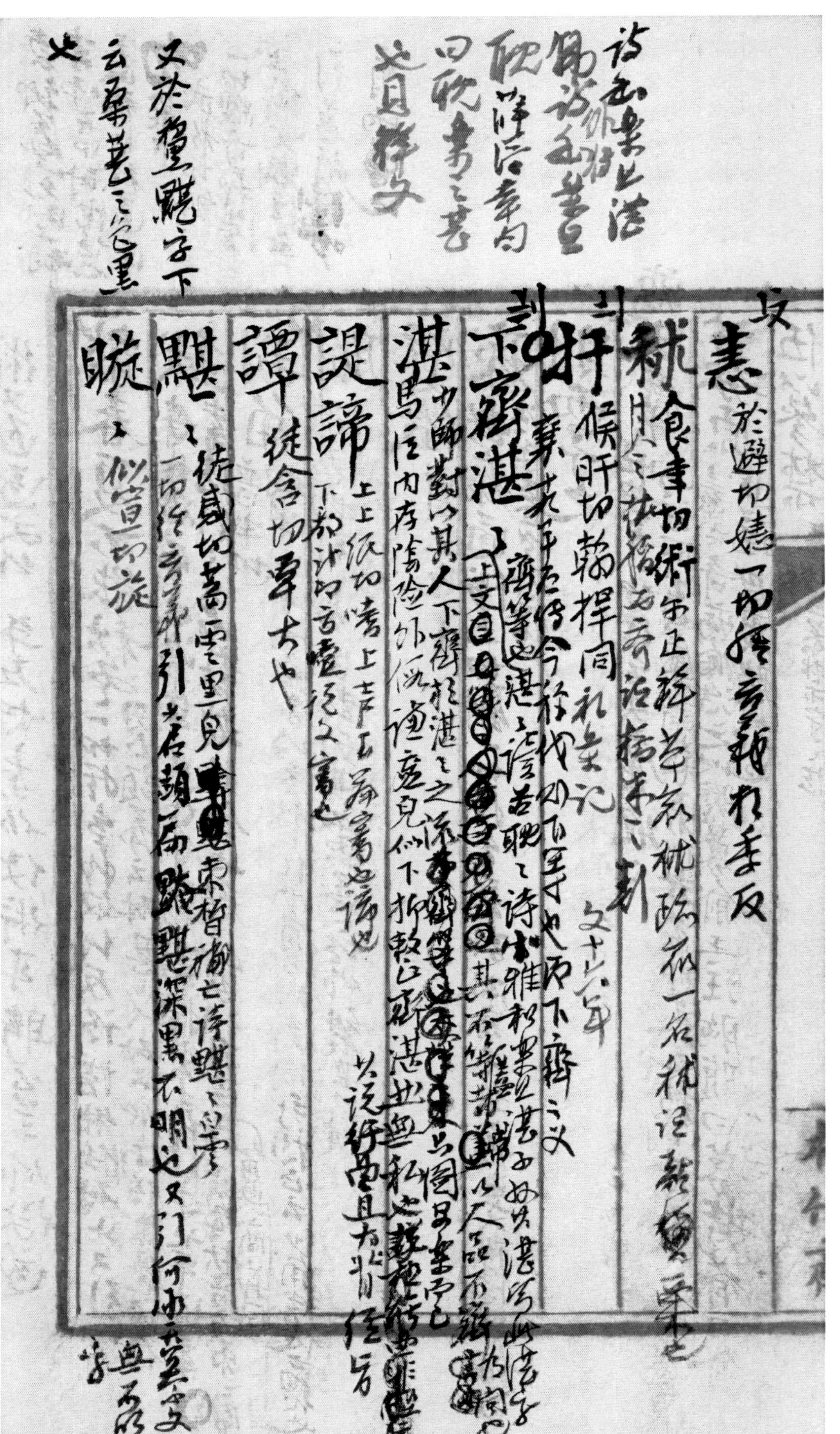

赤辯

刺廣[illegible]

手甘着 甘美也[illegible]十一年[illegible]

㾙 古諧切[illegible]

解㑀 上胡懈反 解[illegible] 下[illegible]

欬 [illegible]

餶 [illegible]

埃煙 莊子曰 塵埃也 野馬也[illegible] 一切經音義引[illegible]

口説書卷 卷丘居倦切 眷[illegible]

瞎䪼 之膳切 戰

脆道 上楚稅切[illegible] 馬注[illegible]

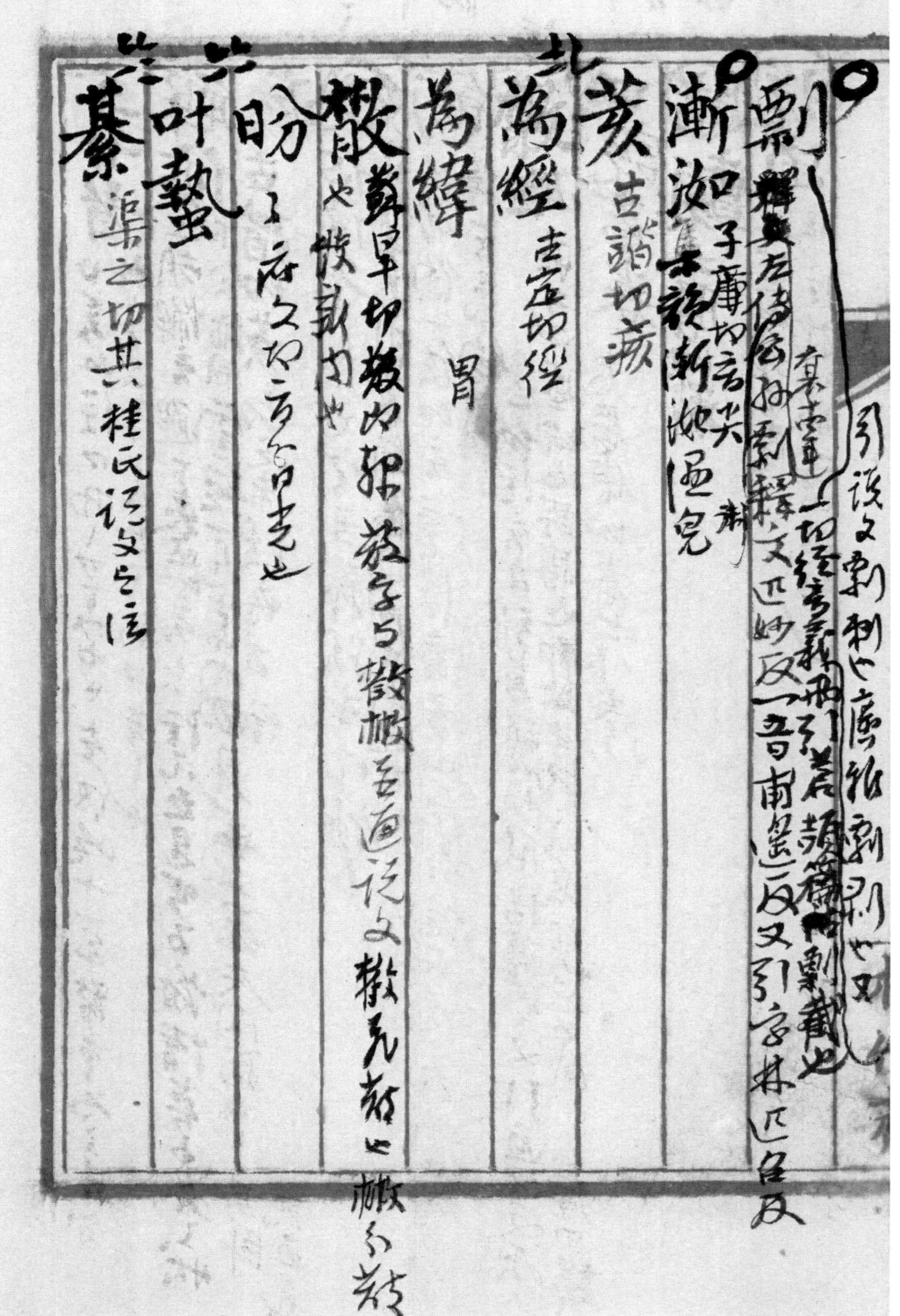

羅

醪 魯刀切 勞 一切經音義兩引三蒼 醪謂有滓酒也

郄 綺戟切 隙 晉大夫郤獻子 …… 亦作郤 因氏 通作郤 莊子
刹此衚名曰駒之過郤

䥶 蛾

窠 苦禾切 科 一切經音義引 …… 書 窠巢也 說文 窠空也 …… 又
老宗 義曰禾反 作

擷 胡結切 頁 又 …… 擷之

蝕 神職反 漢書 日月薄蝕 …… 蝕 釋名 …… 日月虧
一切經音義引 …… 曰蝕 稍稍侵毀 …… 食草木葉也

萓 …… 切 音宜 …… 萓草 …… 亦作宜

䓤 上吉話切 音括 下落侯切 音樓 …… 括樓

蔆 同蔆 …… 力膺切 音陵 說文 …… 芰也 …… 淮南 …… 茺草也

韻之終，切憂隱尚紹綿，嗟之華生笑

者則書音韻言此以爲聲樂之流，其亦應何

[illegible]樂者，學者未之前聞也，爲

向聲史記樂書小戴禮記，亦宋儒之所[illegible]

並作樂記大戴記

樂叔齊善者，古人作偽而濟之，深世義

土壹道

劉向云：史記兩三條明，正義記年二十冠成人之

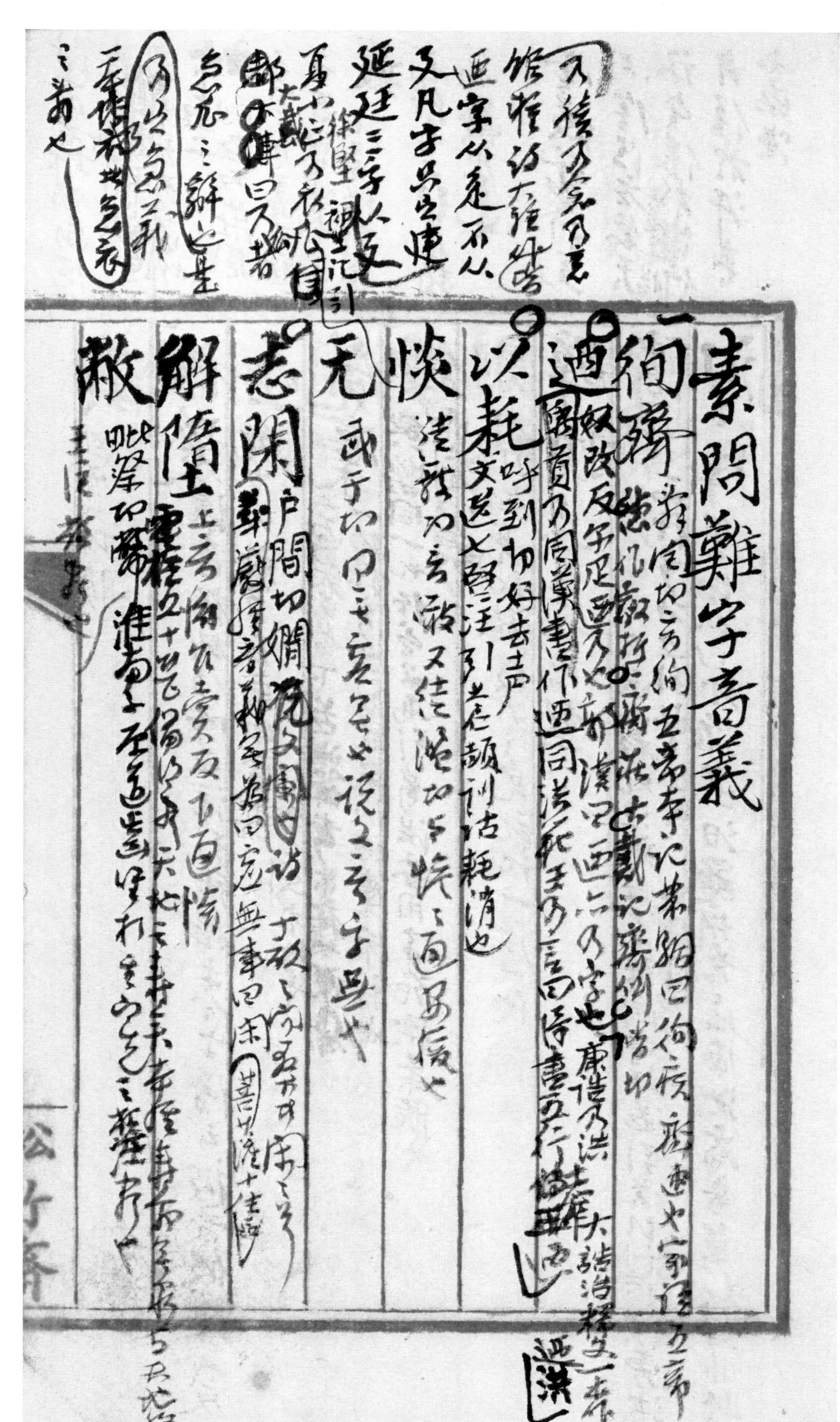

素問難字音義

説文 [illegible] 坼 [illegible]

[illegible]

坼 上 恥格反 莊周 云 宋人 [illegible]

[illegible]

纔 [illegible]

一切經音義引蒼頡篇 [illegible]

篇 [illegible]

雲 [illegible]

[illegible]

[illegible] 汗 [illegible]

[illegible]

嗔 昌真切 瞋

被髮 漢書揚雄傳師古注引張揖古今字詁云被音披又皮義反

亟 紀力切 棘又去吏切音其

菀豪 上 [illegible] 下 [illegible]

纓 與瓔同 一切經音義 [illegible] 安用字苑 [illegible] 脆也

則張 知亮切 漲 [illegible] 礼記 一張一弛

辟積 上 [illegible] 切 音璧

潰 [illegible] 胡對切 文選 [illegible] 注 [illegible]

汨 于筆切 从曰 水流 其 汨羅 [illegible] 音 [illegible]

曲礼大夫不食粱按勘記大夫不食粱

痤痱 上才禾切 下方味切

高粱 高梁好粟朱作粱馬氏 改从米失之 史记蔡泽传索隐引

足生大丁 說足以致生大疔也

皶 疑皻之訛 側加切 渣與皻通 其作皻者非

㑹 音庶

魄汗 汗出而皮毛為濡 魄汗 魄肺之神也 又曰肺主氣 魄汗 汗出 本作

四 按蹻 其虐切 言擾 謂其為蹻 釋文屈表反 或足非此義

六 䨲 字書中一本作 ……之

七 痟 烏乙切 ……

揚雄劇秦美新云臣常有顛眩病李善文選注曰眴亦眩古字通

佛說長阿含經東南本作眩目條中釋文

索澤 上蘇各切又作𢹂切 王逸注周禮云索散也 說文作索 凡縈舍曰身使枯瘦也 上音申 錯古作索 說文以視而下

十七 瞚眩 一切經音義 古文瞚同 字林眩亂也 瞚目無常主也 三蒼 眴目搖動也

瘻易 於為人垂二切 音逶遲 萎通

八 矍 九縛切 玄應音義 說文矍視遽皃 說文士曰蹇也 矍視遽皃 禮記

九 罷極 符羈切

十 胝腸 上竹尼切 史記 手足胼胝 下所救切 音綢繆

炲 徒哀切 炲灰同一切經音義 引同正文 積煙以為炱煤

紺 古暗切 音一切經音義 引字林 古暗反 青赤色也 釋名紺含也 青而含赤色也 紺 謂深青揚赤色者

朝夕 直遙切 又陟遙切 汐祥易切 潮汐 水朝夕而至曰潮 海 潮汐 初學記

溪

一切經音義

佝𪗎傍反

困弱也皆物無

唐石經

作佝

小谿三百五十四名 四息利切

佝蒙招尤

奇脈 居宜切，不偶也，與渠羈切之訓奇異者不同，下奇放此

䶜貸季

湯液醴醪

必齊

艾

去宛陳莝

自䍐

鬲

二三一

道俗文户閭反

小雅履之在始

饒力情之在

始薛綜注手

力情之和也

之文選琥

都賦注引

釋文同

𧨏之鄉反一切經音義引云𧨏欺毒也方言云𧨏言[illegible]𧨏也 南楚東海之間

掉徒弔反字林云掉搖也廣雅掉振動也

眴仕上許縣切中眴三 一切經音義引通俗文目動曰眴 一切經音義引三蒼眩不明也 西都賦注引三蒼眩視不明也 信通也 音眩

𢔶居 又居力反 王注居不動也 𢔶又[illegible]後[illegible]亂也又曰再從之太[illegible]

𢢆之 於[illegible]切 云[illegible]同[illegible]說文[illegible]也 安靜也 釋文引[illegible]訴[illegible]之夜[illegible]薛[illegible]書[illegible]情[illegible]

聶之 王叔和日[illegible]薛之 又[illegible]欲[illegible]王注[illegible]

辟之如彈石 彥[illegible]印[illegible]

奧 而充切 一切經音義引[illegible]廣雅同 通俗文物不[illegible]曰奧

可揳若刺 若及也 若[illegible]

論語三分天下有其二 卅

[illegible]書伏[illegible]隸觀

征[illegible]參分天下有其二 卄

雜文[illegible]

引[illegible]緒文字

[illegible]吹聲

矘 先下

參伍不[illegible] 上又南反 易參伍以變[illegible] 下吾魯反[illegible]伍[illegible]也

一陽獨嘯 [illegible]耳中[illegible]聲也 [illegible]

焠燥 上[illegible]切 俘下 烏[illegible]切 喉

黔首 [illegible]十四年[illegible]傳[illegible]黔[illegible]

各有所先 先[illegible]

抓

蹠跋 上之石反[illegible]切 [illegible]

至經 [illegible]引[illegible]至經作[illegible]至[illegible]不[illegible]

院 烏[illegible]反[illegible]

無倖 [illegible]倖[illegible]反[illegible]

二三三

皆獶予此否共
史記世家小子
所不共

瘵瘥 充自切 音
蹶 瘥 瘥 瘥 病
鐵 列舍 元惢 卒
小瘥 廣 雅 瘥
病也

瘯蠡 莫紅切 承作麤 文也

可剌 否 不 方久切 不執也 否不也 尚書正義否不吉 今字
華嚴經音義 … 先徵 白之者

暍 上文熇 下於歇切 音謁 亦作暍 熇熇
王注 熇熇 熱也 暍暍 熱也

虙羲 房六切 通伏 說文伏羲亦作虙羲 伏羲亦作虙羲 虙

(食)(亦)

蟻 上文 蛆

炅 古迥切 煩也

烏鰂 下昨則切 音賊 一切經音義引埤蒼 烏鰂 魚腹中有骨 出南郡 背有
一骨二寸許 有墨甚長 口中有墨 則噀人 出雅論 亦又

鵝鯯

蘆茹 力居切 蘆 人諸切 音如 相牽引兒

衞 胵下 此橫通手傘人衢也 古字冠繞 紾 从衢 從對下直

節直為字言

瘸 悇下

瘨 都年切音顛

錘 直垂切著又馳僞切秤錘也

几 几 市朱切云又鳥之短羽象几

胅

悏 懆 文選王子淵四子講德論注引字與莽廣蒼悏恕意也悽徒變切

錄移去雨匣乙徑作解條

㾗 能 能 傍明解 其字上去皆其 萋以方非者病反缺之狀也亦反字誤

餅 並平切 餅餲白又出存色也

疼 一切經音義三引言疼又作痋胨二形同徒冬反聲類作瘮

瘳 義与瘳同說文瘳病瘳也 畫字書云 隱注廣疾云瘳

王寶云乃瘳也 孔安國云瘳差也 愈也

恥留反

王註又云脽者高起之名漢書武帝紀立后土祠於汾陰脽上師古曰以其形高起如人尻脽故以名云

脽 王注脽臀肉也

腓 王注腓腨也

膜 臀膜又作𦟛同莫計反下音膜 一切經音義引均集云臀目障病也

有漸 子廉切音尖 漸入也 書禹貢東漸於海 有漸漬之義

閶 經作之代字 小傳曰閶之言櫚也 儒均反 若今俗縫衣一長一短者則處其長而就短謂之櫚 義

譫

鑯洛 甲乙經鐵洛作鐵落 左傳 洛止也 說文

靡衝 又作 靡衝

脽 師古云脽臀也 唐雅 漢書東方朔傳

肝雍肺雍腎雍 甲乙經

泝 蘇故切 訴 逆流而上曰泝

刏王注刏本

剌竅論

竅与劀同以剟刺

劀程等都不劀

傴 風僂下

傴僂身曲也

髀厭 王氏云在髀樞後甲乙經云在髀樞中

髖厭 胳下

王注髖厭即者厭 注刺髖換合當在[illegible]兩髀樞厭之中也

風僂 僂背脊屈[illegible]上寸一尺邃氣所行注氣衍在脊下[illegible]者[illegible]治

髂髎 史記須延傳索隱引許慎注尻骨謂之髂 一曰夜蹄 文選楊子雲解嘲注[illegible]要骨也 口亞切 下落 蕭切聊

膏於 上 髂 枯駕切 膏 膏亭作稟[illegible]言[illegible]彼錦反孔注書[illegible]宜[illegible] 棤音 揩 髂 [illegible]

不鐙 甲乙經不與作不會

胳 胳与骼同 廣雅骼體身也 王注以胳為肩也 凡[illegible]骨五合[illegible]在胳[illegible]至[illegible]

譆譆 上於戲一切 不平之聲也 下許其切 懼聲也 悲恨之聲

傴 通俗文曲脊謂之傴僂 春秋宋鼎銘一命而僂再命而傴三命而俯 杜預曰俯恭於傴傴恭於僂 身曲恭益加也

合篡 王注[illegible]兩陰之間

楗

從久齒肉犬尔二斤
從又齒根也左毛
後漢書馮魴
傳注引說文鄣
鄣音他計反馴
去鄣為犬輝的
鄣從東南鄣
詮別鄣傳

𪗋 牛斤也 齗 一切經音義引 齶 說文齒本也 一切經音義引 斷 齒根肉也 上下肉也

詩下水振之 別之 釋文作 㩅 之 音云

䯌骨 廣雅 髀䯌骨也 王注 尾 䯌 謂之 䯌骨 小學 孔肉則 [illegible]

𩩲 他計切 音替 又 𩩲 [illegible] 亦作 [illegible]

全 錫 [illegible] 說文 [illegible] 別

鬼臾 區 烏侯切 音謳 地名 說文 [illegible] 長沙 區 [illegible] 州

中 以 區 [illegible]

吉 [illegible] 區 治

迮 側伯切 音嘖 迫迮也 文選 [illegible] 注引 [illegible] 迮 迫也 阻 [illegible] 切

齡 居吟切 音金 毛

馮 手 扶冰切 音憑 謂 馬 大也 [illegible] 五年 左傳 注 馮 [illegible] 馮 [illegible]

攉 拉 上 [illegible] 切 下 盧合切 一切經音義 [illegible] 反 左傳 拉 公 [illegible]

青 眥 [illegible] 切 [illegible] 一切經音義 引 釋名 青 [illegible] 禮云 青 [illegible] 人 青 [illegible]

彀 古侯下
王注 橫木彀
宋外有敹內有
囯經宋

倮 力果切赤体也

謐 彌畢切蜜泥々靜澄也一曰止声也班固傳云帝■在內外
宋謚海去東靑傳海衷傳也

瞤 如匀切音犉說文目搖動也今謂眼瞼動動而瞤也

璺 亡運切問廣均破璺方言云秦晉器破而未離謂之璺
一切經音義引通俗文凡物之璺王之声裂曰璺廣雅素也

否 彼鄙反同痞

黔 於今切音蔭即陰字亦作霒

粃 卑履切秭粃秕

狢 貉猶亞面通訓不足其追其貉從丁其皇道其貉
論語與衣貉者立史記弟子傳作狢

敹 敹古陳字

一切經音義引說文 鹵西方鹹地也 天生曰鹵 人生曰鹽 在正東方 鹵在西方 故字從西省 下象鹽形也

瘥 音痴去也

疰 之戍切 小徐曰醫家之有病疰 疰言特相染著注 又見上字注

𤺋 五還切 頑 痹也

赤皮 與倚僅切 音隱 ……

雷般 一切經音義引通俗文 雷聲曰磤

鹵 郎古切 一切經音義引三蒼 鹵 力古反

翳 於計反 一切經音義引三蒼 說文華蓋也 又目病也 又作瞖 ……

皺 又倫切 一切經音義引 …… 皺皮 皺皺 樹皮甲錯

寢汗癤

一切經音義引三蒼云 熛迸火也 又引小迸火曰熛

詁軫

新校正引太素經作經 馬氏語詁[illegible] 易經收名[illegible] 詩經[illegible]

[illegible]

埶 音褻切 燒也 傳二十八年石經[illegible]傳[illegible] 一切經音義引蒼頡篇 埶燒也 [illegible]

口（校上）糜

熛 甫遙切 [illegible] 周禮兆五帝 [illegible] 文選西京賦注引蒼頡訓詁 [illegible]

䃾礰 又一切經音義三引蒼頡訓詁 䃾礰

濂 勒兼切 音廉 大水中絕小水也

蓮 音[illegible]切 [illegible] [illegible]

𩗗 [illegible]切 [illegible] 音[illegible]切 音捐 又音[illegible]

子 補 一切經音義引三蒼云 [illegible] 文說文部首第一百二十五

口 蹟 又作蹟 說文[illegible] 玉篇[illegible] 大戴礼[illegible] 生其[illegible]

三蒼[illegible]

窾 補 一切經音義引蒼頡訓詁窾，中空也

瘥 後漢書光武紀注引蒼頡訓詁瘥，病也

佚 一切經音義五引蒼頡訓詁佚，蕩也。顯揚聖教論引作佚，惕也，惕音蕩

眩 文選西京賦注引蒼頡訓詁眩，目視不明兒。一切經音義三引作眩，視不明也。又曰瞑也

目 一切經音義引三倉云眩，不明也

瞔 玉篇目部引蒼頡訓詁瞔，視極也

劇 一切經音義四引蒼頡訓詁劇，截也

栓 一切經音義卅引蒼頡訓詁栓，法度也。栓，一拔也。陸士衡連珠注引同

員 說文部首第二百二十六

稿 一切經音義引蒼頡訓詁稿，取也。稿之精稿之也，此爲積義

嗔 昌真切本作瞋怒又與詩振旅嗔嗔之言

徒年切共異

正氣調神論第二

坼 恥格切說文裂也月令仲春地始坼後漢書

安帝紀曰南地坼長百餘里

菀槀 上通菀音鬱下苦道反說文木枯也

進滿 進為腠理師攝羣進之進同為病邪

滿滿王氏以解進為上進林校引全元起本文

作進滿者皆非

公行齋

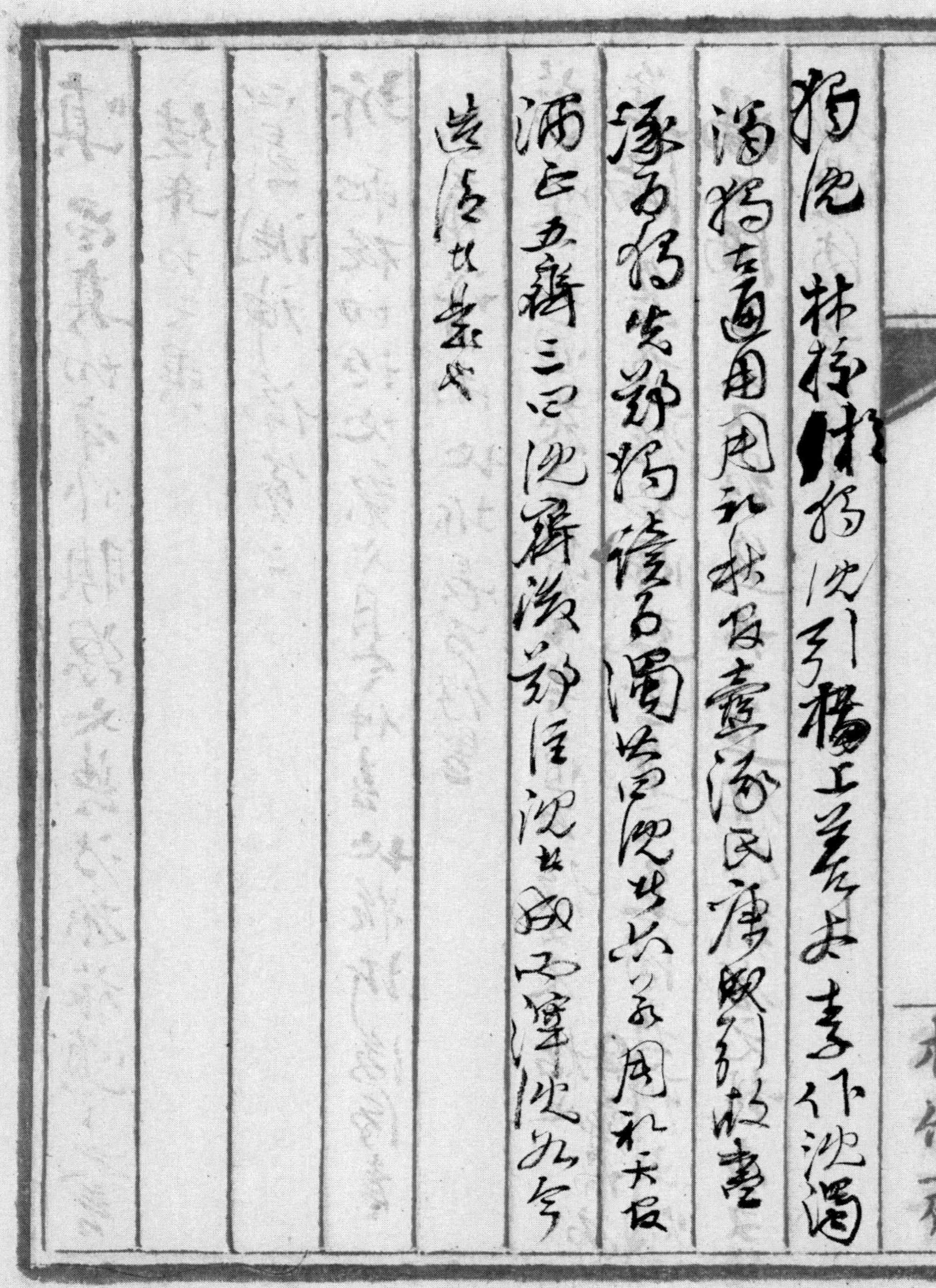

獨沈　林校獨沈引楊上善太素作沈濁

濁獨古通用周禮秋官壺涿氏[illegible]故書

涿為獨先鄭獨讀為濁其沈其之濁周禮天官

酒正五齊五曰沈齊後鄭注沈者成而滓沈如今

造清者矣

素問雜字音義

上古天真論第一

徇齊 工登切史記同索隱引家語及大戴記並作叡史記蔡本亦作叡下並音側皆切

迺 奴改反尒疋釋詁迺乃也郭璞曰迺亦乃字之夏小正乃衣依初學記引大戴曰乃依者急依之辭文一本作乃衣此急衣之辭也則乃又此之急義

惔 徒濫切與憺同陰陽應象論與移精變氣論作憺又與淡通故淮南泰族篇作淡

无 陸氏釋文云无字亦作無易内皆作此字說文云奇字無

亡通於元者无道也

志閑 户閒反說文闌也論語大德不踰閑

解惰 上佳賣反下通惰

漖 眺祭切王注敖也靈樞五十營篇漫衍

天地之精 本經精爽無形與天地侔形

六袤 文選王氏注本文淮南原道訓高注堅相舌

迎之竅 注漖袤文句逗 枚乘上書吳王辭無形（漖與𣿬通）

之極樂 漢書枚乘傳作漖無形之樂

涓 文選□□賦注吳都賦注嵇叔夜琴賦注並引蒼頡訓詁 詁殺傳之胡軌切

蔦 妙法蓮華經音義引蔦罵[illegible]也蒼頡訓詁

旋 一切經音義引蒼頡訓詁旋但義也說文引之作杜林說

次 一切經音義引蒼頡訓詁次垂也說文部首第三百二十四

顧 文選沈休文鍾山詩注引蒼頡訓詁顧[illegible]視也 注曹子建[illegible]詩注引蒼頡訓詁顧[illegible]也東甫[illegible]所

獻 大方等大集經音義引蒼頡訓詁獻字从厂厂音呼旱反獻 獸声山東音於葉反

厭 一切經音義三引蒼頡訓詁厭合人心曰厭

龐 說文部首第三百七十四五 [illegible]

能 說文部首第二百八十

爇 一切經音義引蒼頡訓詁爇燒也

欻 一切經音義三引蒼頡訓詁欻猝起也欻忽也

囟 説文部首第四百六

遺 一切經音義三引蒼頡訓詁遺問也亦饋也文選謝惠連雪賦注引上句

快 一切經音義引蒼頡訓詁快憙也快快也心不伏也或作鞅單引上句

恢 一切經音義引蒼頡解詁恢恢大也

悴 文選陸士衡歎逝賦注悴憂也

乳 一切經音義一引蒼頡訓詁乳字也字書也語書子也字書也三字 又一引三蒼亦下句

鹵 説文部首第四百三十三

蒼頡訓詁

擘　爾雅釋魚邢昺疏引蒼頡訓詁擘手足大指

毋　廣韵上聲四十厚毋字注引蒼頡篇……平中有兩點　象人乳形豎通者即音無

卯　説文卯音冒……又十之

壓　一切經音義引蒼頡解詁壓鎮也笮也　烏甲切壓伏

埃　一切經音義引蒼頡訓詁埃謂風揚塵也

鉗　後漢書光武帝紀注引蒼頡訓詁鉗鈦也音奇炎反

醪　一切經音義引三蒼醪謂有滓酒也

後漢杜林字伯山扶風茂陵人著蒼頡訓詁蒼頡故……

……四字說文引之作杜林說　此四字皆加杜林說同

其解似皆蒼頡

蒼頡篇

三蒼

衖 衖工切經音義引三蒼衖交道也衖里中別道也

冑 一切經音義引三蒼冑次第也

齗 一切經音義引三蒼齗齒肉也

瞖 一切經音義引三蒼瞖目病也又作瞖字下引郭璞三蒼注瞖目翳病也

髁 一切經音義引三蒼髁尻骨

膘 一切經音義引三蒼膘小腹兩邊肉也

腓 引 腓腸也

臐 引 臐胜羹也

胗 引 胗腫也

胝　文選司馬長卿難蜀父老注引郭璞三蒼解詁

躝也　析旅切

篇　一切經音義兩引郭璞三蒼解詁　篇竹簡也

楊　文選王僧達祭顏光禄文注引具郭璞三蒼解詁　楊音盈

梁　史記蔡澤傳索隱引三蒼　梁柱粟馬氏改从米粱矣

㾪　春秋左氏傳釋文引三蒼解詁　㾪於庶反

瘺　一切經音義引三蒼　瘺小腫也　非此義

㾜　一切經音義兩引三蒼　㾜下病也

瘜 一曰作亦文両門ニ若瘡瘜者肉也

瘙 兩引 瘙疥病也

瘢 仏ノ釋文 瘢ハ上平十三八微 廢字注門ニ若廢足上瘡

尻 一曰作亦文引ニ若尻䯛也

歘 引 血怒

馮 引 依也

熛 又ノ 引 迸火也又引云迸火曰熛也

赫 三引 赤土也

粟 五引 粟穀之物美曰粟

顏氏家訓書證篇引呂静韻集杕音次第之第

汨 文選王子淵洞簫賦注引三蒼汨深水也

㶁 一切經音義引三蒼盛水瓦曰㶁

泝 引 逆流行水曰泝

濆 引 涌噴也

擘 爾雅釋魚引邢昺疏引三蒼擘大指也

蠕 史記匈奴傳引李注引三蒼蠕蠕動皃音軟

鈌 史記平原君傳注引三蒼鈌鐺御鈌也

鏁 一切經音義引三蒼鏁鎖清瀝也

孚 三引 孚乳子也

悸痵同其季反 一切經音義三引衛宏古文官書

瘠瘷膌三形同才亦反 三引古文官書 卌引說文正古文官書

枹桴二形同俘扶鳩反治鼓椎也

膂𦞂同力舉反 一切經音義引古文

瓳觭二形同胡麴反 引古文

摜遦二形又作慣同古患反 一切經音義引古文

噤唫同渠飲反又渠錦反 引古文

潰殨同胡對反 卌引古文

沃古文作浂同烏木反浂經淺沃字 引古文

顫古文膻又作驙同之繕反　引古文

欷唏同欣居欣既二反　引古文

瘵古文瘵同知餘反說文字中寒作瘖　引古文

咽古文[illegible]同一見反　引古文

蔡邕勸學篇人無貴賤道在則為尊

金以淬刷　太平御覽卷六百七十七引蔡邕勸學篇

輕利不便　[illegible]藝文類聚卷九十七引蔡邕勸學篇

顫一切經音義同之見反[illegible]字下云顫[illegible]体

作[illegible]又作頞夜同丸收反說文頞頭[illegible]

也

通俗文 服虔字子慎河南人

隸炎子節之乙徒惟用反切

雷聲曰礮 一切經音義引服虔通俗文

積土曰垛 兩引

浞濊曰汏 三引

灰塵曰埃 引

秋燥曰曬曬微乾也 兩引

步道曰徑 引

喎口不正也 文選劉孝標辯命論注引服虔通俗文

和酒曰淳 引

氣逆曰噦 二引

水澄曰清 引

塞憶曰㦤 引

刺喉曰謦欬 兩引

斜戾曰喎

張口運氣謂之欠呿 引 口不開曰噤 引

眴戶開反目動曰眴 凡三引一引作瞚 光讚般若經音義引作瞚

爭倒曰撲 連啦曰撲 兩引 各一句

手團曰摶 四引 曲脊謂之伛僂 六引

手足坼裂曰皸 引 四支寒動曰顫頋 引

尻本曰脽 一引 出脽曰尻 兩引

尻骨謂之八髎 引 骨中脂曰䯝 古髓字 文選楊子雲長楊賦注引

肉胅曰瘤 兩引 一作肉凸曰瘤

體肉謂之疣贅 兩引 一作於肉曰肬

說文唏笑也釋訓云唏唏笑也

文選韋宏嗣博奕論注引埤蒼賭睹也賭丁古切睹說被反

相對擊物曰摑一切經音義引埤蒼說文字集略

不申曰縮朒 物堅鞕謂之硬确 切引

相狎習謂之媟嬻 見字書音義引 錚戲曰賭

柔堅曰肕 切引 記物曰注 此法蓮花經引

凡病而興起而聲散曰欬 見字書音義引 同上經文

所以理髮謂之刷 披減髮鬆謂之鬀

車里之曰豐 三引 凡物傷壞曰潰 切引

後重曰軒 前重曰輊 顛戴曰儎

張帛避雨謂之繖蓋 太平御覽卷七百二

凡勒舺曰坷 連舟曰舫

篋大也匜也
兩引宋何承天纂文
吴人積土爲埭
一切引吳作何承天
纂文
凹陷也凸起也
一切經音義兩引
上下句
醻音孝反酬酒
醻也語趣趣酒
也一切經音義引
晉呂靜韻集
字林釋文引呂
靜烰浮日浮

匕首劍屬其頭類匕故曰匕首 經音義用
拘罪人曰桁械 在手曰木 加足曰械 大械曰桁 三引
受漆者曰桶 引 機汲曰桔槔 五引 太平御覽引七百六十
以箸取物曰敧 音羈 太平御覽七百六十
淅米謂之洮汰 那先比丘經音義引作汰米曰淅淅洮也
去汁曰瀋 引 然火曰焫 兩引 辛甚曰辢江南曰辣 中國言辛 三引 兩引
積煙以爲炱煤 引 以湯去毛曰燅
鼠聲曰唧 肉中[illegible]曰[illegible] 七引 上句
哽食骨留嗌中也 大般涅槃經音義引魏李登[illegible]

公竹齋

埤蒼　張揖撰人

嗶喤息声也　文選楊雄羽獵賦引埤蒼

囁嚅多言也　玉篇口部引埤蒼

嘶声散也　亦悲声也　一切經三引

噫甚也　引

噢咿内悲也　亦痛念之声也　八引文[illegible]集

咗張口也

蓬鼓声也　亦作韸　毛詩釋文

踜蹈不伸也　冊引

譫多言也　引

皺皮皺皺也　樹皮甲錯　麗上曰皺　引

敲音土給反　引

[illegible]異病也　集韻[illegible]引埤蒼　一道諸字注

有 欠呿張口貌伸之切引 舩舷之亦名舥切引埤蒼

熇 揻見許夭切文選魏都賦注引埤蒼 一切經音義引上同

濈 水行出也 文選南都賦注引埤蒼

潠 噴之者聲 後漢書方術傳注引埤蒼 一切引曰潠噴也同

𪓷 言發也 三引 黜除墨色也 甚黷反 文選左太沖魏都賦注引

衍 卷舌 字書釋文引 飲 甫之一切引 考聲

磨言隱石䃜磹隱石峯磹 磊中摑踰

隱石峯磹隱之中意下為隱石䃜磹隱之山

石造以石磨 水坘方理石為之 剜鼻石造

以壽毛互 臈 玩璣之剴䔳 剜研

魏張揖古今字詁

徇今巡　史記釋文　尚書釋文並引　云徇巡也

古文虞字亦作娛同年俱反　一切經音義引

宓今伏羲氏之　顏氏家訓書證篇引張揖古今字詁

被音彼又音皮義反　漢書揚雄傳師古注引張揖古今字譜

歆氣上出皃　文選卷十九張茂先勵志詩注引

頫府今俯俛也　漢書師古注遂作卷六

古文鏦鐵二形今亦作鐱同詳廉反　一切經三引

古文鏦今作錟　文選華林文引

鍼又針箴二形今作鍼同支淫反 一切引

古文捷今作接同子葉反 相接也 一切引

藹古藹字 文選張平子思玄賦注

張揖雜字

蒔茗之別名也 毛詩釋文引 張揖雜字

詁者古今之異語也 訓者謂字之意義也 毛詩釋文引 張揖雜字

瘑古和反 一切引 痛瘡瘍患也 一切引 張揖雜

壻婢之子謂之臧 婦奴之子謂之獲 莊子釋文引 張揖說

公竹齋

穀 周成雜字組詁 一切經音義引作周成雜字

嘯 吹聲 [illegible]藝文類聚卷十九 太平御覽卷三百九十二引

斗擻 𣪍穀 上音都穀反下音蘇穀反 一切經引周成雜字

踐 表也 後漢書劉虞傳章懷太子注引周成雜字組詁

擐 因繯反 所以繯袖 裁木為箍曰鎰之 一百三引周成雜字

鶢鶋 似鳳皇 太平御覽卷九百十五

擐 貫也又甲衣 廣韻上平刪擐字注引曹憲文字指歸

李登聲類

〇[illegible]敕声也 一切經音義引 〇熹亦熙字也 文選陶淵明歸去來辭注引

於卬古烏字 新修玉篇卷二引說文[illegible]聲類

〇氍毛毹毛席也 北堂書鈔卷一百三十三 太平御覽卷七百八

臀尻也臀徒昆反 一切經音義引上同 玉篇肉部引上同

癲風病也 引 卷六[illegible]字 [illegible]引

攄五指攄投也 引 [illegible]也 文選[illegible]州文注引 文選[illegible]為[illegible]

[illegible]不[illegible]也 [illegible]文 文選[illegible]注引

瘤瘜肉也 四引 淋小便數也 引

婕妤之生從女史記引顧野王云

蔫草木菸也閩西言菸山東言蔫江南亦言猶方言之　三引不異

吳韋昭辯釋名腹前肥者曰臚　初學記引此語無肥者二字

虞世南北堂書鈔所引論衡文埶騃　郭忠恕汗簡

徐堅初學記　吾舅請華書狀

顧凱之啟蒙記如何道刀所致味　太平御覽卷九百六十一　按如何樹名也

晉呂靜韻集　菸乙倏反　蔫於言反　蔫又作萎

於為反　一切經音義引呂靜韻　蛭豬秩反

紀毫字樣　樣豎臣庾反去止

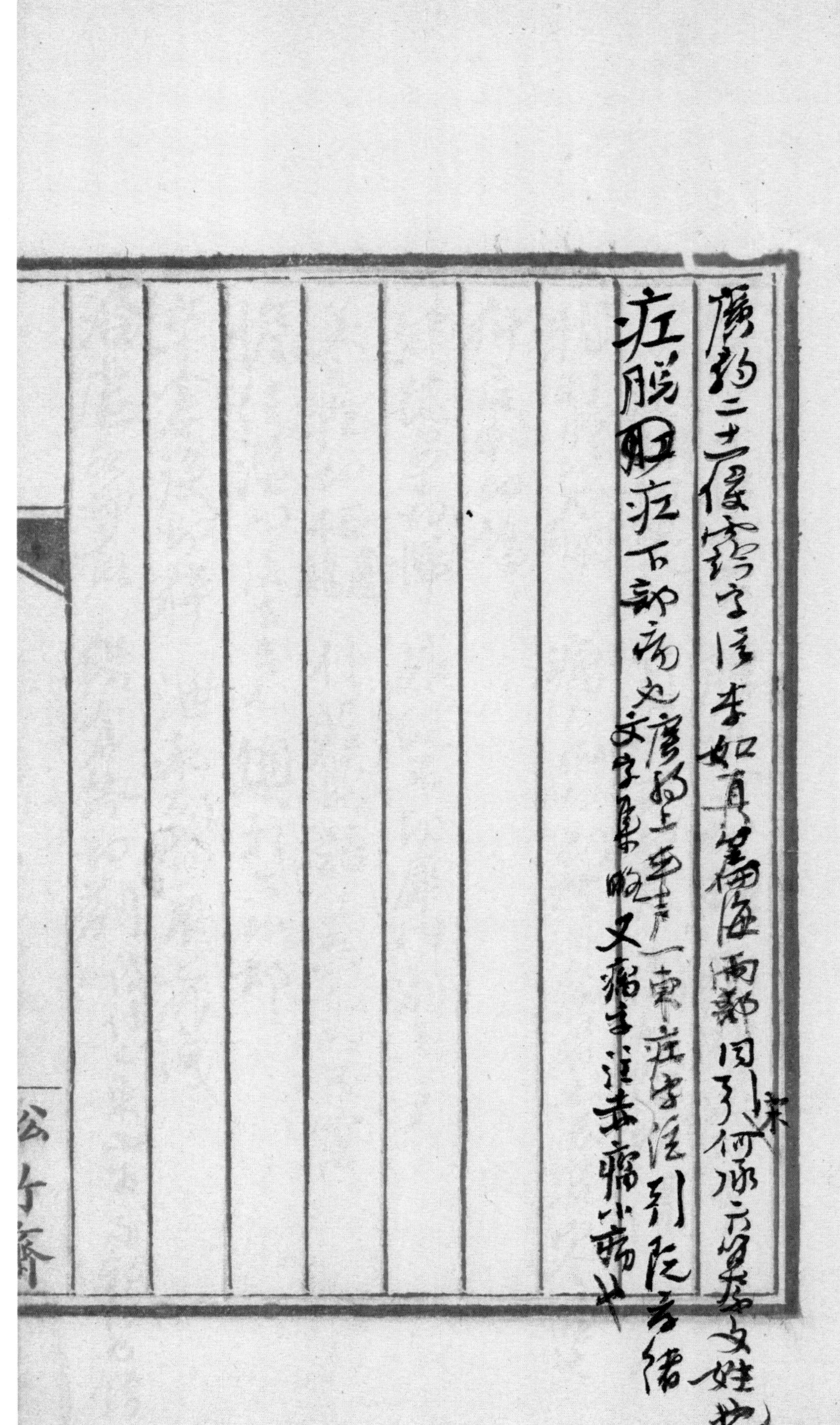
廣韻二十七侵鋟字注李如真篇海兩部同引何承天纂文姓也
疰脘胚疰下部病也廣韻上聲一東疰字注引陀方緒文字集略又痛聲注者痛小痛也

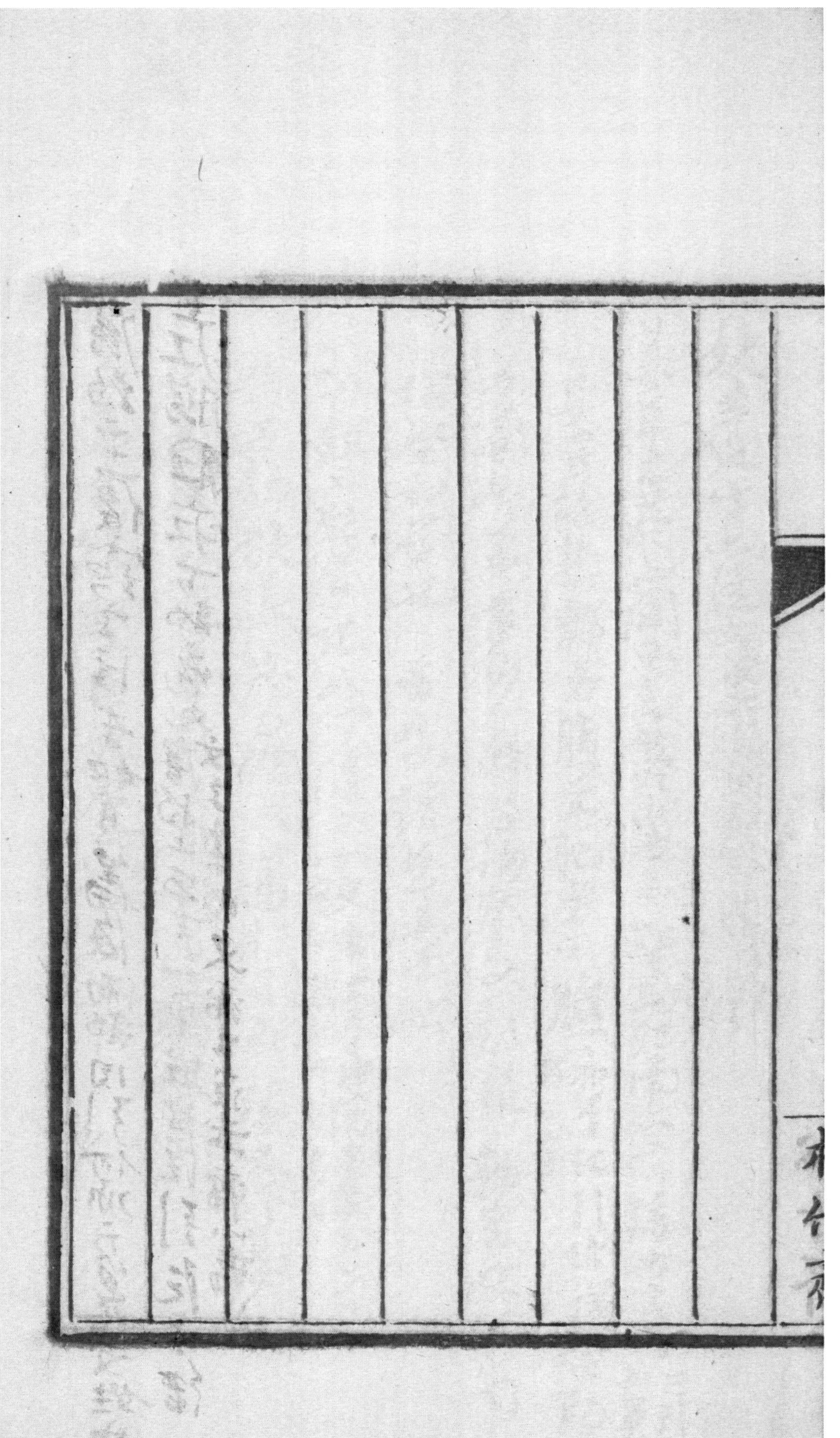

霿莫紅切蒙　脬匹交切抛　痟相邀切宵

慓撫招切飄　肓呼光切荒　圊七情切清

肬羽求切尤同疣　瘤力求切留釋名瘤流也流聚而生腫也

疛除柳切肘

彈徒案切憚　尿徒弔切屌溺去声

炙之石切柘蔗鷓　仆匹候切踣又敷救切覆

憺徒濫切淡去声　燠於六切郁

卒倉沒切猝　泄私列切褻亦洩

洛盧各切落　錯倉各切剒　詩傳云東西為交邪行為錯

膊匹各切搏　髆補各切博　嗃呵各切臛

[illegible]莫伯切　宲山青切　方言何向之而已宲　也屋猿宷扭擿取也

𪍿之石切炙　肋盧刻切勒　脇虚業切亦脅

䠲徒歷切狄　茔斬草也　[illegible]切云劉斬草出西設去冤陳也

續一切經音義

瘖瞽　引聲目謂之瞽眠眠也平合如鼓皮也

說文䟽磬聲也玉篇爲鐃鐃聲也二字皆通

稿又作藁同枯老反　稿又作槁也

瘦瘵上崇瘦反下同瘵力制反人病相注曰瘵

瘵釋名云瘵病氣流因行中人如磨礪也

傳物也瘵猶也言其息也行役

鬚髭資反　稱所須反若頡篇注聲者也二字從也

屯聚徒昆反廣雅屯聚也豎亂也豎音才句反也

華嚴經音義引方言云張小使大謂之廓爾疋廓大也通俗文廓寬也又城郭下注云風俗通城之方言寬郭之方言廓謂寬廓廓寬廣之

徇旬俊反書徇于路也注云徇循也不營也

躃地一切經音義躃地脾役反謂躃倒也

赭之野反三蒼赭赤土也方言南楚東海之間謂卒爲赭郭璞曰言衣赭也

𤸪下竹世丁計二反字林赤利也釋名下重而赤白曰𤸪

讀郝氏疋

空　通孔說文孔通也老子云孔德之容王弼注孔空也詩如彼孔取箋以為凡器之孔正義申之云孔取於器中空處是物之

竅通作空老子注西人云瓶甚壁空要公穴疏以空為孔史記五帝紀云舜穿井為匿空旁出索隱云空音孔是也

郝氏曰經典迺乃通其非一故廣韵及列子釋文並以迺為古人乃字甚矣

迺說文作卥迺以乃省西聲

申述不良右付
述良右付ノ
訂得而並
云良叶也

月令與其朱小叶無様付

右付御神語不始以時御其神ノ書以付想哉務

時殷語語時写之哉悪不為訓時為善也

申述神治ノ書手是為神書ニ云々許行以後

後置事ヲ殷月令已無義今占給以始神農之

事也

殷道以德許殷其雷之殷音德為是殷夏

揚許作德尚豫譯也殷多常以德許其程

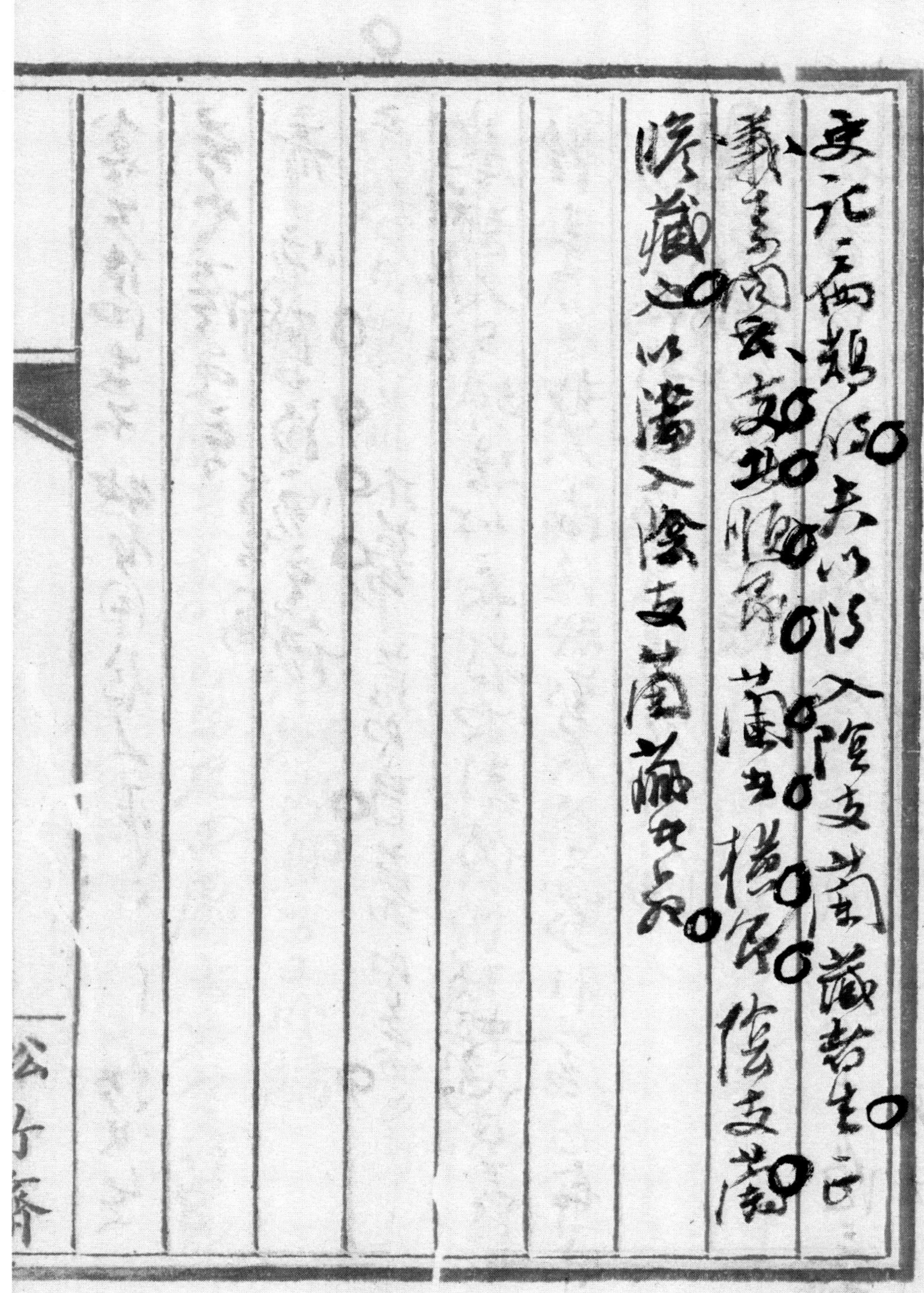

舍弟便由去京 彼處用此人唐李清照女史

云也詩文云云

音吃衣衛夢詞篆文識 云云一傳

尚書佳偶荒爪幕 荒也首 幕也者也

鞏趙人乃軒轅氏尚書拓彰何云云 尚書史記云義何云

惟書者趙人陶氏鄭人之又家有唐日命高唐

緊 尚書佳局云清流關

假詩指舍 叙何作也 叙書之語

尚書佳一讀是辭云因五藏之語 李清云纂注

八十翁六十二歲時以一讀而念也

又

津逮秘書
說郛三
此書本
冊府元龜
太平御覽
文心雕龍
印印通
樂府
唐宋叢書
困學紀聞
古書叢刊
群書考
東華錄
說郛
書目

讀與雜華嚴經音義述本

不瞬：瞬，舒閏切。說文曰：瞬，目開闔數搖也。字正作

作瞚，今並隨俗作瞬也。

裸：胡瓦、盧果二切，字又作倮、躶也。

徼：直例切，按字從彳作徼者，此乃[illegible]之字[illegible]

傭：丑恭切，又音與恭切，非此用字，又作庸。

廓徹：空廓，苦郭切，字從广，廓大也，今語寬

大綽寬也。

繁經今燎燎藉草切慺杙也注作慺僚

書中此句斷非注傳語書於遠滾師文

以送言義說書本皆今所傳

滾師文遠言義兼[illegible]稱義也

易云須也說文須頤也

易失名之切怡盍蓋華矣當切喧

書無遠姬職無遠注王念孫引作[illegible]淺無[illegible]

注

詩亦和羹注禮中庸引作和羹[illegible]

内經音義三易稿

靈樞雜字音義

九針十二原第一

針（諸深切，音斟）本作鍼。後漢書趙壹傳鍼石運乎手，注：古者以砭石為鍼。亦作箴。漢書藝文志箴石湯火所施，注：箴，所以刺病也。又之施。一切經音義引蒼頡：鍼，今作針。同文上反。山海經東山經高氏之山其下多箴石，可以為砭針，治癰腫者。史記扁倉列傳鑱石。

砭　府兼切，音貶。許氏說文以石刺病。

其空下　苦動切，音孔。史記五帝紀

內經掛字只此二語凡三見
絕無作卦者
食掛二字

不當掛以髮

宛陳別除之

字書無匯空旁出後同寄第依書空孔也

大宛傳張騫鑿空注鑿孔通之也

掛以髮 掛古賣切（音）（卦）廣雅掛懸也 楚辭掛

曲瓊此注掛懸也 易繫辭掛一象三 陸氏

釋文王肅音卦 再扐而後掛 京房作卦 儀禮

特牲饋食禮少牢饋食禮掛手季指 鄭注並

云掛古文作卦 本經小針解不可掛以髮言氣易失也

素問離合真邪論知其道者不可掛以髮

宛陳 上紆勿切（云）（鬱）（紆）勿切 宛 積宛腐注云載

審諸音乱正鄙言之辭 曆匯字乱旁著之并言而也

以樂記倉公傳實澀氣苑[illegible]留言[illegible]下記溲

氣素問奇病論治之以蘭除陳氣也

補寫下息如切[illegible]脣淺之用孔子[illegible]稻人掌稼下

地以瀦畜水方言瀦為注下之[illegible]

内之收谷切[illegible]說文内入也自外而入也無不

務內注說收斂入之也滓書[illegible]雖藥澤注

並云内猶入也易坎卦納約自牖[illegible]下内約自

牖陸續云内約自誘[illegible]

腧傷通切[illegible]玉篇五藏腧也集韻五藏腧穴[illegible]

匙 是支切

三日鍉針

員 同刪

二日員針

五藏之井滎腧經合五穴，五五二十五穴，八皆名為腧。

又通作俞。

鑱 鋤銜切，音巉。九針之一。史記扁鵲倉公傳：鑱石

橋引案扤[illegible]石鍼之[illegible]

員 于權切，音圓，方之對文。九針之二。易繫卦

之德圓而神。釋文：圓本亦作員。孟子：規矩方員

之至也。

鍉 都奚切，音低。九針之三。漢書隗囂傳：奉盤

錯鍉。注引字詁：鍉即匙字，常支切。

五曰鈹針

廣雅釋器作鈹
鈹之鈹

痼 可刪 上

大如鼓

後漢周章傳注
痼猶廢也
痼故護反 與固同
錮通 說文作
痞久病也 又与固錮通 月令
民多固疾 漢書
賈誼傳 痼為錮
疾 在鈹下氂上

鈹 敷羈切 音披 九針之五 文選吳都賦羽族

以觜距為刀鈹 注 兩刃小刀也 華佗別傳 令弟子

數人以鈹刀決脈 一切經音義引說文 鈹大鍼也

醫家用以破癰

氂 里之切 音釐 漢書律歷志 不失毫氂 注

孟康曰 十毫曰氂 今皆作毫氂 毫當作豪 作豪毫字

喙 許穢切 音諱 說文 喙口也 與咮通 爾雅釋鳥

咮治之雛 本亦作喙 文選洞簫賦 垂喙蜿轉

注 喙或為咮 又方言 喙息也 廣雅 喙息也 與幻与

上溜
清氣在下
清泠也本作清
鐵解言清[illegible]
地氣之中人必從
足始故曰清氣
在下也又曰足寒
清
[illegible]溜為縈是
[illegible]句

[illegible]五為井
井

診可删

又 漢書匈奴傳跂行喙息[illegible]喘耎之類非此義

痹 脾移切 音[illegible] 羿 一切經音義引蒼頡訓詁 痹

手足不仁也 說文引之以杜林說

溜 力救切 音霤 素問陰陽別論陰[illegible] 相逆曰溜 一切

經音義引蒼頡訓詁 溜謂水下垂也 又引三蒼同

說文引之以杜林說

縈 户扃切 音熒 五藏井縈輸經合五穴[illegible]也

說文縈從小水 書禹貢溢為縈

診 之忍切 音軫 廣韻候脈[illegible]診 驗也 說文視脈

吳[illegible]南[illegible]云
作[illegible]行[illegible]
[illegible] 腹 脝上
四[illegible] 脝上 [illegible]

可刪
污 可[illegible]
此義[illegible]作
污穢解
此義[illegible]合

倏也[illegible]經[illegible]文引[illegible]字林[illegible]視也文[illegible]引三蒼[illegible]

脝肤 上蒲骨切[illegible] 下於良切 音央 廣韻 脝

肤 臃也 王[illegible] 脝 肤 胅 臃

污 哀都切[illegible] 釋名 污濁也 亦作洿 一切經音

義[illegible]引三蒼 停水曰洿 又[illegible] 水不流曰

洿 說文曰 洿 濁水不流[illegible] 亦作汙 [illegible]三年 左傳

[illegible]汙行潦 服注 水不流謂之汙

閈 博計切[illegible] 說文 閭也 廣韻[illegible]

[illegible]口[illegible]

字下注云鎮此以封固字同今石可開也

本輸第二

輸式注切戍共腧俞右通[illegible]殺寫也廣雅 玉篇子洞腧穴

釋言輸寫也[illegible]同苦病語注云以循[illegible]募俞注背

脊日俞

肘陟柳切[illegible]說文臂節也從肉寸寸口手腕動脈處

文禮玉藻袂可以回肘故二年左傳自後今為矢貫 又深衣袪之高下可以運肘

余手反肘

踝胡瓦切音 廣韻足骨急就篇蹲踝跟

乃手字側也語之產

○𪍑離鹽切 廉隅也稜也 又側邊[illegible]儀

禮鄉飲酒禮設

席末𪍑東

上注側邊曰廉

淨書費注符
廉遠地切又音離
倕廔似隔也

踝 踝是俩字骨不相通

輔音

踵相近聚足是也又作髁一切經音義引三蒼苦禾切音科

髁尻骨又引埤蒼亦云髁尻骨也非此義

又廣韻苦瓦切音跨髂骨也

京骨謂高骨也近大骨也外足踝絶高

說文云公羊傳云君何大之若喜[illegible]亂道天倫

高者乃壞大骨亂若[illegible]骨之義

膕古獲切[illegible]廣雅膕脚也或作𨇤國

臨泣[illegible]力切[illegible]與瀉通血脈不[illegible]

氣穴[illegible]之脈[illegible]脈泣

所將[illegible]行之處足少陽太陽兩經所行之（將字　也）

書曰先後奔將天罰（注將行也）詩國風盈乎將之方將萬舞

小雅我叡既將大雅裸將于京仲山甫將（仲山甫將之）比興夫日

就月將夏將熇熇之傳義皆云行也孟子以君命

將之注亦曰將者行也本經將兩藏以將其業

並同

腨尺兗切腓腸也就偏作踹義同一切經音義

引三蒼腨腓腸也按此或言腓腸或言腨腸或

言腳腨皆以今俗語所謂腿肚也

莊子 口呿而不合

欠 去劍切 說文 張口气悟也 徐曰 人氣壅滯 欠去而解也

閉癃 力中切 亦作瘙 此言溲渡不利 與後漢書

光武帝紀注引蒼頡篇 癃病也 為罷癃之義

者不同 說文罷癃病也

書內並以王氏 膀胱不利為癃

呿 不能久 丘於切 音墟 或作欯 玉篇 欠呿 張口

也 通俗文 張口運氣謂之欠呿 釋名 以呿呿注

呿呿張口皃 詩頌言以噫 毛訓噫作呿 卷非下

句須不似呿義同 原注 款下云去 開口也

分肉 扶問切 音汾 去声

曲礼 分毋求多 礼運 礼達而分定

二

痿 於危切 與萎通 說文痿痹病也呂氏春秋多陰則蹷多陽則痿漢書韓信傳僕之思歸如痿人之不忘起注痿風痹病也

小針解第三

著 于長略切 禮作位著殿尊也注著地無足漢書令人負志如黑子之著面張騫傳其俗土著師古曰言不隨畜牧移徙也

佖 毗必切 𩊑泌同訪也 威儀佖佖 說文引

泌仁

恍許訪切說與怳通老子道之為物惟怳惟

惚其中有象恍兮惚兮其中有物

濇所力切音色不滑也淮南子纖濇肌膚

澀所禁切音澀說文不滑也華嚴經音義

澀濇並澀澀沒也

邪氣藏府病形第四

湊倉奏切與腠同宋史釋文引埤蒼腠膚

理也言表裏良醫療病攻於湊理文心雕龍

表風擊之為湊理無漏儀禮鄉飲酒禮右還進

三

腠注腠理也後漢郭玉傳腠理至微注腠理皮膚之間也 扁鵲傳君有疾在腠理正義上音湊謂皮膚

頰安豫為之此字古協切音筴易咸其輔頰舌

頰輔頰古者言語之具也漢高帝紀注鄭氏曰緩

頰注說魏王豹

胻呼郎切音頏 說文脛耑也 廣雅胻脛也史記蔡澤傳壯士斬其

胻注脛胻也

淖乃孝切鬧又成十六年左傳有淖於前釋文引字

林云淖濡甚也一切經音義引蒼頡篇淖深泥也

廣雅淖溼也

澤為第九之一都
澤若封為之臣
注若及之從澤讀
惑傳注無及也

仆 切音 釋名踣也頓踣前也偃前之踣通

説文告蹶曰跌凡跌仆㨿傳倚誤以仆為朴又

誤以朴為撲按通俗文争倒曰撲建杖曰撲音同

義異

若猶及也書召誥旅王若公周[illegible][illegible][illegible]曰凡封國

若家儀礼聘礼記幕用絡若錫襄十三年左傳

請為靈若厲礼也文選[illegible][illegible]十主庶子庶孫同 又切音若難

經若作及字解者意同[illegible]真義讀而按為刻評

執道從下中為阜中事服也中道而此矣脫定為孫

相[illegible]衞人[illegible]
發[illegible]不
出[illegible]
[illegible]之[illegible]也

桴響為五一句

入廣韻此人西數處多從入廣韻皆是

爞 直容切 音蟲 五音集韻火悅切

洒 洗 先見切 音霰 禮內則屑桂與薑以洒諸上而鹽之

釋文所買切 又息淺反 先見反

桴鼓 上扶鳩切 音浮 說文鼓槌也 禮蕢桴而土鼓

與枹通 成二年左傳右援枹而鼓 二切於云義同

引古文反 書桴枹二形

影響 下許兩切 音享 易繫辭其受命也如響 嚮

書賈山傳天下響應 劉向奏疏猶景響

亦賁二赴也符分切隤夏少亡元駒賁戴德曰愷

名元駒者注曰賁墳字也省言元駒封土爲墳也

瘛瘲 上尺制切通作瘈 下于用切瘲 漢藝文志有

瘛瘲方三十卷 說文瘛瘲見病 今俗作瘛 掣 捕之新

噦 於月切噦一切經音義通俗文氣逆曰噦

又作噦同於越反噦亦喉音書作通也

瘴 得革切亦作與瘴通 瘴亦作瘴

瘁 悉釋文作瘁義瘁悉 說大迟下瓦卒瘁礼記

引作下瓦卒瘁礼記虞書亦作瘁 十

翡亦…

瘛瘲也…

瘛瘲病也

全石…

風瘁各解

…瘁音曾

十九年左傳高偃瘧疾注瘧痁惡病又都寒切

書丹火瘧也説病也得書藝文志有瘧病方

四十卷

疝 所晏切說文腹痛也釋名心痛曰疝疝〻洗也氣洗〻上入

下痛也亦曰陰說文心疝引腸小腹鳥義合敘係秘

小腹氣之疝 素問心脈急爲何病病名心疝少腹當有形也

瘖 於今切瘖從疒音說文不能言之病禮記瘖聾跛躄

釋文瘖啞也史記扁鵲倉公傳使人瘖崇陰瘖故失

音之釋名同

血滥　下夷欸切（去）滥　孝經鉤命決　滥禮中庸　溪滥者中（廣雅滥出也）（説文作衊）

維　此者經入脈之陰維上陰維為病苦心痛故原（中）

心脈一切按者義藥之二維按之也

顛　都年切（去）巔　玉篇山頂謂之巔　今曰顛疾謂在上

病也頭以歸脈多是至為顛疾

息肉　相即切　通瘜　廣韻瘜寄肉

瘻　盧（力豆）侯切　同漏　說文腫也　柳子厚捕蛇者說永州之

野產異蛇　腊之以為餌可以已大風攣踠瘻癘

（瘰）癧　又為頸瘻　註文瘻頸腫也　淮南說山訓雞頭已瘻　注高云瘻頸腫疾也　非此義

其因瘕生者積
瘕之名從瘕出而
本從石瘕来
血留宮而宮衃
以留止日以益大
狀如懷子

息賁 博昆切，音奔。素問病形篇曰：肺脉滑甚爲息賁。又肺之積名曰息賁。

痠 素官切，音酸。痠疼，疼痛也。

瘕 古牙切，音家。說文：瘕，女病也。癥瘕，皆腹中病也。史記扁鵲傳：盡見五藏癥結。抱朴子：去癥瘕不佯宏應趣人之術也，欲圖老彭之壽也。

衄 丑六切，音忸。鼻中出血也。

㿗疝 杜回切，音頹。潰通。釋名：陰腫曰㿗。㿗隤 長病。

釋名：陰腫曰隤。素問：男子又疝，寒水筋之氣隤㿗。

是足之

沃沫 莊子大宗師相濡以沫注沫涎沫也 由舊西沫以濡人之詁癥古今瘵字亦作渫

王羲之初月帖淡悶干嘔昔唐恩云淡古痰字

癥居月切音厥說文癥逆氣也本亦作瘚律五筭

逆也欠氣也錦外侍無佳少氏以渻以癥不卽人

廣雅癥病也

蛸蝎上胡叭切音回說文腹中長蟲下胡葛切音曷

蛢足釋蟲蝤蠐蝎又蝎蛣蚍注木中蠹

骨癲瘵本於癥疳病有背瘰瘵筋癥瘵脈癥

不得前後
前語小便
後語大便
腎閉藏於

痿諸證

嗌 伊昔切 昭十九年穀梁傳嗌不容粒注嗌喉也

膝 竹垂切 說文脛頭㔸也 廣韻膝也

會云
中藏結故閉
也 正義閉
徒弔反

痿諸證

不得前後 前語小便後語大便 或謂前語二便不

於此 腎閉藏於二陰 故不得前後 故胃脈之

絲息

會云故令人不得前後 溲者小便 後者大便 溲謂小便也

嗌 伊昔切 嗌 昭十九年左傳嗌不容粒注嗌

是辵之

沃沫 莊子大宗師相濡以沫注沫涎沫也 洮人訂痰 古無痰字只作淡

王羲之初月帖淡悶干嘔 黃庭自息云淡者痰字

瘚 居月切音厥 說文瘚逆氣也从疒从屰从欠 律云弟

屰也欠氣也 歸邪侍坐使民肌消肌瘚不作

廣雅瘚病也

蛕蝎 上胡隈切音回 說文腹中長蟲 下胡葛切音曷

爾雅釋蟲蝤蠐蝎又蝎蛣𧌑注木中蟲

骨瘚疾本經廣雅痛而背瘚疾筋瘚疾脉瘚

不得前後
前謂小便
後謂大便
腎開竅於
二陰故為大
小便不利怖
之腎脈絡
急為前
後

疾諸證

嗌 伊昔切 昭十九年穀梁傳 嗌不容粒 注 嗌喉也

腄〻 竹垂切 說文 腄 瘢胝之層 亦癱腫也

不月

[illegible]也

陰痿 語 謂事不舉也 漢書五王(宗)世家 膠西王端陰痿 注 謂不能御婦人也 (其)(集)之

腄〻 竹垂切 說文 瘢胝之層 均癱腫也

不月 魚厥切 以月計之 素問上古天真論 女子二七
天癸至月事以時下 不月 積月事不行

痔 直里切 說文痔後病也 釋名痔食也蟲食之

之

痏 胡軌切 摧朴云生瘡痏 私玉肌凡刺瘡之數
以十痏十二痏者 謂以瘡痏之處 刺者為刺之數

之

跗 芳無切 足跗也 跗趺同 來哲補亡詩白華
序趺又訪也 足 鄂不韡韡 古作 三周華不注詩

逼踧皆迫也

豎亦作竪字樣豎臣庾反亦稱文竪字

𪗋（俱爲切）齋与臍通左傳後君噬臍

膹充人切說文䐜也一切經音義引埤蒼䐜肉

脹䐜也

睾古勞切同皋此言皆丸二名陰丸皆睾之音

亦君字異與睪之例譯其字義各異

竹窘之語辰曰便之窘急也（廣雅釋詁窘急也說文窘迫陰雨御譯章句窘迫也義同）

澹澹徒濫切集韻動也 問 廣傳感悽愴

針染手卷為句

手部掔 朱子哭張栻詩云感昨懷華表

以濟之濟從文亦勒兜

灸居文切從文灼也灼灼方上云久大也與卬

特注云義未詳記嵩顏合石佳刑葬其不甚矣

鑱石

針染如栓切與記日馬為如腹割鮮染輪

集解引龔讀云染若標也又淳書志或集

注引李奇亡云染標文說文標染之經染本

字即此義

于巷 胡絳切 與術通 從女里邨道也 今巷乃 爾雅釋文引字林巷作衖巷古

戰道與氣術之義相近 一切行言義引之

巷術亦道也 術別道也 今以人身氣道言

與氣術之義相近

搏 補各切 禮傳作擭 鳥擭搏 一切持言義又引

巷頭爲搏所也 松影 搏按也

根結第五

奇 居宜切 不偶也 其源獨切之為言異者非

此義

顙 大上 蘇朗切 桑上声 玉篇 額也 易說卦

其於馬也為的顙 孟子 搏而躍之 可使過顙

方言 中夏謂之額 東齊謂之顙

鉗 巨奇炎反 漢書武帝紀注 鉗著

頡篇 鉗鈦也

聰 籠 龐叢切 無聰 面過 書 尚書 達四聰 杜注

左傳引外 畫達四聰 楚 江切 直字 譯為聰

聰之於內 是外之聽 聰以之 以直 奇之聽義

五

雎 又治切 人 之三 雎 之 ... 通 雎 附之

公 竹齋

繇與猶通。檀弓：詠斯猶，鄭云：猶當為搖。

釋文：郭本作廓。玉篇引作廓，通郭。之為廓也，義殘。風俗通：郭，之為言郭。

府也。言繇由也，下文云繇者也。

義異

繇，餘昭切，古繇字，而音搖，動也。本字同繇。

咸古反。而音繇。後王注云：詩而音搖動。

史記蘇秦傳：莫不長繇。李注：繇，搖動也。

膏粱 與粱粱通。膏同。通俗文：肥貴人以高粱

之瘵也。王注：粱，梁米也。史記蔡澤傳索隱引三蒼：粱，

好粟也。世禮大夫不食梁。粱一本亦作梁

顙 大上 蘇朗切 桑上声 玉篇 額也 易説卦

其於馬也為的顙 孟子 搏而躍之 可使過顙

方言六 中夏謂之額 東齊謂之顙

鉗 平 奇炎反 漢書 孝武帝紀注引蒼

頡篇 鉗 鈦也

窻 窻籠 麤叢切 與聰通 書 尚書 遠 聰 杜注

左傳引作 書 四聰 共楚江切 之 直字 釋為窻

聰之於內是外之聽 以之 以其奔之聽義

雎 子余切 人之三雎也 白虎通 出府為之雎 通 陷之

五

繇與猶通 搖
云詠斯猶斯舞
當作搖

府也[illegible]又[illegible]之源下[illegible]者[illegible]

義異

繇餘昭切音繇語所首搖動也李奇云[illegible]

歲去反所首繇後王注之語所首搖動

史記蘇秦傳莫不來繇李注繇搖動也

膻中徒旱切王注語在兩乳中間為氣海

之海

脕莛稅切本作脃語不實易斷也周禮考工記弓人角之

未達形則宜休於氣是故脃之故引[illegible]也

詩曰 ……武郭

素問通評虛實論 ……高梁之疾也 注 梁 粱米也

鹿與麤通 襄十年左傳鹿本又作麤

行 ……襄三……

也 ……智出人上也

麤 ……切 ……論

胥 通 釋名釋形體 ……長 ……注引通 ……中情

上 膏梁 與粱通 史記蘇秦傳 ……

馬氏 ……粱也

亢 郭 苦郭切 空也 ……也 釋名 郭 廓也 廓 ……

亢 郭與廓通 苦郭切 釋名 郭 廓也 廓落在城外也

坚す

坚す

左𥄉外

偪辟上二字協韻第三字𦐂偪上葉反廣雅懼之玉篇必脅之畏

芊下芳辟切闢同史記項羽傳人馬俱驚辟易數

里儀陀之長悝之義以下以為辟易之辟

薄若上旁各反廣雅釋言薄附也又楚辭芳

若薄蘭茂下樹字以蒲落注旁卽附之上長

易泛卦當以杜言釋之引

麗聰組切蹤之大也玉篇亦猶之過也5麗通蕙

年各何處一本作麗月令其氣高入麗

詩皇矣憎其式廓

素問通評虛實論肥貴人則高梁之疾也注梁梁米也

又青藏切

慓上撫招切廣雅慓急也下侯旰切釋文勇也一切經音義三引蒼頡篇悍桀也又引三蒼悍桀也桀猶矜出人上也

下髓息委切說文骨中脂也淨礼秉志淡脈膚論

骨髓釋名釋形體髓遺也長楊注引通俗文髓骨中脂

上膏梁與粱通史記蘇秦傳膏粱之

馬氏改從米也

廓苦郭切空也大也廣也釋名郭廓也廓落

郭與廓通苦莫切釋名郭廓也廓落在城外也

以上す

以上す

左疏如此

懾辟〔上之涉反 下三引〕懾上葉反 廣雅懾懼也 玉篇心服也畏也

之下芳辟切 闢同 史記項羽傳 人馬俱驚 辟易數

里 儀從之長悍之義 以下以常為辟易之辟

薄若上旁各反 廣雅釋言 薄附也 又楚辭芳

若薄蘭有戶樹字 此薄字注云附也 上長當

切薄若在其附著之義〔易說卦雷風相薄 釋文引陸續說相附薄也〕

廣〔懾〕廣 襄十七年左傳名廣 又作廣

疏之大也 物不穫也 玉篇不穫也 秋月令其氣高 廣

壽夭剛堅重也

大肉䐃膕渠殞切[illegible]腸中脂也。大肉之治醫

怫懔上符非切下其蓋切，魏舉功翊何佛㦗

詩宗凡流蕩寢降所出气而穴乎

以悸息之甚

焠之士内切。荀子解蔽有子惡卧而焠掌，可治仇

君臣民火注：焠，灼也。漢書司馬相如傳腳割輪焠注云揾染之義，且交近于意，須腳割輪焠郭璞注染也

㷉紆勿切，本作尉。史記扁鵲傳撟抗毒熨注

治毒病之家以藥物熨帖，漢書司馬相如傳

史記刺客傳以藥焠之，毒淬焠染也

毒熨注毒病之家以藥物熨帖，史記扁鵲傳撟引案杬毒熨。扁鵲治法，杬音阮。治療(?)其身，注焠者素問調經論焠鍼藥熨注焠鍼，火鍼也

㕧 匪父切
咀 子與切
俗作㕧咀 [illegible]
廣韻 [illegible]
查原侍乃遺
失

㕧咀 上芳矩切下慈呂切 嚼也 [illegible] 吉不用力以口
[illegible] 之故字 㕧咀
清 痰腸切 從文 溲瀆也 通作父 坏溲足清
馬矢 矢屎也 洛序 張渚作遺失 波便
熠 於文反 詩 熠耀 熠 光 耀 然 兮
滋 茁也 此馬矢 熠 熠 同 韌 矢 硯 蓋 可
馬屎一同 豚屎也
䁹 貌也 蒲未切 [illegible] 之子 百里之周
和 李之 [illegible] 諸 自 下 道 干 洛 浮 [illegible]

傳于紙寫小王羲之初月帖淺同賤于恒字叩

乾字

睟子對切（邦音睟）音晬叶周百文

滓組史切澱也

官針弟也

支為大隱（圖）揚雄賦揚清云黄資財石是（支滿堔為糧堤為也）

以支長久注擾擾之經淫氣甚於害支於大

臘擾之毒問之言為果之送是生夫下滿

民收支為皮先之以皆語可以設此乎

三二一

本神第八

悗毋本切 莊子悗乎忘其言 與懣通 音悶 説

文煩也 礼問喪志懣氣盛 范音悶

狂忘不精 血病之善忘尤狂 也故以狂忘解乃

也實故屬於此

俛方矩切 俛俯 頫通用俯字 疑錯在後仰之俯耳

俯本已俛字 俯字又重 從邑來 許 史記作俛 音俯

書作頫矣

往濃蹤去切 濁言之漫 淡得之張 弛 他遊亦漫溪

謂書同身
相又待樓
人就参漲
唱

嘯唱 上呂沈切 下署呂於糟切 嘶声 釋名 嘯 肅也
大嘯 蹙也 氣出入蹙也 一切 於言義引 廣韻
唱 声之也也

終始第九

盟 协共即切 無上下文 陽音之 強約協 詩定

右上 廣盟 此並自長

相稱 畢从 切 通物之言也 易 擊辭 異稱而治

孔恒疏 其言 稱也 又禮記 不之示相稱也 禮記中庸

政弟稱

八九

公子齊

明 協謨郎切 與上文陽彰行韻協 書益稷之言
明亂 勝旅正亂庶事 庶亂
決 余贊切 說文水行也 此蓋決之義引申為通
為齊 劑同 在詣切 刺也 刺劑古今字 藥劑 此言以時為劑也
繆剸
為齊 在詣切 漢書郊祀志以事化丹沙諸藥齊為黃金矣 注 齊藥之分齊也
繆刺 靡幼切 紕繆 凡其病下取上 病上取下 左病取

此浮箋乃針對第三二四頁右第三行『泆』條之增補，今附于此頁後。

右之痛取右似乎從而當右足言之

反折 今刻切。月令：鼓劊挸折。其引是折（一本書云劃之析）

舌卷 巨員切。（曲也。本經十二經注卷曲也）瘲承卷。廣雅瘲，卷曲也。一切經音

義兩引埤蒼：踡，踡跼不伸也。亶云：卷東方朔射

跔 字還杜注：跔，手軸卷也。釋文音拘。（攑文）撥反

明工瘖 明瘖音切，上聲（太元：難卵，卵破石瑕。注：明瘖物也）

噫 烏介切（說文）飽食息也。音也。文選長門賦注引字林：噫，飽出息也。乙戒切

經脈第十

脈 美益切。說文作䘑，字下解云：脈下之。莊氏斯曰

漢司隸倚晉
脊摯將疏脊
共牲哉之意

説文膌下云膌亦作朿云膌字
臞人朱切史記之貴笑傳取貴云疑臞背字
之下山林不通
䝆苦懷切一切經音義引蒼頡篇𩕊放息声也 說文𩕊作……杜林說
借字利從口聲口放私口也咳字於之咳云劫其反外
也之矣赘非此義
膌苦借切蔣中問膌之地之注膌亂也形于視也
見酒海曰膌注膌頃亂也又作 書瀆記古四字各二曰一利作一尚大治 又膌字書又引作一膌
膈語曰切過不隔傳記隔文記魯膈用志注

莊子德充符篇
作肩肩人閒篇
作脅人
荀子法行篇
見莊子讓王
篇作脅見

䏶肩䏶也讀若疋大雅云屢注達孔右䏶也上複釋

文䏶乃肩胛兩間骨

鼽巨鳩切讀又鼽病寒鼻窒也月令民多鼽嚏

呂氏春秋作鼽鼽室高誘注云鼽入室鼻不通也

頞烏割切鼻莖也孟子疾首蹙頞釋名頞鞍也偃折如鞍也或作齃趙注蹙頞雖

頞或齃

髀補鞞切說文股也禮記深衣帶下毋厭髀又癸傳周人髀

注髀股也厚之儀禮士昏禮注釋文引字林髀步米反髀者也

漢書賈誼傳至於髖髀之所注髀股骨也

十

臏　毘忍切　説文膝骨也　[illegible]注引郭璞[illegible]詁又一切經音

義三引三蒼云　臏　膝蓋也　荀子正論　捶笞臏腳

注　臏　膝骨也　史記秦本紀　王與孟說舉鼎絶臏

正義　臏　膝骨也　非此　此田　又華嚴經音義下引刑

罪五類　臏　刑　非此義　古微書引書刑德放　臏者　臏去人之膝骨也　臏刑之屬　非此義

骭　古文[illegible]足　釋詁　骭[illegible]　[illegible]注　骭　[illegible]脛也　[illegible]

短布單衣適至骭　史記[illegible]仲連鄒陽傳引[illegible]

骭　脛也　又引骭　方下諫反

温　淫　[illegible]注[illegible]

詩天篇云天虐甚脈戲疹生病說也何云脈蓬動也下

說文注瘥毛詩曰瘥病放成氏備雲論杜預不忠寶也云說輸故注曰說明之

口喎苦喎切喎嘴一切經音義引通俗文斜戾曰喎

說文口戾不正也又通喎

脣脗之忍切說文脗脣瘡也文選宋玉風賦中脣

爲脗注脣瘡也一切經音義引三蒼脗脣瘍也又通

喎文選劉孝標辯命論三引通俗文喎口不正也

得後漢楊傳有屎之屎苦怌𠲕藺藺騷理切叢

也亦作㕧得爲屎與詩民之方殿屎是呻新安同

莊子道在屎溺

十

松竹齋

欸氣 氣外泄也 廣韻 欸氣 失氣也 下从欠 乙匹霏切 与欸同

廣韵 失氣也

瘕 瘕從疒假聲也 史記扁鵲倉公傳 積瘕也 欸瘕 瘕之瘕

疸 丁幹切 黃病也

胛 古狎切 以手書 張家傳中 勞胛注 背上兩膊

舌也

咽 咽 胡統文 咽嗌也 釋名云 咽謂之嗌 氣所通 咽嗄

[illegible]

頂 敬說切 廣雅 頭頂 顛頂之額 頂為頭頂之頂

職悅切 史記 頭頷 頷頭 眉目耳 師古

此亦別引

曰頰 兩頰云權也面外準也說文權輔也長準

漢書高祖隆準龍顏皆其頰面

頷 戶感切 方言云 頷頤頜也 漢班超燕頷虎頸

頷 莊子說劍篇 驪龍頷下珠 宣公六年公羊傳絕其頷 何休注 頷口也

顴 文選沈休文鍾山詩注書士達[illegible]

〡引蒼頡訓詁云所[illegible]也

髆 補各切 說文 髆 肩甲也 从骨尃聲 漢書武

帝紀立王子髆爲王 注引晉灼 髆 許慎以爲肩髆

字 莊氏炘曰 儀禮鄉飲酒禮 介俎脊脅胳肺 鄭注

十

公[illegible]齋

後脛骨二髂也中字從骨之訛又作肩臑膊骼挎 膊

此以膊與髆相通矣 說文膊薄脯膊之屋上 按釋名釋形體膊迫也薄椒肉

迫著物使燥也左傳成二年殺而膊諸城上注膊磔也周禮掌

戮掌斬殺賊諜而膊之注膊謂去衣磔之淮南修務訓啟□昧

而棲厲膊之注謂厲膊厚切肉也以膊與脯通與膊皆而不同與

肩髆通也吾蘇謂臂之近肩者為臂髆乃失之矣

顖息進切囟同說文頭會腦蓋也象形再義

蒼頡顖音顣與顖囟俱通

尻邱刀切說文脾也去聲尻一切經音義引三蒼尻

巃之

䀮々呼光切玉篇目不明之

憕々大動徒澄切集稱高之淫

瞪瘵音切說文瞪目直屢也又目障之字廣傳咸稜

憕平鄧因未定五張栽訂教公咸昡埃平我焉

氏驛憕乃其無大動害不爽

瞪在語切文瘵音切說文目瞪也動予得聞麥栻

瞶接有匡昏目智也

齵厭於檢切閉藏之揜推以掩被大學見君子而后厭然注厭

十

詩云鑿冰冲冲

癭 於郢切 博物志山居多癭

頏 苦浪切 史記 不搤其肮 注 肮 喉嚨也 廣韵 作 頏

頷 五陷切 出 頷 說文 頷 頿

吉 萎 於危切 詩云 无木不萎 孔穎達 云 萎 草木枯死曰 萎

卒 出 今倉沒切 並 子卒出 同

肮 羽求切 前 子 見 上 耽 聲 與 疏 通

痂 疥 上 古牙 切 瘡 也 說文 疥 上 甲 文 下 居拜切 此

今倉云 出 行 臣 云
有 貝 浪 ...
卒 出 今 ...
肆 ...
音 ...

有作躄者荀子正論不能以辟馬毀輿致遠注辟与躄同又漢書

其材從說文𧉧蠹木中之蟲里窮切音稚也今同

爲癬疥疥与二曰一蟲之癰疥与疕通與

齲驅禹切釋名齲朽也蟲齧之齒缺朽也說文𤘍

齒病也或从齒齲史記倉公傳齊中大夫病齲齒淮南

從虫蠹積空斷木今齲

躄廣韻躄𨇤同說文躄人不能行也漢書賈誼傳又類辟且病痱注辟足病

蠡鄰知切漢書東方朔傳以蠡測海注引張晏曰蠡瓠瓢也

也太平御覽七百六十二引通俗文瓠瓢爲蠡也

經別第十一

肛古雙切史記倉公傳肛門注引廣雅腸之門廣

十

十一

公竹齋

協引廣雅釋詁疘痛也誤此義

顉吟蓋切直臣切原渠切搖頭上言首說文低頭也非此義

經水第十二

壯斁側亮切艾灸一灼謂之壯其數以壯人為則以

言灼者灸之者以其以年為壯數

瘠相通其孫注云漸瘠周禮疾醫春時有瘠首疾鄭注

瘠臞也道所消詩書可見者如瘠瘤症瘵

傳漢書通傳漢書瘠疾注瘠中二

瘵

灸瘠上見後

半蓋切說王凡

彼采艾兮傳

艾所以療疾

玉篇養也

新注艾

一名冰臺一名醫草

纘助第十三

頄　巨鳩切　易夬卦壯于頄　翟注頄　九面也　首之前

頯　頄之頯字也　廣雅釋親　頄頯頯也　又面部鼽音

同　氣脊病　鼽　頄也　頄字　頯　頄音下如二注

眇　彌沼切　眇亦音　頵胃下使　渭胃兩旁虛實　實脾（？）

胃眇字　問邪客之于太陰之絡　令人腰痛引少腹

控眇不可以仰息　見上字　通假字　可見　杪木末

云杪　木之末謂之杪　杪亦作微　木之末

蹻　居灼切　一切經音義引三蒼　蹻訓健也　又引蒼

十二三

頡訓詁舉足行高也言揭之廣亦二事見廣東 蹻跲蹻也 廣雅釋詁蹻健也

言論路不揭蹻注謂為蹻捷其之筭而手足

又吳注方言揭其注言筭刂揭蹻注謂捷筭手足

跳徒聊切說文跳蹶也廣韻二十五年左傳注特跳此其

跳跳躍之語是從也高舉也見書音義中引字

林列子湯問跳往助之釋文并云跳躍也史記高

記紀平陰引通俗文超蹻為跳

以爲音古曷切騰音之音讀平聲

音古高其古哉切用以闔物何音讀去聲私內切皆

馬氏新注本兩
音字從以馬膂
蔡音其謬可
笑

音作音丁釋文吉救反義十九年左傳九百載之作音而事若當

音之釋文音而九千音音吉救反

嗷 徒感反啖啗並通廣雅釋詁啖食也淨書霍

光傳集注啗食也東哲考工記厲頸弟者曰嗷

同右作

縎 手繇 釋名縎繃也勝端之所限縎也自臍

以下曰水腹水汋所聚也又曰小腹小也比於臍

上為小也莊十年左傳後者盬縎

㽲 戶閒切說文病風病也一切經音義㽲病也 𤼵參同俗也從之癇

玉篇小兒之癇病

為病後浮王所傳敵亂多也上病病

痙 其頸切。說文彊急也。玉篇風強病也。痓字書云惡也。皇[illegible]

偏癱痓因痓癱瘲 瘲痓 病名。注 [illegible] 隱居

神農本草經云 瘲當作痙 叶音痓 為內 痙 痙字

每誤作痓 皆傳刻之訛耳

瞑 莫經切。說文翕目也。晉書山濤傳 [illegible] 目 [illegible] 瞑 音覺 瞑者

目無由接也。此與莫甸切之瞑為瞑眩者異

瘻 切。說文瘻頸腫也。淮南說山 雞頭以瘻 高云瘻頸腫疾也

賈 貴此責為賣以之說經四十部此賈為賣

其所書所過者
夫轉作物

、楊氏抄云胃 比止閉止 胃者穀氣之所住所在

為上故曰胃為穀府

噼 普擊切 萬象名口目為噼 亦偏噼也

骨度第十四

髃骬 上胡骨切下羽俱切 廣雅 髃骬 缺盆也 或說非也 缺盆

在肩上橫骨陷中 經云 缺盆以下至缺盆中長四寸 缺盆以

下至髃骬長九寸 則缺盆在肩 髃骬在胸 看 識為缺盆骨也

者經肩骨之誤

骶 都計切 廣雅 脊骶 骶 玉篇 臀也

營衛生會第十八

陽隴 素問生氣通天論曰日中而陽隆 王注隆猶高也 以隆爲隴

隴同其義 史記權書長於林隆字注隆者

之高之 泌溜

泌 廣韻切同偪於毛切 也偪側泌瀄 注和楔也

濟 讀爲擠 擠同注 注云二爲用師以擠於溝壑 大注濟讀爲擠

此擠 史記項羽紀爲楚所擠 集解擠賈逵擠音濟 文選長門賦注引 濟民之擠

四時氣第十九

痳 釋彩切風水病也 下徒麻同徒痳也 本頭作

右水字七風弋

五部第二十

掣 昌列切 撓也 玉篇 掣同𢯗 掣也 說文從手 瘛省聲

寒熱病第二十一

腊 思積切 易 噬腊 周 注 乾肉 腊堅 劉云肉

鞕 魚孟切 玉篇 鞕堅也 廣韻同 音義 通俗文 物堅鞕謂之硬 又

引文字集略 物堅曰鞕

腓 符非切 廣韻 扶沸切 音 腓 之 切 音義

引三蒼 腓 腨也 易 咸其腓 釋文 本亦作肥 咸其腓 荀 作肥

唐韻 扶沸切 音 腓 之 荀 作腓 也

卷二十二

啼二十二 安不十二作保 表付為[illegible]者 寶[illegible]第

癡狂第二十二

悸 其季切 悸 同 水病也 水悸 [illegible] 則悸 害 水 浸也

悸 水起火也 悸 [illegible] 湯 [illegible] 法 代 心動悸

顑 百經 苦感切 [illegible] 而黃也 又苦戚切 非此義 長[illegible] 下 顑 [illegible]

窮骨 [illegible] 經 以窮骨為骸 骨言骨之 [illegible] 也 [illegible]

[illegible] 極遠而附 [illegible] 也 [illegible]

一以為 [illegible] 之脈 [illegible]

熱病第二十三

顑顇 上 [illegible] 切 [illegible] 天 朱

摩
說文以手以摩齒
廣韵嚙斷切齒
嚙也

切莫何耳穴新語之齦齩玉篇在耳曰齦齩 若 二 五音 鈔

骼公洛切說文腋下也 玉篇音大列 三韵音召切 三韵上 也

齧嚙斷嚙噬臣似曰道食文口不齒曰嚙斷所 胡

切齧嗚齒也釋名曰嚙去搖之齒嚙齒斷也

怛將豫切說文驚之又驕怛切也不持之辛託王篇

侍奉王怛不石信人

穀梁第二十四

手足青玉節嘴之語清也語語沈之即上文

真以痛手足空王節非也之言之文王氏本作言

廿二七葉

匡氏乃謂本是之色書玉指印如堯八ち芳音之

青矣

毳撫庚切玉器也諸人朋作棚

懷乃老切說文云悢也原作書懷

聕丁靜切頷切下乃頂切衆經音義引埤蒼耳

上括也

瑮式均切摽之義耶錯鍊乃瘵傳王賁逸注并我

某枯被病名之

璡辛節二年集六

坐一寸

悲以喜恐以驚

作瓦近進之而

以上服之

而汗相對成文

玄應善之稱下
並且其有是息
暨無恩之話忠
是毒之兩哉志
馬氏語或該或
從誤矣

鼓之吳繇　道詔切廣韻謂小聲

聊　昔柄切援文術迎也吳脛之西一月照其五門

四末　謂四支也左傳風淫末疾

嚏　丁計切疾性音義引蒼頡篇嚏噴鼻也詩

願言則嚏箋云汝思我心如是我則嚏今俗嚏

云人道我此古之遺語引詩如此

經緯之理　經從東祥而云至恒至順從其通

口問第二十八

閑居同夫送秀才子建樂府美女妖且閑注閑雅也閑也

廿四　×

雲谷
鵰鳥 先注見其閒反注閒反而發其說之 閒道作閒 閒明之

宜表引比
深書疏廣傳老人以閒仮時爲虛言此計注閒印

閒字也 詩十敘之閒 要其閒、字 釋文閒本作閒

為正釋例注 近之出閒釋文閒本作閒 莊子有道之

湘注 至惟乎身故閒乎世之釋文閒本作閒 馬氏說

閒西閒失、

辟 嘗作避 歸 禮記孔子閒居釋文 退避 避辟 令以閒

居

辭 宋注壽安 丁可切 亂 不見 畚若詩 柳辭 鸎嬌

蕭後段

三五〇

師傳第二十九

閻僕 僕婢兩切 集切 引背後人也 不善之貌二幻

安故以要從人厚臣平聲失之

骺 走設切 骨讀也

腸胃第三十一

會厭 於華切 喉間通食交之後 文字之信曰管

鍾之壓之又一曰伏也 左傳將以壓眾 蒙書杜鄰

注伏折衝壓(厭)難 注猒壓之之意從相合是

因東漢以厭二字從於會厭之義

苑州

公子齊

賬諳第三十五

輕蔑 亡結切 杜注十二年左傳云蔑輕也 十二年舊

所揩聖禮記云君陸賁裝經義

五劑五處第三十七

繳直 側切 說文繳密也華嚴經云亞迴向品之五繳直

側切 經本多作稚字非也 乃幼稚之稚非此經

埤 避移反 說文埤益也 一切經云義埤增也厚也助

之埤益之埤非此義也

逆順作處第三十八

法式 撿押 於良甲切 漢書綱紀鄭注以義法於式

撿亦作檢 檢出華嚴經音義 檢字注引韻師書曰檢局

也謂檢局不使散也 經作撿 檢謂之斂今作撿攝

之義

病傳第四十二

惼 方善切 礼記惼惼然 慕也 惼葉 合璧[illegible]字文引

者勤 惼 惼惼也 通俗文 出字 惼

眣 徒結切 說文 目不正也 書 [illegible] 目于目中不正

待則五日眣踈 惼者時也

脯 方膜切 [illegible] 天子曰 [illegible] 脯時奉

卅九 二

公行齊

謗言宋女鄰戲
淫卽言戲淫溺
者
古於寅卯字淫
非於申酉字淫
那佞書不淫
淫卽放縱之年
左傳與之石窮
字例作窮爲刻
作淫爲異山窮
字年涉

淫方晏浦下晡傳之後日晡所
溼卯茂萋第四十三　國語
窮　與宕反　出窮告門考工記國窮卽注云守地曰窮荀子國窮
[illegible]國國國國窮窮　其高國冢垣其窮及屋屋垣梔也藏也
晉陵說文窮卽宕害之之縛容注乃文切失之
膱之翼切周禮考工記相膱注膱黏也令人於損
穢也陵竟其證之煙穢是古
五臺第四十六
膱若夏切一切經音義引埤蒼膱胘也膱上也

動字為歡字之訛

本藏第四十七

骹 苦交切說文脛也 段近釋骹為脛骹注骹膝下也 考工記參分其股圍去一以為骹圍注骹近牙者也言骹以當其細非此義

禁服第四十八

褊 畢緬切說文衣小也又狹也詩魏風維是褊心箋子[illegible]同維褊小

五色第四十九

面王 鼻準也

摶 原本作搏誤此上對字切對說文一切經音義又引通

四十二之四十九

浮梅釋传高
祖從陳友傳
圍后与圍同

華蓬老学字
射於軒莊字
山木篇注斯
蓬之為万斛
所聰之舍本作
逢能夔作蓬

作文手圍口摶言圜圍也
圜于権切說文天體也易說卦乾為天為圜言工記圜者中規又規之以眂其圜也
眂敝同都計切
逆順第五十五
逢工薄紅切淮南子鈞一呼衆能逢逢之道作逢
墨子耕柱篇逢逢白雲逢逢蓬蓬許雲說蓬
數逢逢太平御覽五百八十二小蓬又音鼓聲蓬
蓬勃氣也注逢勃氣也完逆逆合
熇呼木切也火沃切又熇熇然注熇熇

秋內外切煎
並䪥

䫐見 許天切 一切經音義引古

五味第五十六

秔 古經切 亦作稉 不黏稻也

薤 胡界切 山海經丹熏之山其草多薤 亦作

䪥 見足 䪥鴻薈 說文䪥菜也葉似韭 禮內則脂膏

用䪥 釋文作本亦作薤

水脹第五十七

瘇 與腫通 又與尰同 [illegible]又引通俗文腫足曰瘇 詩云 又古尰字

尰 說文作足瘇 說文引作瘇

五十五之五十七

賊風第五十八

祝 通作呪 書之反 職救切 屬口 詛 祝 祝詛 訓 大 [illegible] 祭 [illegible]

祝 襄十七年左傳 祖有祝 又左傳 [illegible] 非 [illegible]

我

衛氣失常第五十九

苑 什物 [illegible] 子 [illegible] 其 [illegible] 苑 [illegible]

記 [illegible] 行 [illegible] 苑 [illegible] 積 [illegible]

玉版第六十

嘶 先齊切 一切 通 [illegible] [illegible] 散 [illegible] 通 [illegible]

凡病中鬱而歎於口曰噫瓦浮于莽待大歎而噫師古

曰噫 於介反

經隧 徑直過 古字及隧与遂通 遂通 辭作及 用全字 諸經術

經勘 從以下經注出道曰經術用 從外遂其內之道

土之經一切經 帝 搜 從道道曰隧之經之文淫通 釋文術作注隧道

如傳越音隧注開中道字行 陰門二十五人第五字

絲書多不傳於故文 財 奴貨 切財事財多通外

然後得最諸侍與民然其長然無道 諸凡財利

利亂達聖人財以和而一家之財又讀 華後也

五十八上方

漢書作釱
史記平準書
索隱引字林
釱大計反又引
三蒼釱踏腳
鉗也韋昭云釱
下云 桎 [illegible]
著以[illegible]刑[illegible]
也

鈦 徒計切 從金大 鐵鉗也 一切經音義引之 足鈦腳

此字引之所

鉗 [illegible] 以鐵加足 在頸曰鉗 在足曰

口鈦 此亡 鈦角下言 桎 桎為足械 [illegible] 以足刑為[illegible]

刖 [illegible] 刖 也 周礼 [illegible] 民 刖民 [illegible]

刜 [illegible] 以輸 [illegible] 至合其半 [illegible]

[illegible] 徵 [illegible] 方[illegible] 月令 [illegible]

[illegible] [illegible] 杜 [illegible] 礼 [illegible]

[illegible] 尚書 [illegible] [illegible]

刖 [illegible] [illegible] 刖

集均於勤字下云未若切音莫勤[illegible]則嘗[illegible]

吻武粉切 吝亡反 持人鋃 噂決 吻唇 口聽也

瘃[illegible]瘃丑錄反 說文中寒腫覈也 一切經音義

書 瘃与瘃而通 手足受冷瘡 潔書 說亦同 [illegible]

手足皲瘃 皮 敲 口 瘃 瘃 瘡也

百物皆生 第六十六

磨 古 靡 作 皮切 一切經音義 靡 [illegible]

慕 摩 莫 故切 [illegible] 注 [illegible]

爱 惠 無 言 第六十九

惠 於 避 切 說文 惜也 方言 [illegible] 注 [illegible]

六十又ノ 六九

郛先第九之十二

菉食事切牛迅款袱跡彔菉石菉也

秸第七

扞侵犴切托芝衣嶹迎也又作婣扞格字不嶹

通兵第四十六

下齊湛于齊字也襄二十二年左傳以其齊湛明

杜注齊同文此本云齊等言其澄之人下齊凡

湛湛濾但圖且字也詩所迅如其是湛齊

甚湛

湛都字即与
耽同語又作
媅字也

丈移第十二篇
玉篇
說文

譯而不治 注譯音切 大戴記子張問入官篇文云譯

注從易從此也

黮直感反一切經音義引 黮 許君舊說也

叉牛蓋切 叉者說文

宦能反又十三

手甘者說文甘美也從口含一一道也此與支

五喜封三

論瘖 疹 反又十五

疹 括南切 說文瘢 三 一 發瘧之 眼二十年 癖候

七十二 又十四

蒲莧切音瓣此作信字

赤瓣 序下瓣引瓣字是

釋文 莧反[illegible]郭

注 [illegible]中瓣字

共[illegible]中[illegible]

[illegible]

痟逆渴數之常渴痟而痟云義也痟瘦若不瘥

痟是大瘥

赦若說句讀又逆氣也玉篇上殺也凡今圈多風

赦注風說文赦瘥又一切經音義引嘉祐本眞

也瓶西仍不許儀也定欲出記本上不廣韻此

信也靈樞經云瘖義非因風改之痛癸

作痎乃也是矣耳

解係上胡懈切下麥益切凡僧解係者懈惰而不由

狀素問凡一見注刺瘧論曰足少陽之瘧令人身體

玉篇其義
刺要語
脆道

解係曾神九頭說名師達之人解經見之氣字
誤尺師係經說之解係圓剖答語刻苦之行諸
信體幻錯錄所謂詮解係也不去天文俗係
直古紙合之信之義板葉滿字者作之說見
刺 鋺訓名器彩集
鎗平居音噎傳安語辭師法作鎗此云
倄不及身內偈說文飯窒磨切食塞之義
口說書寒巻居徒切
顚之膝切戦

七十四

癢 蘇下 於兩切 說文 瘍也 又痒 瘍也 周禮 疾醫 夏時有痒疥疾 注 痒 以兩切 亦作癢 病 癢也

撤 痒

剽 左傳公孫剽 釋文匹妙反 一音甫遙反 又引字林匹召反 說文剽 砭刺 廣雅剽 剝也 剽 一切經音義

而行者 擊剽 剽 截也 此文當是 剽

漸洳 子廉切 周禮集韻 漸洳 見

詻 五陌切 說文 論訟也

衛氣 行 十六

苟經 孫續 經古定反 續 音胃

撤 蘇果切 亦 擻 撇 並通 說文 擻 ……

必 撤 謂之也

善巴

右字係之義此
文後之餘之當
某頭先為何
字俗也

遒

昝 目切目走也 乎注善巴切音昝也

九錢切第七十八

酢 烏力切 說文汁滓酒一切經音義引三蒼

滓也

藏 在浪切第七十九

都 傳都 音十大夫都 都城之北 以君所宗廟之邑曰都 鄭國氏 遇都 南

羅 徒郎切 入米也 羅 遇羅 羅莊二十一年左傳

糴 羅糴 購 其穀曰糴 出穀曰糶

盛 時征切 音成 盛 器也

五十六 七九

三六七

以上三行
釋文生文作菱
力於反一本字
作淩

注

大戚韻第八十

擷胡結切訪同見篇云擷二

蝕廣韻食也乘力切一神職反傳書日月薄蝕本作新錄曰蝕

釋名日月虧曰蝕稍稍侵蝕又與食同草木葉也

萓羅如玉篇萓蒡草萓蒡也蒡

萬也本作宣

蘇蘇上古活切下底侯切玉篇蘇蘇土瓜也

蔆蘧上同芰淩力膺切說文芰也字从芰淩蔆欞

注彼云蔆角芰也下巨今遙切玉篇蘧芰蘧草

是蕸字也見記
陰行麻而蕸
之疏蕸蕸字也

之可名華蓮也廣雅釋詁蕸華也詩書刑法
者集注引蘇林曰又龍蝦鬼又從蝦蕸者
蕸所以名荷
蕸字亦作蕸此文言蕸芙蕖華之一物注蓮葉也
也爾雅釋草蓮異蕸釋文蕸字亦作蕸
此文言蕸芙蕖根名之一物以蕸名荷二
物不能不強連立之也

說文之新字新藏注新字也新蕸注見新
字書引書字新字

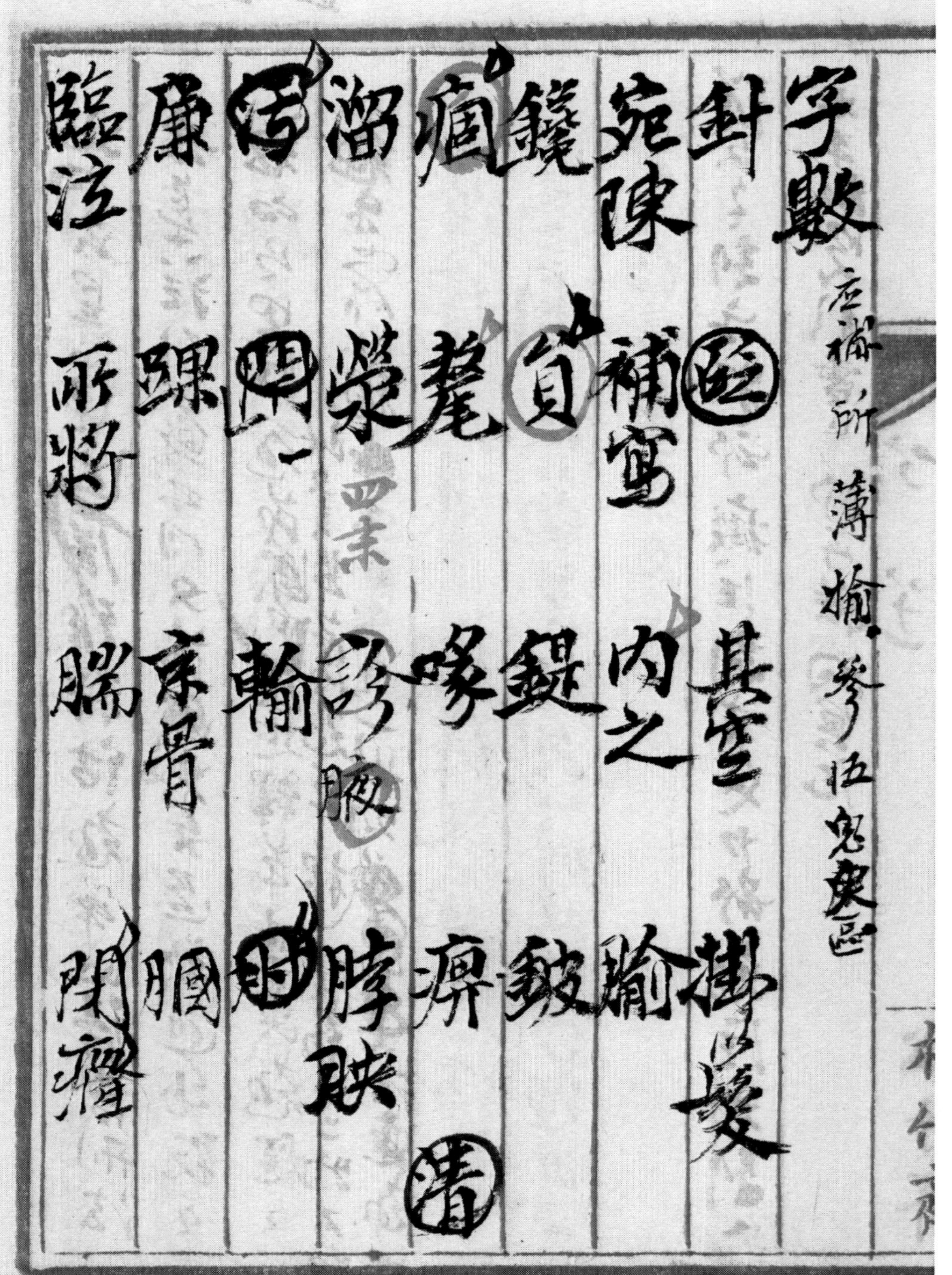

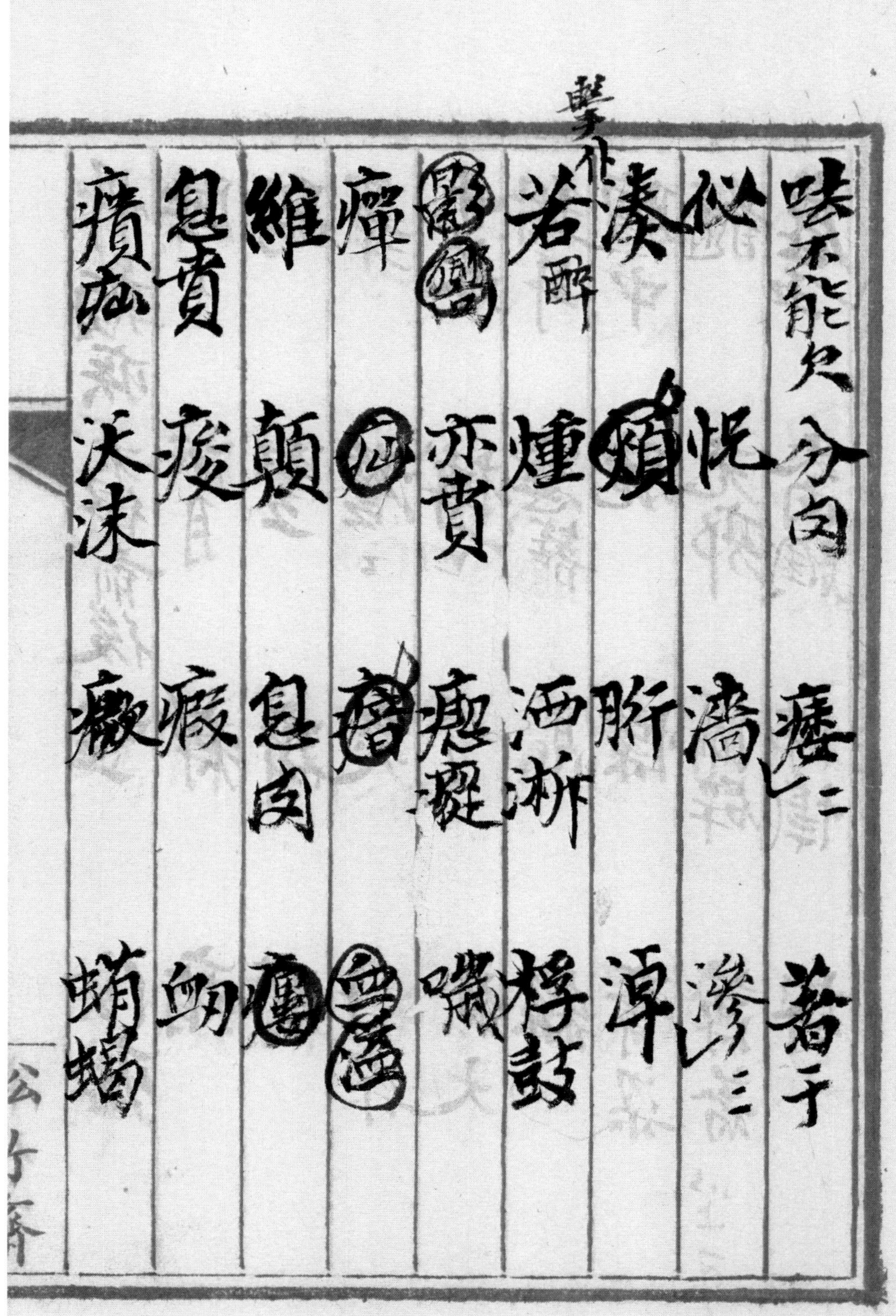

骨䯗𤸇 不得前後 嗌 㑣瘂
腄 㔾 不月 𦡆 痟
附 𦚢 𪘏 腹
𦙶 㶒 㔾 灸 針涤
于卷 搏 四 奇 顏大
鈕耳 𥳶籠 䏸 縣
臆中 脆 懆 膏粱
髓 充郯 偏辟 蒲蕭
𩑶 五 大肉䐃 怫𢝋 焠

㙛月 □一

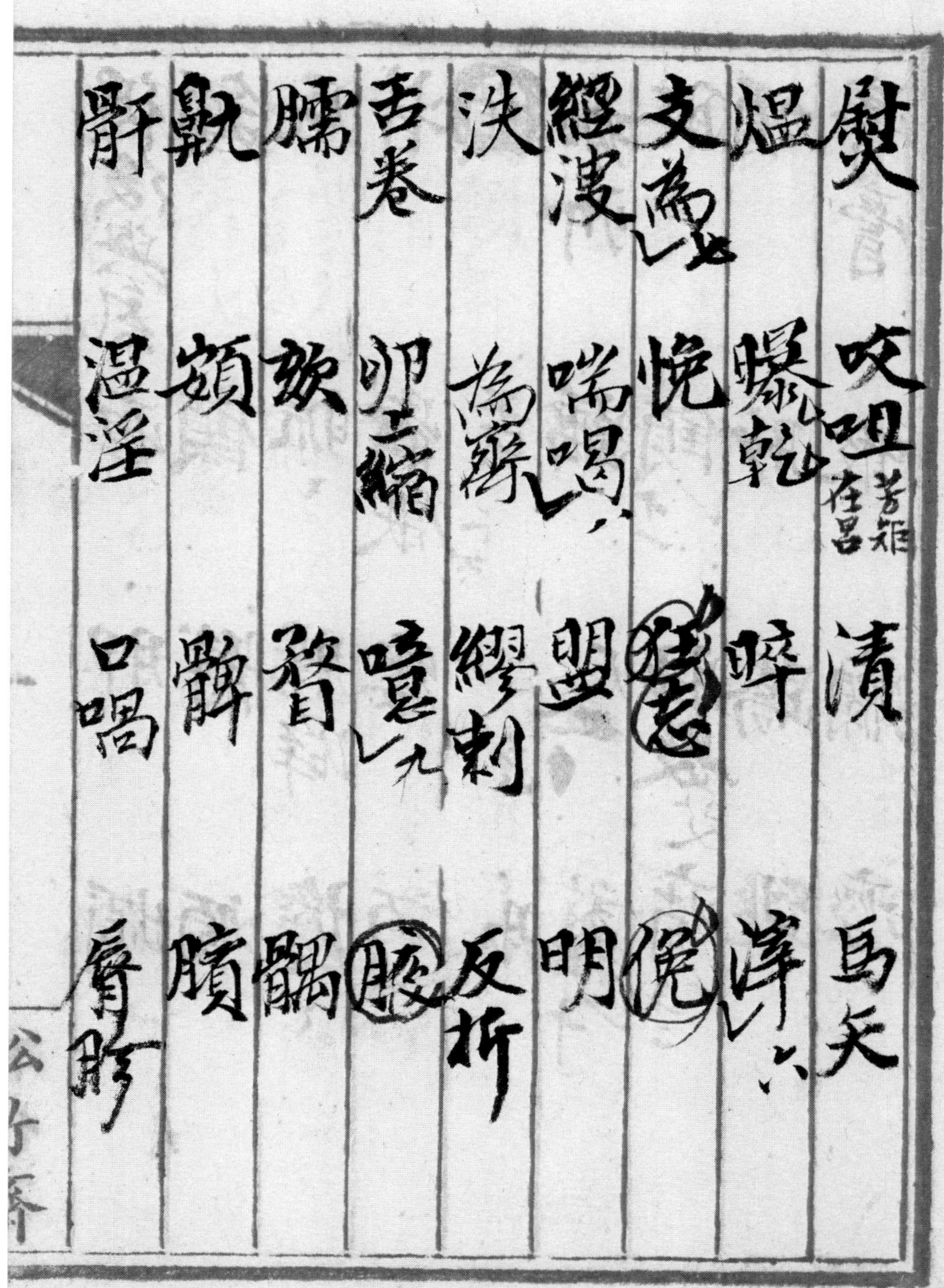

得後與氣疸　胛　頔

頷　顧　髆　頤

尻　腨、　腸澼　擔、

背　臂厥　瘻　頑

頭　舌萎　卒然　肬

痂疥　黯　蠱　豕蝨

肛　頗　壯數艾　痛

頏　肋　蹻　跳

膏肓　喉　癇　痙

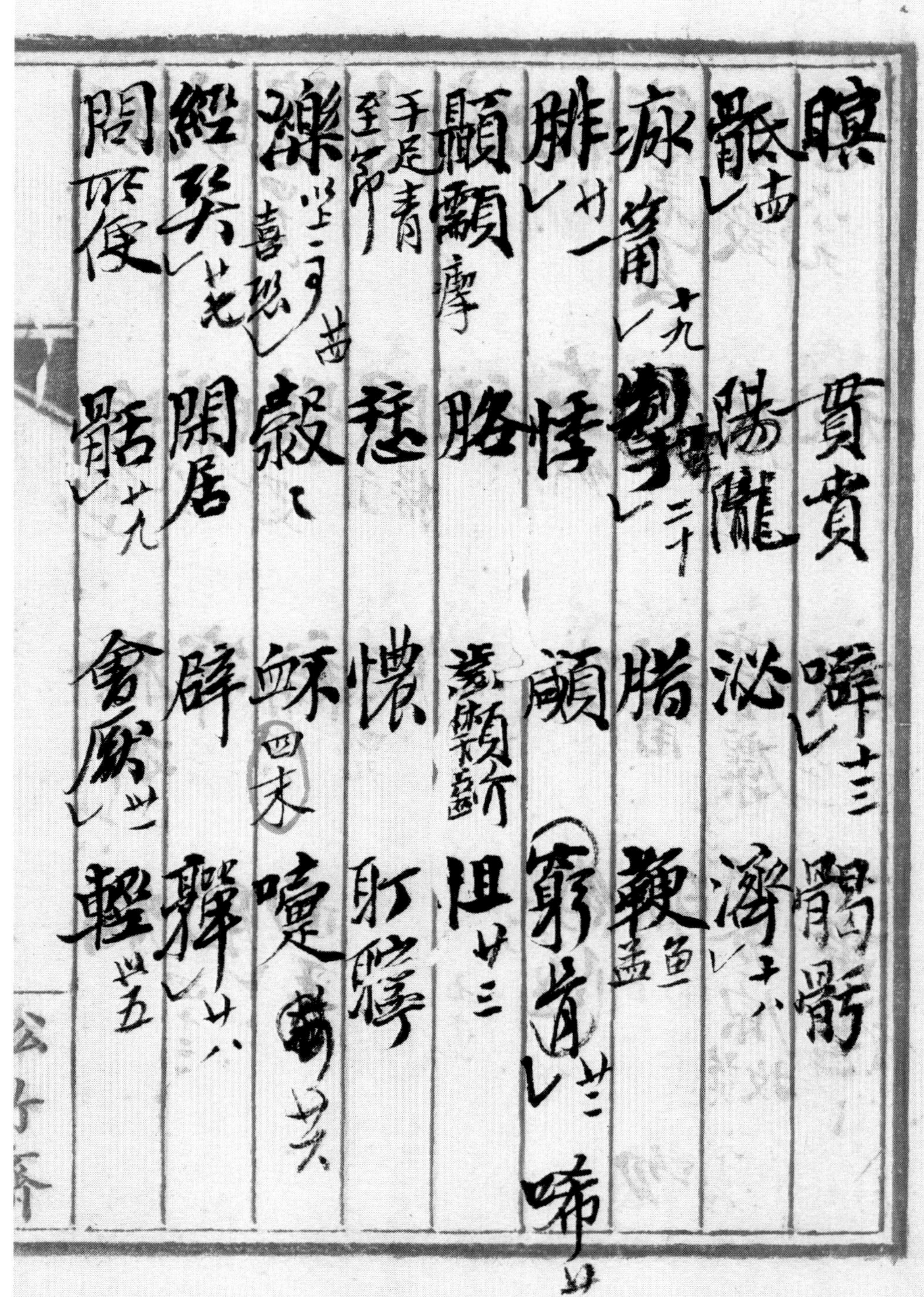

繳 埒廿七 撿押四八 焫
眣 晡四二 窮 膾四十二
膽四十六 嗀四又 襝四八 面王
愽 圜于楷 胝四九 逢了
熇五十五 秔 葢芥五十七 瘇五十七
袘 苑紓勿 嘶 經隧六十
能春夏 鈇 捌角 眮 吻
質徵 瘃六十四 滹去麋六十六 蓴原莫故六十六
恚六十九 秫 抙五十一 下齊湛了

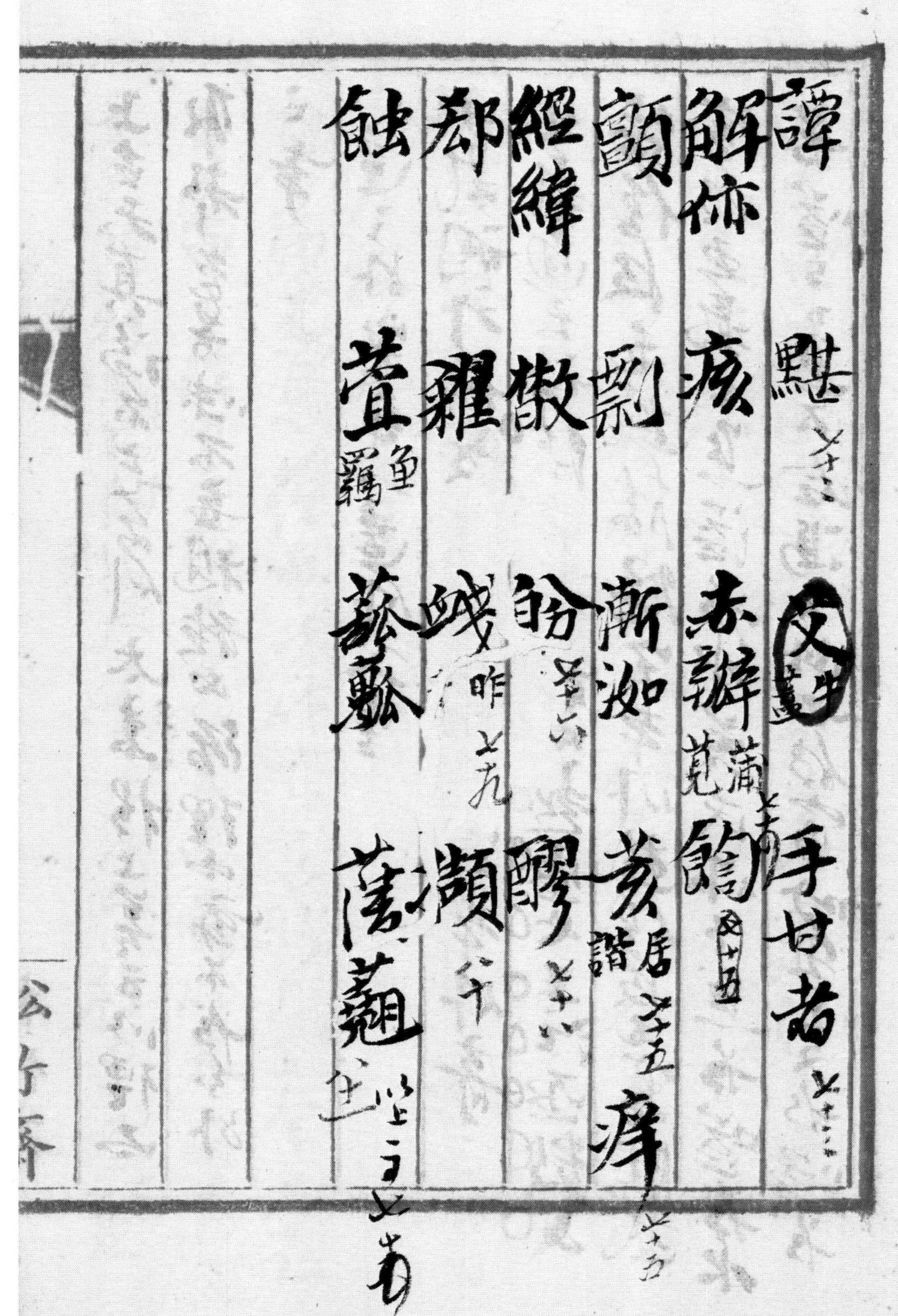

上古天真論不妄作 太素楊上善云以理而

取聲色芳味不妄視聽也循理而動不爲分外

之事

八達之外 宋本八達作八遠

四氣調神論○被○身○寬首宋本作齊

生氣通天論陰者藏精之起亟也王注亟數也

粹傳皮毛熱迫膝經宋本作熱迫傳皮毛寒膝熱

宮明五氣下注滑存水黃氏作下注若嗌若水

若嗌与下注不合 馮云此五傳寫時每上文形嗌若

洪崖遺墨與孟達詩文弟字而又託漢西曦

令据其本改之

玉樓真花得太過幻今人喜歡之花本皆作

忘

■口之內容花本曰皆作月工冰匠云期三百日

內所接曰當作月

真花本見花本皆作本見識已云會之起 椺

本因甲己俱真花本見本系當作來字之訛也

手足俱幻生枒杈接天素之手字 格上兵云顯 宴幻釵

公竹齋

濁氣在下故生飧泄其氣在下也逆之故反

亦做病之陰陽反作蔡本作陰陽反他

陰陽別論二陽俱搏其病溫宋本作其

氣濡

脉下至少陰内踝下擅本作勝下之出於經 甲乙經作

至少腹其羽而脈

數土甲乙經作垂土

空氣形去陰之所始藥藥本作伊作雨

太陰陽明論脾與胃以膜相連耳太素作

以募於逆格五藏云脾陰胃陽脾內胃外

其性各異故於逆之格從非其

風論使人怢慄宋本作合亦作怢慄合之

起手作失味甲乙經作紛係

痺論陽遭陰故為痺熱按遭甲乙經作乘

寒則急蟲本急宋作蟲王冰注云謂蟲

皮中如蟲行按語甲乙經本作急

痿論各以其時受氣按本作以其時受月

王冰注云謂受氣時月之時受月則亦語五

常年氣象月之

氣厥論驚駭之字此條宋本在此本傳

水之病必宋本此作病躁（亦病云）甲乙經此下有之

作治之師古

青病論傷之腹以上鍼之腹下痛 宋本作鍼

洛〇甲乙經作鍼藏為灸治目痛〇 此書是下腹

本病論作言之下死宋本作三歲至後三歲也

師云脊一歲脊至肝一歲肝至心一歲此文乘

腸故云三□歲死也

長和含谷氣亦名龍華了了甲乙在本草作
芝事
將和得韭葉皆作韮葉今依宋本改正
從四失得精神不育去亦若絕而不失
蔽的精急王臣急一脈亦失守討日精急也
級精依得夫病凡生乃能而種一年小夫
必疾病凡生乃能而林精蓍甲乙作蓍文 蓍民
字與蓍年甲乙作蓍之也
與鴻承興唐建將胡佃濩不知出之為何字耳

松竹齋

附
王俊虔吳地記
董監吳地記
陸道瞻吳郡記
吳郡緣海記

太平御覽引用醫書
黃帝素問　黃帝八十一問　黃帝鍼灸經
黃帝岐伯經　神農本草　玉匱鍼經
吳氏本草　陶弘景集注本草經
千金方　張仲景方序　葛洪肘後方
崔寔太醫令箴　劉涓子鬼遺方序
李當之藥錄　神農經
呂氏本草　本草拾遺

嘉定錢宮詹大昕以花書評癸酉年

詩滿晚路多從忘補之 見養新錄

續溪部卷部語聲以花書鄧唐賦本

信多滿晚蓋部一公傳者殘一卷

段氏古文尚書撰異序天寶之改字

六史宋開寶之改釋文又又 段玉裁為陳鄂

臣 王鄭 緒毛詩補疏解本為凡之句讀傳之說

段若膺凡九六書作凡字解不書錄

來翰蒲白
精修如前
痕痕風

張隱菴靈樞序　皇甫士安彙爲甲乙針經
而元臺馬氏又專言鍼穴律理傳以意逆揣
其書乃忽之而其指歸遂蕪蔽矣余於是
同諸及門諸君集而同學華靈樞以注釋之

閏五月十六日午以入塾鍾李昌 江寧將軍 善慶迅速來京於六日子刻接到
總署藩篆 廣音 昔 起程 知召是所